编辑委员会

苗医药

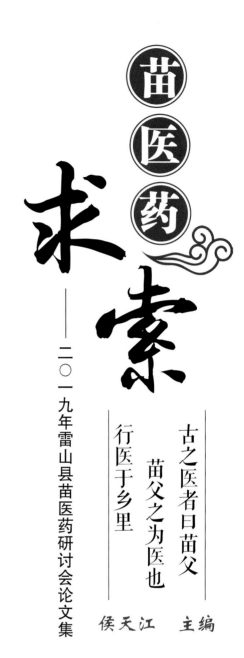

求索

——二〇一九年雷山县苗医药研讨会论文集

古之医者曰苗父
苗父之为医也
行医于乡里

侯天江　主编

雷山县非物质文化遗产保护中心
雷山县苗医药学会　编

云南民族出版社

·昆明·

图书在版编目（ＣＩＰ）数据

苗医药求索：2019 年雷山县苗医药研讨会论文集 /
雷山县非物质文化遗产保护中心，雷山县苗医药学会编；
侯天江主编 . —昆明：云南民族出版社，2020.9

ISBN 978-7-5367-8586-1

Ⅰ.①苗… Ⅱ.①雷… ②雷… ③侯… Ⅲ.①苗族 –
民族医学 – 学术会议 – 文集 Ⅳ.① R291.6-53

中国版本图书馆 CIP 数据核字 (2020) 第 194187 号

责任编辑　董　艾　周语桐

苗 医 药 求 索
——二〇一九年雷山县苗医药研讨会论文集

雷山县非物质文化遗产保护中心
雷山县苗医药学会　编

云南民族出版社出版发行

（昆明市环城西路 170 号云南民族大厦 5 楼）

云南美嘉美印刷包装有限公司印刷

开本：787mm×1092mm　1/16　　印张：17.75　　字数：341 千字

2020 年 9 月第 1 版　　2020 年 9 月第 1 次印刷

印数：1～2000

ISBN 978-7-5367 8586-1　　定价：105.00 元

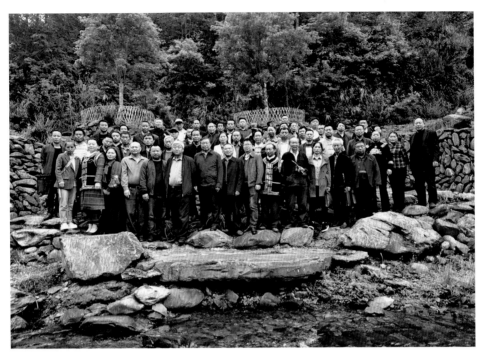

雷山县苗医药发展研讨会参会人员合影（罗绍华　摄）

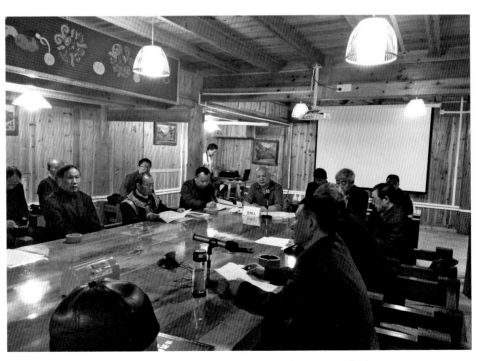

雷山县苗医药发展研讨会现场（罗绍华　摄）

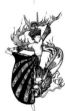

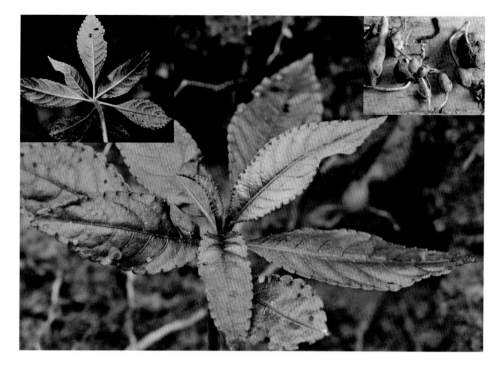

收山虎（杨光才 摄）

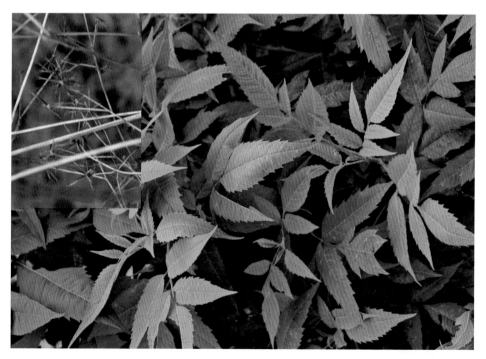

鬼针草（一包针）（杨光才 摄）

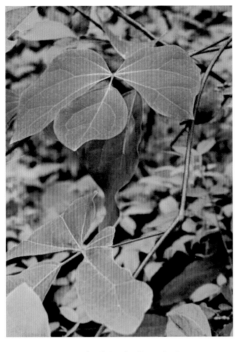
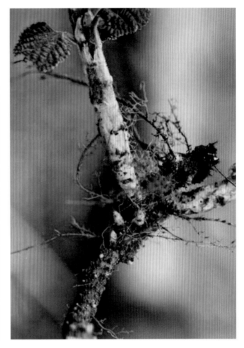

大血藤（杨光才　摄）　　　　　大叶苎麻（杨光才　摄）

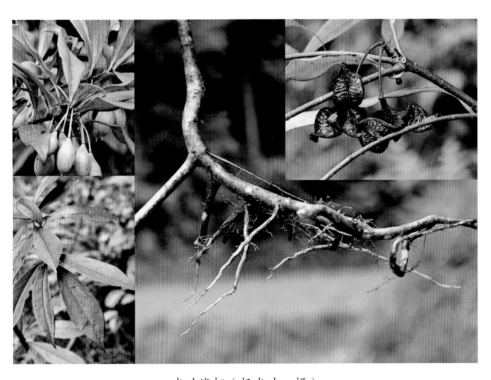

光叶海桐（杨光才　摄）

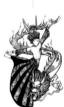

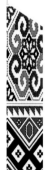

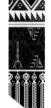

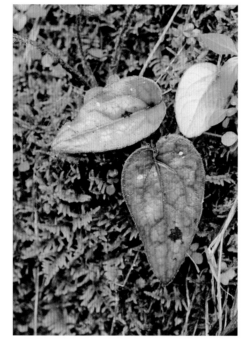

杏香兔耳风（杨光才　摄）

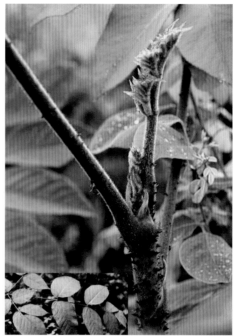

刺脑包（杨光才　摄）

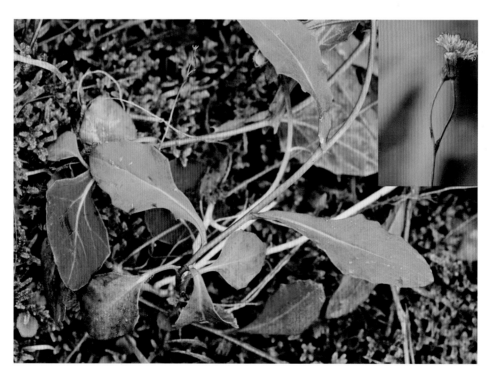

一点红（杨光才　摄）

序

2019年雷山县苗医药发展研讨会在雷山县境举行，来自县内外的苗医药专家、学者、苗医药工作者和苗医药爱好者欢聚一堂，共商苗医药发展大计，着力在苗医药研究、开发、生产，苗医药理论和文化建设等方面进行研讨，为推动苗医药产业化，更好地为人类健康服务，为经济社会发展服务献计献策。

苗医药文化历史悠久。苗族众多的古歌古辞、神话故事和古书记载了苗族医药的起源和发展，从药母娘娘、药母药王到药王爷爷，从苗父到苗族医圣伏羲氏和蚩尤等医药大家与医学理论家，记述了远古时代苗族医药从发生、发展到兴盛的历史脉络，再到当代的"苗药三千，单方八百"的保有量，苗族医药从古到今具有其历史性、独特性、广泛性和民族性，是我国民族医药中的一朵奇葩。

苗族医药是我国六大民族医药之一，疗效独特。苗族医药在我国历史发展长河中，通过不断的使用、研究和总结，形成了众多的家传秘方、单方和验方，能够治疗众多的疑难杂症和常见病、多发病，并具有见效快、疗效独特的特点，其独特的疗效和医技医法在国内外享有较高声誉。

苗族医学理论独特，自成体系。苗族医学经过久远的、历代的、长期的探索、实践和总结，创立了独树一帜的医学理论体系，它把诸多种类的疾病分为冷病与热病，把成千上万的药物分为冷药与热药，形成了以阴阳学说为主导的纲、经、症、疾的苗族医学理论模式，天、地、人合一，气、血、水协调的生理病理理论，理、法、方、药、技的疾病诊治技能，看、摸、闻、问、拿、听的疾病诊断方法，冷病用热药，热病用冷药，标本兼治的疾病治疗法则，成为世界医学中自成体系的一门卓越医学。

国家高度重视中医药和民族医药的发展，把中医药和民族医药的发展上升为国家战略，把人民健康放在优先发展的战略地位。苗医药要抓住这一历史性机遇，加强研究开发，加快产业建设，提高苗医药的服务能力和水平，为健康中国作出贡献。

是为序。

张厚良
2019年3月

目　录

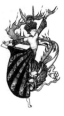

非遗产业篇

苗药医方篇

苗医药人物篇

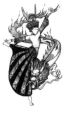

目录

·3·

学术理论篇

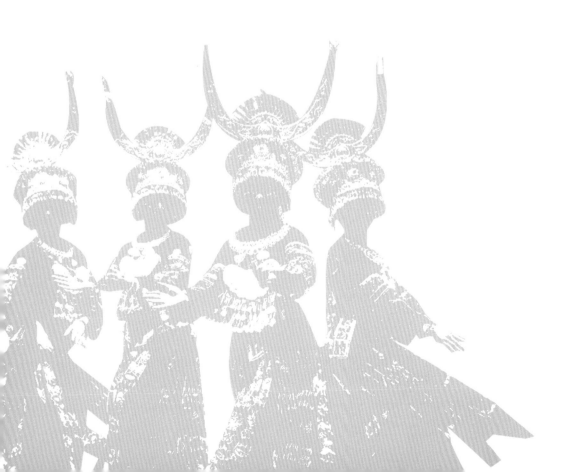

苗族医学的起源及其早期理论的研究

张厚良　张　军

摘要：苗族医学起源于上古时代的母系氏族社会，是苗族的巫即女性全面主政的时代。从苗族的始祖巫咸发明了巫术，巫咸和巫彭发明了医药给人治病开始，经过了巫术、巫医和巫医结合的不同历史发展时期，距今已有一万年以上的历史。在漫长的原始社会历史发展长河中，苗族的祖先不仅发明了医药，而且创立了苗族医学的早期理论，为苗族医学理论的丰富和发展打下了坚实的基础。

关键词：苗族；　医学起源；　早期理论

苗族被列为全世界十大最古老民族之一，具有悠久的历史。

苗族医学起源于上古时代的母系氏族社会，是苗族的巫即女性全面主政的时代。从苗族的始祖巫咸发明了巫术，巫咸和巫彭发明了医药，用巫医给人治病开始，经过了巫术、巫医和巫医结合的不同历史发展时期，距今已有一万年以上的历史。

苗族医学是我国有史记载以来最早的医学，从上古时期的巫咸发明巫术，巫咸和巫彭发明医药，并总结了疾病诊治理论，到中古时期的巫方总结的小儿《颅囟经》，再到中下古时期的伏羲总结并形成了以阴阳五行为核心的苗族医学理论框架，产生了以伏羲、蚩尤、苗父为代表的苗族医学理论家和苗医大家。据《说文解字》载："古者巫咸初作医，凡巫之属皆作医。"《世本·作篇》载："巫咸作筮，巫彭作医。"《古今医统》载："巫医，以巫而替医，故曰巫医也。"西汉刘向《说苑辩篇》载："吾闻古之行医者，曰苗父，苗父之行医也。"苗父是苗族年长男子的统称，是继巫之后父系氏族公社苗族远古时代的医家。

在上古时代的母系氏族社会，在当时医药卫生还处于空白的历史条件下，巫医以它强大的心理功能和原始的医药知识，采用巫术到巫医、巫医结合、神

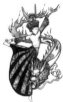

药两解的方法给人治病，是破天荒的创举。这种采用巫医的治病方法，不仅在苗族原始氏族部落里广泛应用，而且在后来的其他民族中也广泛使用。中国医史学家陈邦贤在《中国医学史》一书中写道："中国医学的演进，始而巫，继而巫和医混合，进而巫和医分立，以巫治病为世界各民族在文化低级时代的普遍现象，巫术医学正是原始社会巫术文化的一个重要产物，也是中国传统医学早期发展的一个历史形态，巫术医学在中国传统医学的形成过程中，有一个重要的贡献，就是曾经起到古代医药知识的积累和传承作用，这从殷墟卜辞中也得到充分的佐证。"巫医和巫医结合、神药两解的使用，为苗族人民乃至中华民族的生息繁衍与健康，作出了不可磨灭的贡献。

一、巫是苗族对年长妇女的统称

巫是苗族对年长妇女的统称。苗族把年长妇女称为巫，苗语中巫即为汉语中对婆婆、姥姥、奶奶的称呼。这种称呼从上古时代的母系氏族社会一直延续至今，世代不变。《左传·僖公二十一年》杜预注曰："巫，女巫也。"据《山海经·大荒西经》载："开明东有巫彭、巫抵、巫阳、巫履、巫凡、巫相，夹窫窳之尸，皆操不死药以距之。"这些古书上记载的名字，是上古时代母系氏族社会苗族年长妇女的名字。

我国苗族人口最集中的贵州省黔东南州的苗族，把年长妇女称为巫，也有称为舞或无的，而巫、舞、无只是声调的不同。据古书记载，无、巫古音同，无巫通。甲骨文中无（舞）本是巫，"女能事无形，以舞降神者也。"陈梦家先生认为巫祝之"巫"乃"無"字所演变。王力先生认为"巫"和"舞"（即甲骨文里的"無"字）是一组同源字。

在贵州省黔东南州的苗族地区苗族家庭中的子女，从幼儿到青年，将母亲称呼为"咪"。男子结婚生儿育女后，对母亲的称呼则由"咪"改称为巫。媳妇把丈夫的母亲称为巫。女儿结婚生儿育女后，对母亲的称呼也由"咪"改称为巫卡，苗语中的"卡"是汉语中亲戚的意思。现代苗族对年长妇女的称呼有巫又、巫榜、巫阳、巫咸、巫凡、巫衣、巫迈、巫哪、巫窝等等。巫是苗族对年长妇女的统称，其后面的又、榜、阳、咸、凡、衣、迈、哪、窝是苗名。苗族把母亲称为巫，把祖母称为巫乃，把曾祖母称为巫赏乃，与上古时代的称呼相一致，世代不变。

二、巫咸是苗族的始祖

据古书记载，巫咸是上古时代的神巫，是巫医的创始人，也是上古时代母系氏族社会的政治家、科学家、军事家、文学家、医学家，同时是世界文明的创始人和原始人类的带头人，后来逐渐成为氏族部落的酋长。据《史记·封禅书》载："会祝官立蚩尤之祠于长安，长安置祠祝官、女巫、荆巫、祠堂下、巫先、司令、施糜之属。"又曰："巫先者，巫之始祖巫咸也。"《国语·越语》曰："巫、酉、酋为一，盖最早巫也为酋，为祖先神。"巫咸是苗族在母系氏族社会最早的酋长，是上古时期母系氏族社会苗族的部落首领。

据《山海经·图赞》载："群有十巫，巫咸所统，经技是搜，艺术是宗，采药灵山，随时登降。"记述巫咸既是上古时代母系氏族部落十个巫群的统领，又是给人治疗疾病的巫医，经常上下于灵山采药，给人治病。在苗族众多的神话故事和古歌古辞中，记述巫咸是苗族上古时代的女皇——巫咸皇，巫咸和姜央是苗族上古时期同时代的始祖。

《巫咸皇》是流传很广的苗族神话故事，讲述的是在开天立地上古时代，上天过年和天下与上天抢大年的故事。在开天立地的上古时期，天上的雷公、姜央两弟兄和巫咸三大神过年，先是雷公家过，再到姜央家过，最后是巫咸家过。巫咸家过年很热闹，连续过了三天三夜，歌声响云霄。雷公问小神，我们家过年过九天，巫咸家过三天，巫咸家过年因何这么热闹，遂派小神去打探。小神到巫咸家打探后，回来向雷公报告说："巫咸家过年，实在很热闹。上面一口锅，下面一口锅，中间安木蒸，蒸酒大家喝。三天又三夜，歌声响云霄。"巫咸家过年过完三天三夜后，才到那些小仙小神家过。到"过度巴"（小神苗名）即灶神（苗族称为"够嘎绍"）家过年时，不小心把大年掉到凡间的岩头上，老鹰家过起了大年，然后掉到半岩，猴子家也过大年，又掉到树枝上，喜鹊家过了大年，再掉到草坪上，被苗族先民捡得。当时大年才有麦粒大小，把年养大后，凡间就过起了大年来。这时，巫咸已经下凡到了人间，为苗族先民办了很多好事、善事，天下苗族先民很拥戴她，称她为巫咸皇，认为她是上天下凡到人间的大神。当雷公知道大年已掉到人间后，就派小仙小神到天下来跟苗族先民抢大年。抢大年的场景是：

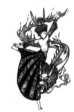

（苗语）

　　fangb wnix ngal dax yangx，fangb dax jit dax yangx。
　　sit leit ghab daix zaid，jit leit ghab jid daix。
　　xob bod liul dux lux，dol bangt det seix maix。
　　jus hvongd ngal dax yangx，jus mougd jit sangx waix。
　　dib jangx ghab dongx dongx，dib dliangd ghab bax bax。
　　ob pit hnab ax liex，dib gos vos dax lax。
　　wuk xik dot ghox niangx，naix not diougb dtlx lux。

（汉语译）

天上下来了，天下上去了。

下到草坪上，上到草坪坪。

拳头一排排，木棒一堆堆。

打来又打去，推上又推下。

打成一堆堆，倒下一排排。

双方已无力，无气力再打。

巫咸抢赢了，众人抬大年。

之后天下苗民才有年复一年的过大年这一节日。也因"过度巴"即灶神把大年掉到天下的凡间有功，苗族地区过年时，都把灶神请到凡间来过年，形成了过大年时请灶神和送灶神的习俗。

在众多的苗族古歌古辞中，提及巫咸的章节众多，现摘录《开天立地歌》巫咸组织苗族先民开荒拓地的记述如下：

（苗语唱）

liex dangx laib hangd dongd，jux qib laib hangd qengd。

fangb waix niel ghud yud，fengb dab niu ghud yud。

Niel eb hob ghud yud，Niel eb hob ghud dlongd。

maix dail wuk wangx xib，wuk ghab linx fangx hvib。

Bib dik bib diex dlub，Bib dik mongl waix dlub。

Dik mongl leit waix dlub，Dlut dot jil vongx gib。

Fob hal hal waix dlub，Fob hal hal dax dab。

nehx jox ves seix hlib，nehx ghox hveb seix sangt。

Gol ghan waix seix dal，Gol ghab dab seix dal。

Gol ghab dab dol lul，Gol ghab dab dol yil。

Dangx dol mongl lax jeb，mongx juk dol vangx bob。

lax jeb diot gad nsaid，Dit jangb mangx hcagd sod。

Bib jef dot nongx laib，Ax yel gos dangx keb。

（汉语译）

上古的时候，开天的年代。

天上还混沌，天下还混沌。

天也雾蒙蒙，地也雾蒙蒙。

有个巫咸皇，"巫甘礼"聪明。

踏三脚大地，跳三跳上天。

跳到天庭上，拔得支龙角。

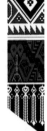

吹响在天上，吹响到天下。

她力量强大，她声音洪亮。

喊天天也应，喊地地也音。

喊天下长老，喊天下青年。

大家去砍山，大家去拓荒。

种下些荞麦，种下些小米。

来年才得吃，不会出饥荒。

　　这段古歌记述了巫咸带领苗族先民开荒拓地的劲头与场景，同时也体现了巫咸女皇的实干精神与领导才能。

　　据《汉书·郑祀志》曰："巫先，巫之最先者也。"《索隐》曰："巫先谓古巫之先有灵者，盖巫咸之类也。"据《山海经·大荒西经》载："大荒之中有山，名曰丰沮玉门，日月所入。有灵山，巫咸、巫即、巫盼、巫彭、巫始、巫真、巫礼、巫抵、巫谢、巫罗之十巫，从此升降、百药爰在，……采药为医。"又载："有巫之山者，西有黄鸟，帝药八斋。"郭璞注："天地神仙药在此也。"《淮南子·地形训》载："巫咸在北方，立登葆之山。"《中国古代神话》作者、著名神话学大师袁珂解释的灵山十巫"从此升降"说："即从此上下于天，宣神旨，达民情之意。灵山盖山中天梯也。"近代中外文化名人闻一多先生指出："'葆'就是'匏'，而匏就是北斗的别名。北斗以匏为之，故北斗一名匏瓜。因此，'蹬匏山'其实就是北斗之山。众所周知，'北斗为帝车'，登上了北斗，就能见到至高无上的天帝。"苗族神话故事和古歌古辞记述，巫咸等先巫们是通过一棵名叫"豆养优"的参天大树为天梯，经常上下于天庭。

　　巫咸是中国历史上最有名的古巫，据记载，她是巫师集团崇拜的大神，禀属于巫的职能都是巫咸规范下来的，巫咸是神权统治的代表人物。

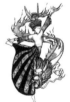

三、苗族的始祖发明了医药

　　《世本·作篇》载："巫咸作筮，巫彭作医。"《说文解字》载："古者巫咸初作医，凡巫之属皆作医。"《广雅·释古·四》曰："医，巫也。"《群评议·孟子》曰："是巫、医古得通称，盖之先亦巫也。"《说文解字》释"医"云："古者巫彭初作医。"《古今医统》载："巫医，以巫而替医，故曰巫医也。"《吕览·侈乐》音注曰："医师在女为巫。"据这些古书记载，妇女中的巫从医，而称作巫医，是巫咸发明了巫术，巫咸和巫彭发明了医药。在上古时代的母系氏族社会，巫医是妇女从事的医疗活动。直到原始社会的中后期，有男人从事巫医活动后，才产生了男巫，男巫称为觋。《说文》曰："觋，能斋肃事神明也，在男曰觋，在女曰巫。从巫从覡。"《荀子·政论》曰："出户而巫觋有事。"杨注曰："女曰巫，男曰觋。"《说文》杨注曰："统言则《周礼》男亦曰巫，女非不可曰觋也。"《外传》云："'在男为觋，在女为巫'者，男子阳，有两称名巫、名觋。女子阴，直名巫，无觋称。"巫咸和巫彭是我国神话传说中的卜筮、医药之祖，在当时，卜和医是不分家的。《说文巫部》曰："巫，祝也。女能事无形，以舞降神者。"巫是念诵祝语或咒语，驱鬼降神的女性——巫医。到原始社会中后期，有了男人从事巫医活动后，古书把从事巫医活动的苗族中老年男人统称为苗父。《古今医统大全·卷一·历代圣贤名医姓氏·五帝·苗父》曰："上古神医，以菅为席，以刍为狗，人有病求医者，但北面咒，十言即愈。古祝由科，此其由也。"西汉刘向在《说苑辩篇》载："吾闻古之行医者，曰苗父，苗父之行医也，以菅为席，以刍为狗，北面而祝，发十言耳，诸扶而来者，谐平复如故。"《中医史话》曰："苗父是远古时代的居民苗黎族。"苗父是苗族对年长男人的统称，也是继巫之后的父系氏族公社（公元前3300 — 2200年）苗族远古时代的医家。

四、苗族医学早期理论的形成

巫医学在苗族医学理论的形成过程中，其贡献是对古代医学的积累与传承，它所形成的早期医学理论，是苗族医学理论的根。在上古时代，巫医学通过不断实践和总结，巫师们的医药知识已相当丰富，医学实践和医疗技术已经达到了较高的水平。据《应帝王》载："郑有神巫曰季咸，知人知死生存亡，祸福寿夭，期以岁、月、旬、日，若神。"巫咸、巫彭的名字和医学理论屡见于甲骨文中，对疾病的认识已达到了一定的高度，记载人体最容易患疾病的部位有头、耳、眼、鼻、口、牙、喉、腹、足、趾等。病名则有"风疾、痛疾、疟疾等。"据《逸周史》载"巫彭初作医，周官曰：五谷五药养其病，五气五声五色视其死生，观之以九窍之变，参之以五脏之动，遂有五毒，攻之以五药，疗之以五气，养之以五味，节之以祛百病。"郑玄注："五气，五脏所出气也。肺气热，心气次之，肝气凉，脾气温，肾气寒，为之五气。""五气失端，四时不成。"《逸周书·官人》曰："五气诚于中，发形于外，民情不可隐也。"《医学摘粹》载："五声者，内应心、肝、脾、肺、肾五脏也。五声不和，则五脏有病之毕露矣。""有声有泪，声短曰啼。啼而不哭，则气不伸畅，主腹痛。哭而不啼，则气急心烦，将成惊也。煎而不安者，乃心经内热，故烦躁不宁也。嘎声者，哑也，声重音浊，此为外感风寒也。有余之证其气实。"郑玄注："五色，面貌青赤黄白黑。"在古代，根据五气、五声、五色诊断是不治之症或是可治之症。"疾医掌养万民之疾病，四时皆有疠疾，春时有痟首疾，夏时有漱上气疾，以五味、五药养其病，以五气、五声、五色视其死生。"而巫彭所曰之五脏之气，《素问·五脏·五脏别论》曰："所谓五脏者，藏精气而不泻也，故满而不能实。"《灵枢·本脏》曰："五脏者，所藏精血气魂魄者也。"五脏之气为水谷之气和自然界的清气经脾、肺、肾共同作用而化生。《配帝舜》曰："四时咸一德，五气或同论。"五气是心脏功能在疾病中的总称，即心主噫，肺主咳，脾主吞，肾主欠。五气中肺气司呼吸，主行水，朝百脉。五脏之中以心为主导，心为五脏六腑之大主。《医宗全鉴》载："听声音，听其五声所主之病也，审病者，审其安烦苦欲二便也。切脉者，切脉之浮沉迟数，滑涩大小，有力无力也。医者诚能以四诊参合，表里虚实寒热之病，则可保万全也。"《诸病源候论》序曰："臣闻人之生也，陶六气之和，而过则为诊，医之作也，求百病之本，而善则能全。若乃分三部九候之殊，别五气五声五色之变，揆盈虚于表里，审躁静于性韵，达其消息，谨其攻疗，兹所辅含灵之命，裨有邦之沾也。"记述了"五气五声五色视其死生。观之以九窍之变，参之以五脏之动，遂用五毒攻之，以药疗之"的疾病诊治理论及气血水在人体中的生理病理的医学理论，是上古时期苗族医学的早期理论。

至中古时期，巫妨悉心研究幼儿生理病理及治病方法，形成医书理论。《医论》曰："巫妨，中古时医家。又作巫方。"《婴童宝鉴集》云："小儿方论起自巫方。黄帝云：吾不能察幼小，赖世有巫方，能知小儿之寿。"据《幼儿新书》卷二·叙初有小儿方第一载："中古有巫妨《巢源》作巫方者，立小儿《颅囟经》以占夭寿，判疾病死，世相传授，始有小儿方焉。逮于晋、宋、江左推诸苏家，传习有验，流于人间。"《小儿斑疹备急方论》载："下逮中古，始有巫方氏者，着小儿《颅囟经》以卜寿夭，别死生，历世相援，于是小儿方论兴焉。"《中国医籍考》（卷七十四）方论（五十二）载："所谓巫方《颅囟经》，即是书也。巫彭作医，师巫亦是巫方之谓也。"在十月怀胎和婴儿护理方面，孙真人曰："巫方氏《颅囟经》云：一月为胞胎，精血凝也。二月为胎形，始成胚也。三月阳神为三魂。四月阴灵为七魄。五月五行分五脏也。十月受气足，万象成也。"《五脏论》巫论曰："一月如珠露，二月如桃花，三月男女分，四月形象具，五月筋骨成，六月毛发生，七月游其魄，儿能动右手，九月三转身，十月受气足。"《诸病源候论》（卷之四十五·小儿杂病诸候一·凡二十九论）一·养小儿候载："有巫方，立小儿《颅囟经》以占夭寿，判疾病死生，世所相传，始有小儿方焉。逮于晋宋，传袭有验，流于人间。小儿始生，肌肤未成，不可暖衣，暖衣则令筋骨缓弱。宜时见风日，

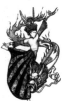

则令肌肤脆软，便易伤损。皆当以故絮着衣，莫用新绵也。天和暖无风时，令母将抱日中嬉戏，数见风日，则血凝气刚，肌肉硬密，堪耐风寒，不致疾病。若常藏在帏帐之内，重衣温暖，譬如阴之草木，不见风日，软脆不任风寒。又当薄衣，薄衣之法，当从秋习之，不可以春夏卒减其衣，则令中风寒。从秋习之，以渐稍寒，如此则必耐寒。"这是中古时期的苗族医学早期理论。

到了下古时期的苗族医圣伏羲时代，苗族医学理论又有了进一步的提高和完善。据《伏羲考》载："伏羲女娲是苗族历代崇拜的始祖兄妹。"《帝王世纪》载：伏羲"所以六气、六腑、五脏、五行、阴阳、四时，水火升降，得以有象。疾病之理，得以有类。""象"是苗语对血的称谓。"类"是苗语对书、理论的称谓。从巫咸、巫彭到巫方以及伏羲对苗族医学理论的总结，形成了苗族医学理论的基本框架，为苗族医学理论的丰富和发展打下了坚实的基础。

五、结语

苗族把年长妇女称为巫，巫是苗族对年长妇女的统称。从上古时期的苗族始祖巫咸发明巫术，巫咸和巫彭发明医药开始，到中古时期的巫方总结编写的小儿《颅囟经》，再到中下古时期的伏羲、女娲和蚩尤等医学家及其理论在古书的历史记载，是苗族医学在远古时期的发生、发展和兴盛的历史脉络。西汉刘向《说苑辩篇》记载的"吾闻古之行医者，曰苗父，苗父之行医者也，以菅为席，以刍为狗，北面而祝，发十言耳，诸扶而来者，皆平复如故"。《古今医统大全·卷一·历代圣贤名医姓氏·五帝·苗父》："上古神医，以菅为席，以刍为狗，人有病求医者，但北面咒，十言而愈。"记述苗族医学是我国最早发生、发展的医学，为人类的健康发展作出了不可磨灭的贡献。

参考文献：

[1]山海经［M］.扬州、广陵书社，2003.

[2]许慎.说文·解字［M］.北京：中国华侨出版社，2014.

[3]汉语大词典［M］.成都：四川辞书出版社，2004.

[4]曹全洪.黄帝内经［M］.北京：北京燕山出版社，2007.

[5]皇甫谧.帝王世纪 世本 逸周书 古本竹书纪年［M］.济南：齐鲁书社，2010.

[6]司马迁.史记［M］.西安：西安出版社，2005.

[7]古丘明.左传［M］.北京：中国工人出版社，2018.

［8］班固.汉书［M］.上海：中华书局，2005.

［9］江灏，钱宗武.今古文尚书全泽［M］.贵阳：贵州人民出版社，1990.

［10］屈原.楚辞［M］.太原：山西古籍出版社，2003.

［11］宋衷.世本［M］.长春：时代文艺出版社，2008.

［12］徐春甫，余瀛鳌，等古今医统大全精华本［M］.北京：科学出版社，1981.

［13］中华文明史话编委会.中医史话［M］.武汉：中国大百科全书出版社，2011.

［14］姬旦.周礼［M］.钱玄，等，注释.长沙：岳麓书社，2001.

［15］宋公文，张君楚国风俗志［M］.武汉：湖北教育出版社，1995.

［16］丹波元胤.中国医籍考［M］.重印.北京：人民卫生出版社，1956.

［17］冯学成.禅说庄子：人世间、养生主、应帝王［M］.北京：东方出版社，2013.

［18］宋志英，晁岳佩.《逸周书》研究文献辑刊［M］.北京：国家图书馆出版社，2015.

［19］吴谦，等金.医宗金鉴.北京：人民卫生出版社，1973.

［20］闻一多.伏羲考［M］.上海：上海古籍出版社，2009.

［21］陈邦贤.中国医学史［M］.上海：上海医学书局，1929.

［22］罗义群.中国苗族巫术透视［M］.北京：中央民族学院出版社.1993.

［23］赵月芳.明清以来清水江流域苗族巫医文化研究［J］.凯里学院学报，2016，（4）.

［24］赵容俊.文献资料中的"巫"考察［J］.中国历史文物，2005，（1）.

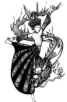

作者简介：张厚良，男，苗族，贵州省凯里市人，苗族医师，贵州苗聚堂生物科技有限责任公司董事长，黔东南州院士专家服务中心苗药研究开发基地主任，贵州省保健科技协会副会长、专家委员会委员，国家科技思想库人才库苗族医药专家，黔东南州苗学会常务副会长、苗族医药工作委员会主任，曾担任共青团第十一届中央委员，凯里市副市长，黄平县县长，黔东南州科技局局长，州科协主席。全国一级火炬勋章获得者，全国科协系统先进工作者标兵。研究领域：苗族医药理论，苗族医药研究开发，《中国苗药全集》主编，在国际国内报纸杂志发表苗族医药研究论文、调研报告20多篇。

张军，男，苗族，贵州省凯里市人，贵州苗聚堂生物科技有限责任公司总经理。研究领域：苗族医药理论，苗族医药研究开发。

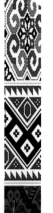

浅谈苗族医药的起源时间及其历史成就

黄仁健

苗族医学（Hmub dud qet mongb侯料瞅朦）是苗族传统科学技术的代表，是苗族优秀文化的重要组成部分，也是中国中医学的重要组成部分，是苗族人民近万年来顽强与疾病抗争和医疗实践的经验总结。苗族因历史上历经数千年不断迁徙，导致居住分散，自然形成东部、中部、西部三大方言区，以致各地区的苗族医药理论别具一格，形成了独具特色的多元苗族医药文化体系，更加彰显苗族医学的博大精深，以及医药资源的丰富多彩。苗族医药理论体系，则是经过广大苗医上万年潜心研究和艰难求索、临床实践、精练总结与提升，才逐步创建和不断完善。创立了独树一帜的阴阳、五行、六气、六脉等基础医学理论，形成了生理、病理、病因、病机、疾病分类、疾病命名，以及药物归类归经、依病组方、药物加工和应用等医学体系。其中，疾病分类按纲、经、症、疾、翻分门别类；药物分类按其功能分为吐、赶、止、收、消、行、散、安、补九大类；疾病诊断方法有看、摸、闻、问、拿、听；治疗方法有内治法、外治法、饮食疗法、体育疗法等医技，理、法、方、药齐全。为人类创造了重要的文化遗产，为世界医学创立了一门卓越学派，成为世界上最具影响力的传统医学流派之一。

2005年10月，联合国教科文组织决定授予中国传统苗药 "2005年促进可持续发展最佳文化实践奖"，并将苗药文化列入"促进可持续发展最佳文化实践和谐名录"，在其授奖词中说："苗药文化追求人自身整体阴阳平衡，标本兼治，师法自然的基本理念，是构建当今和谐社会可资借鉴的宝贵文化观念。苗药从文化上、产业上的发展观，都体现了人与自然的充分和谐，维护了人类社会的健康发展。苗药所追求的文化理念应该成为构建当今和谐社会的一个最佳借鉴，它代表了一种古老而又先进的社会经济发展观，应该受到高度重视和弘扬。"

一、苗族医药起源于原始社会早期母系氏族时代

古书《帝王世纪》记载："伏羲造书契以代结绳之政，画八卦以通神明之德，……所创六气，六腑，五脏，五行，阴阳，四时，水火升降，得以有象，疾病之理，得以有类。乃尝味百药而制九针，以拯夭亡焉。"伏羲帝所制之"九针"，古代分别称为：长针（尖锋利身薄，以取远痹）、大针（尖如梃锋微圆，以泻机之水）、毫针（尖如蚊虻喙，微刺久留而以养）、圆利针（针尖且圆且锐，中身微大，以取暴气）、圆针（针如圆形，不易伤肌肉，去泻分气）、锋针（刃三棱，以发痼疾）、铍针（针末如剑锋，以取疱脓）、镵针（针头大末锐，去泻阳气）、堤针（针锋尖锐，轻触皮下，以致其弱气），以上即是"九针"的九种针具与用途及基本医学原理。书中记载有伏羲创六气、五行、阴阳、尝味百药、制九针等，足以说明伏羲帝熟知医药，首创了苗族医学理论学说，因而医学界普遍认定他是我国医药鼻祖之一。《中国古代医药卫生》载："古代文献记载的医学起源，多集中在太皞帝（伏羲氏）、炎帝（神农氏）、黄帝（轩袁氏）时代。"《帝王世纪》的记载表明：苗族医药的传承和发展，到伏羲帝时代就已经有所成就，具备较好的社会基础，伏羲等技术水平较高的老苗医，已经开始初涉医学理论探讨。伏羲首创的"六气，六腑，五脏，五行，阴阳，四时"等理念，成就了我国传统医学的核心理论，两千多年后被《黄帝内经》收载入书，成就了苗族医学和中医学的基础理论。

其实，苗族医药的起源时间，即初始应用是在原始社会早期母系氏族时代，有神话传说：在母系氏族时代，苗族就已经有"祖母药师""祖母药王"开始尝药治病活动。有一则故事说：慈祥的祖母为救治生病的孩子，千方百计寻药尝草，跑遍几山几岭，终于找到救命之药，挽救了孩子的生命，从此人们都知祖母识药知病，纷纷找她看病要药。另一则故事说：有位祖母药师上身赤裸下身披树叶，经常翻山越岭尝草认药，夜以继日为民众疗伤治疾，认识药草很多被尊称为"祖母药王"。这些神话故事确切生动，十分契合漫长的原始社会早期母系氏族时代之社会形态：在"民人但知其母不知其父"时代，只有祖母、母亲悉心哺育后代，最关心子孙的成长和病痛。苗族的母系氏族时代盛期，距今约10000年。再从原始社会早期人类的生活条件分析：那时人们依靠打猎捕鱼和采集植物为生，难免受伤、中毒、伤害肠胃；又通过采食某些植物及果籽，能愈合伤口、缓解腹泻、胃痛等，而逐步发现了药用草木，多次服用能让一些病症得到化解，而逐渐发现医药。

《淮南子·修务训》曰："古者，民茹草饮水，采树木之实，食赢蚌之肉，时多疾病毒伤之害。"文中虽然没有提及医药之事，但是已经隐含医药话题。苗族民间流传一首古歌《药王颂》："一个药王，身在四方，行走如常，

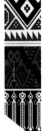

风餐露宿，寻找药方。"传说药王爷爷每找到一味药，都要亲口尝一尝，吃后药气在体内串行，串到哪个部位就能治哪个部位的病。苗族神话传说中还有：苗药祖师用药和"神气""法水"为民治病，"药到病除，神传疾解"。《山海经·大荒西经》记载说："大荒之中……有灵山。巫咸、巫即、巫盼、巫彭、巫姑、巫真、巫礼、巫抵、巫谢、巫罗之十巫，从此升降，百药爰在……采药为医。"又传说：蚩尤向生翁爷爷拜师学艺懂得一百二十种礼规，能应变天下大事；掌握一百二十种苗药，成为能治百病、起死回生的神医巫师。也许因此，苗医的先祖们都被古人称为"神巫"，在诸多历史文献中，都记述有"神巫"们开创医药的史绩。《吕氏春秋·勿射》载："巫彭作医。"《说文》曰："古者，巫咸初作医。"在原始社会时期，苗族名医除伏羲帝外还有祝融氏，古史记载广寿子传授给祝融医术，"修三纲，人皆不病"，又传授给《按摩通精经》九十卷，祝融将这些医术传授给广大苗民，通过按摩强身健体、祛病延年。同时，祝融发明钻石取火术，食物用火煮熟再吃，有利于预防疾病。

史书、神话传说、古歌等都记录有苗族原始人类的医药实践活动，充分说明苗族医药起源于原始社会早期母系氏族时代。因而，苗族古歌一直传颂"千年苗医，万年苗药""三千苗药，八百单方"。苗族《祭鼓辞》也唱道："我儿去山坳，遇到一群虎，豺狼来拦路，咬伤我儿颈项，咬断我儿臂膀，可知甚药能治伤？姜央回答笑嘻嘻，那伤不着急，药出在我手，随手就可医。"当然，姜央是古代苗民为猜测人类起源而杜撰出来的人物，借用《祭鼓辞》是想说明，古苗民就已经知晓应用医药了。故，刘向著《说苑·辨物》载："吾闻古之为医者曰苗父。"这也印证了巴甫洛夫"有了人类，就有医疗活动"之说。

通过史籍记载和大量神话故事、民歌民谣，已知苗族医药起源于原始社会早期之母系氏族时代，因而成为我国史籍记载发源最早的医学，卓有建树，底蕴深厚。"千年苗医，万年苗药"既说明苗族医药悠久历史，又说明药物应用历史比医学形成的历史更长。实际上，如果把伏羲初创医学理论作为阶段划分的话，伏羲生活年代距今只有五千多年时间，而苗药的初始应用距今已达万年之遥。"千年苗医，万年苗药"是一则没有文字记载、仰仗千万口传至今的苗族医药发展历史之见证。

二、苗族医药成就于战争、迁徙和开拓新疆土之中

九黎苗族部落开发中原取得繁荣发达之后，吸引诸多外族前来侵犯，武力争夺这片肥沃土地，战祸连年。首先是炎帝游牧到东方，与蚩尤争夺黄河中下

游地区，炎帝战败后落荒而逃去找黄帝求救。黄帝正好也有争夺长江、黄河流游的企图，乘势收罗炎帝等一些小部族，形成了炎帝、蚩尤、黄帝三足鼎立的局面。

炎帝系西羌部落首领，来自西部故称西羌族，《国语·晋语》曰："炎帝以姜水成……为羌。"《后汉书·西羌列传》曰："西羌人……以战死为吉利，病终为不祥。"黄帝轩辕氏系有熊部落首领，早期活动于上邽城即今甘肃清水一带，《水经注》载："黄帝生于天水，在上邽城东七十里之轩辕谷。"《炎帝论》载："炎帝神农氏的故地在宝鸡市，黄帝轩辕氏的故地在甘肃天水与宝鸡交界地。"《龙鱼河图》载"黄帝摄政。侧有蚩尤兄弟八十一人，他们造五兵：仗、刀、戟、大弩，威震天下。"三个部落在拼死捍卫和争夺中原地域战争中，黄帝战胜炎帝和蚩尤，统一了中原称帝。这场战争以戈矛剑箭为武器，三年中黄帝与蚩尤打了九仗，最后黄帝联合炎帝决战涿鹿擒杀蚩尤，杀戮非常惨烈。《庄子·杂篇》载："黄帝不能致德，与蚩尤战于涿鹿之野，血流百里。"《管子·地数篇》载："黄帝战涿鹿之野，血流百里。"说明战争杀戮是惨绝人寰的，而战败者更是伤痕累累，也许当时整个苗族部落都惨遭屠杀，传说在蚩尤被杀倒下的地方出现了一个血湖。

九黎部落在战败后被迫向南迁徙，又在洞庭、彭蠡集结，开拓新疆土，发展很快，占据地盘很大，形成了"三苗"部落酋长国。《尚书·地理今释》载："三苗，今湖广武昌岳州二府、江西九江府地。"《史记正义》载："三苗之国，左洞庭而右彭蠡。……今江州、鄂州、岳州三苗之地也。"三苗崛起又成为当朝心腹之患，连续遭到尧、舜、禹三朝接力式征剿屠杀。《论衡》载："三苗之亡，五谷变种，鬼哭于郊。"《古本竹书纪年辑证》载："三苗将亡，天雨血，夏有冰……"《金匮》载："三月不见日。"从此之后，受到历代文人墨客诽谤和怂恿，苗族被历代王朝列为"叛逆族""造反者""寇贼"等，从夏朝到清朝反复遭受镇压屠杀，无奈逃进这西南大山深谷。

根据上述史籍分析，当时苗族医药已经发展到较高水平，如果没有强大的医药体疗伤治疾拯救百姓，三苗是难以在短期内恢复元气和实现发达的。其实不难想象，苗药起源于原始社会早期母系氏族时代，从那时起就有祖母药师、祖母药王、药王祖师等，一代接一代尝试、使用和传授医药。进入原始社会中期，又有伏羲尝百药和制九针、祝融传按摩强身术，特别是开始了医学理论探讨，已经判明病因系"六气"（风寒暑湿燥）与"四时"恶劣气候所致，病理有"五行"相生相克，并提出用药物调理水火升降，以实现人体"阴阳平衡"，认识到疾病主要来源于体内脏腑。到原始社会末期，又有生翁爷爷教蚩尤"治百病"，还有巫彭、巫咸等"群巫作医"，医药技术不断得到临床实践和提高。从原始社会早期到原始社会末期，历经五千年探索和临床应用，苗族

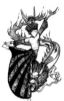

医药趋于成熟已经不容置疑。

苗族最后定居于自然环境十分恶劣的偏僻山区，病员不断增多，反而锻炼和培养了大批民间医生，涌现大批多代专业从医的苗医世家，他们或祖孙三代、父子二代或以家族为群，集体钻研医药技术和医学理论，不断总结经验和开创新的诊疗方法，不断发现新药和接触新的医药知识，一些苗医世家还编写了《万年看病吉凶》《七十二症》《老祖传秘方》等大量手抄本，逐渐从口传医学转入文传医学，促进了医学理论和医药技术不断提高，逐步构建了自己独树一帜的医学理论体系，而成为当今重要的绿色生态医疗资源。

三、苗族医药发展前景展望

新中国实行各民族一律平等，党和政府大力扶持少数民族地区社会经济发展，高度重视民族传统医药的传承与收集整理工作，促进苗族医药荣登祖国医学殿堂，成为我国六大民族传统医药之一。而今，苗族医药不仅成为我国重要的医药资源，而且走出国门为世界人民服务。1951年10月，国务院制定《全国少数民族卫生工作方案》，明确"对于用草药土方治病的民族医，应尽量团结与提高。"二十世纪八十年代初期，各少数民族地区民族医药研究所（院）陆续成立，1982年和1985年卫生部和国家民委先后发布《关于调查民族医药的通知》和《关于继承和发扬民族医学的意见》。二十世纪末到二十一世纪初，党中央国务院多次提出"大力扶持中医药、民族医药发展"的指示，系列利好政策让苗族医药跻身于当代医林。特别是近三十年来持续加强发掘整理与民族医药的开发研究工作，让苗族医药得以快速发展。

从收集整理的研究成果来看，苗族中部方言区（以贵州省黔东南、黔南、渝东为中心）的苗族医药学理论基础有："阴阳""五行""六气致病""毒乱致病""两纲五经"等理论；"天地人合一""气血水相依相承""万物有灵"等观念；"四大筋脉""四季气候"等学说。苗族西部方言区（以滇、黔、川交界地区为中心）的苗族医药学理论基础有："阴阳、五行本体理论""五色八纲宣病情理论"；"四诊纲要"及"按苗药五味开方下药"等学术思想。苗族东部方言区（以湘西、黔东、桂北为中心）的苗族医药学理论基础有："生成学""事物生成的能量、物质基础、良好结构""毒乱致病"等基本理论；"生灵说""破均衡"等观念；"交环学说""三界学说""三生成学说""五基成物学说""九架组学说"等学说。黔东地区还有"阴阳平衡""五行相克""六因致病"等医学理论。广西壮族自治区的苗族医药学理论特点是把所有的疾病都归属为"风"，称为苗家七十二风，其相应的治疗方法有"七十二味药""三十六照火"和特定的"二十四穴位"等。

总而言之，通过数千年迁徙后分散居住而形成三大方言区，也形成苗族的医药学理论各有千秋，十分丰富，无可比拟。

近年来，各方言区苗族先后收集整理出版了《苗族药物集》《湘西苗药汇编》《湖北苗药》《苗族医药学》（贵州版本）、《苗族医药学》（湖南版本）、《苗医书》（广西百色地区民族医药研究所编）、《苗族医学》《苗药方剂学》《湘西苗医》《黔南苗医药》《中华本草苗药卷》《中国苗药全集（彩色图谱）》《苗族医学基本理论暨常用医药术语》等一批专著，较大的繁荣了苗族医药文化，为苗族医学成为一门正统医学和长足发展奠定了坚实基础。

苗族医药的伟大成就，一直受到国内外广泛关注与高度评价。2002年苗药被列为国家六大民族药之一；2005年11月7日联合国教科文组织决定将贵州苗药列入"促进可持续发展最佳文化实践和谐名录"，并授予"促进可持续发展最佳文化实践奖"；2008年6月雷山县的苗族医药·骨伤和蛇伤疗法，被列为第二批国家级非物质文化遗产代表作名录等。目前，贵州中医药大学正在筹建苗族医药学专业，计划将苗族医药正式列入国家高等学府教学的专科门类，大力培养苗族医药学专业技术人才，更好地保护、传承、创新、发展苗族医药学，为世界人民服务。

最近，国家卫生计生委、发改委、中医药管理局等13个部门，联合下发《关于加强新时代少数民族医药工作的若干意见》，部署了新时代加强少数民族医药工作的行动计划，再次界定："中医药是包括汉族医药和少数民族医药在内的我国各民族医药的统称。"并强调"少数民族医药工作仍然存在发展不平衡不充分的问题"，须要"切实进一步加强新时代少数民族医药工作"，促进"民族医药科技创新能力稳步提升，可持续发展能力有效提高；少数民族医药产业化水平逐步提高，核心竞争力逐步增强。""稳步推进少数民族医药在医疗、保健、教育、科研、产业、文化等方面的全面协调发展"。以及"85%的少数民族自治地方基层医疗卫生机构设置少数民族医综合服务区"和"以少数民族医经典名方、医疗机构制剂为重点，形成一批具有自主知识产权、特色明显、安全有效、临床价值高的创新型少数民族药产品"，"少数民族医药人才培养体系得到完善，人才队伍稳步壮大"等的具体要求。全文共九章二十三条，每条每款所规定和需要执行的内容都十分明晰具体，每条都明确有承办部门、牵头单位及职责分工、完成时间等。这是一次从国家层面进行的全面布置、大力宣传、力促落实的工作部署，为全国落实中央精神做出示范样板。这充分表明中央促进少数民族医药发展的重视程度之高，前所未有；决心之大，前所未有；工作之实，前所未有。

中央的高度重视和不断强化，是居于国内、国际对中医药认识的不断提

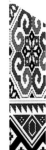
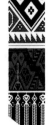

高和接受，以及居于中医药逐步走向国际化的大环境。在国内，国家已将中医药纳入保障全民健康的医疗服务体系，让中医药和西医药同时并存具有同等地位，共同为全民健康进行医疗服务；国家还正式启动"治未病健康工程"，采用中医理论，建立一套具有中医特色的预防保健服务体系，较大程度地保障全民健康。国际上，除亚洲大部分国家早已接受和推广应用中医中药外，近年来欧盟也正式立法让中医药推广应用合法化，欧洲联盟还成立了中国医学联盟；美国也放宽政策，允许中国中成药进入美国市场。于是世界出现了"中药热""针灸热"，诸多国家的保险业界已经将中药、针灸治疗纳入医保范围。现在中医药已经传播到世界上160多个国家和地区，我国与外国政府已经签订中医药合作协议96个，在第62届世界卫生大会通过了由我国倡议起草的《传统医学决议》。同时，中央高度重视和不断强化少数民族医药繁荣发展，还居于国内外对西医西药诸多弊端的发现与认识。西方医学家们研究发现，约有40%左右的疾病属于药源性疾病，这些疾病都是因服用某些化学品西药后，许多化学元素残留体内，因不断累积而损伤了人体某些部位的细胞，导致疾病发生。这一发现不仅引起人们恐慌，也引起医学界反思。中医采用生态疗法，中药大多属于既可药又可食的自然植物和动物，损伤细胞的可能性很小。而且中医药"简便廉效"，在预防和治疗慢性病、多因素复杂性疾病、新型病毒性疾病等方面，尤有所长。癌症病的中医药根治性疗法和西医西药暂时性控制疗法，就是大家经常讨论的例证。

参考文献：

[1]皇甫谧，等.帝王世纪 世本 逸周书 古本竹书纪年［M］.重印.济南：齐鲁书社，2010.

[2]思履.彩图全解山海经［M］.北京：中国华侨出版社，2013.

[3]石朝江.世界苗族迁徙史［M］.贵阳：贵州人民出版社，2006.

[4]邓星煌，萧成纹，刘逢吉，等.湖南世居少数民族医药宝典［M］.北京：光明日报出版社，2005.

作者简介：黄仁健，苗族，黔东南州科技局退休公务员，现任黔东南州苗学会理事，农业技术推广研究员。编纂书籍有《中国苗药全集（彩色图谱）》。

天体运行与苗医理论阴阳五行析

李国章

太阳系相对于银河系而言是小宇宙；人相对太阳系而言也是小宇宙。人是小宇宙，宇宙全息大身心。天体、天道与人体、人命具有全息关系。

从时间的纵向考察，每个人的生命都是38亿岁的因果年龄，凝聚了无穷无尽的宇宙信息。

中国主流医学认为，人与天地同构同律——人体的血液系统、排泄系统、骨骼系统、经络系统、消化系统、穴位等，都能在天体与天道上找到相应的系统及其相应的关系。中国主流医学的医理，就是天地阴阳五行八卦原理。诚然，苗医的理论也一样。

一、天体

天体是指宇宙空间的物质的存在形式。宇宙间一切星辰的统称。如太阳、地球、月球和其他恒星、行星、卫星以及星云、彗星、流星体等。

如在太阳系中的太阳、行星、卫星、小行星、彗星、流星体、行星际物质，银河系中的恒星、星团、星云、星际物质、星系际物质等。通过射电探测手段和空间探测手段所发现的红外源、紫外源 、射电源、x射线源和γ射线源，也都是天体。

天体对人类健康的影响主要来自宇宙的射线。

二、太阳系天体对人类健康的影响

太阳系天体主要有太阳、水星、金星、地球、月亮、火星、木星、土星、天王星、海王星，以及位于火星和木星之间的小行星、彗星。

（一）太阳 太阳系以太阳为核心。没有太阳,就没有生命,自然也就不会有健康。日光包括紫外线、可见光和红外线,对人体健康有极其重要的作用。日

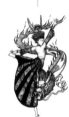

光能杀菌,使污染的大气氧化,具有清洁大气的作用。紫外线可杀灭细菌、病毒,可用于空气和水的消毒。日光对人的皮肤也很重要,紫外线有助于控制和杀灭皮肤表面的有害细菌,还能使皮肤中的黑素原通过氧化酶的作用转变为黑素,使皮肤色素沉着,起到保护皮肤和防止内部组织过热的功效。此外,紫外线还能刺激血液再生,增强机体的免疫力。红外线对机体,主要有加热性能。长波红外线一接触皮肤就被吸收而产生温热效应。短波红外线有较强穿透力,可使深部组织温度升高,血管扩张和充血,促进新陈代谢和细胞增生,故能改善血液循环和营养供给。

但是过度暴晒同样是有害的。炎夏季节,强烈的阳光照射会使人体过热,引起中暑。在10:00前和15:00之后,紫外线–B穿越大气臭氧层照射到地面上的中波紫外线最多最强。尽量避开这段时间的太阳光对减少光危害有实际意义。

日全食主要是影响人体的阳气。因月球遮挡了太阳照射到地球上的光线,温度急剧下降,对于阳虚体质的人来说,或多或少都会有感觉,比如感觉怕冷加重,甚至手脚开始有凉意,或者想去小便等。

（二）地球 地球磁场与人体健康

地磁场在地球表面形成了庞大的磁层,不但保护了地球上的大气层不被太阳风吹走,而且屏蔽了大部分的宇宙射线使地球上的生物免受其害。其对人类的健康的意义是不言而喻的。

地球磁场强度及地壳构造、地表各种要素在区域上的不均匀性使得不同区域的人体健康呈现出不同的特性,尤其是在异常区域,易引发高血压、风湿病和神经性精神病。

由于地球自转轴与地磁轴有11.5°的夹角（图01）,人夜间睡眠时的姿势

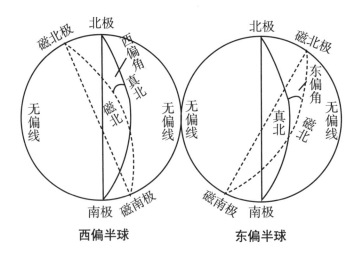

图1 地球自转轴与地磁轴有11.5°的夹角

应与磁针方向保持一致，而不是普通意义上的南北向。这之间存在着地磁偏角，而且不同的区域地磁偏角的大小是不一样的。

地球磁场对人体的影响主要是因为太阳剧烈活动引起磁暴。它对人体产生影响主要是引起皮肤电位的变化进而影响人体内脏的变化；影响人的神经系统，易导致精神病、癫痫等；影响血液凝固状态和纤维蛋白溶解的活性，从而导致一系列的心血管疾病，如心肌梗死、血栓、中风等；影响生物渗透率，而导致青光眼等眼部疾病。此外，在磁暴期间女性的分娩个数、早产数量及病孩的出生率都会有不同程度的增加。对此，在磁暴发生期间或高磁干扰日，患有精神病、心血管疾病、青光眼的患者应该注意自身的变化，尤其是心血管疾病患者在夜间睡眠时更应注意，必要时可以辅以药物。对于健康的人在磁暴期间也应注意休息，加强营养或者避免驾车外出。

（三）月球　两千多年前，祖国医学就认识到人与天地相应，与日月相参，月亮盈亏运动变化会影响人的气血、经络之气的盛衰。《素问·八正神明论》曰："月始生则血气始精，卫气始行。月廓满则血气实，肌肉坚。月廓空则肌肉减，经络虚，卫气去，形独居。"月亮盈亏变化不仅影响人体气血，也影响脏腑功能。

女性月经来潮也如潮汐，一年13次，由月球回月周期决定，而与朔、望、弦月密切关联而有所波动。

现代医学研究证实，月球引潮力与地磁场对人体干扰较大，会影响体内激素、电解质平衡，导致生理、心理上的各种变化，使疾病发病率明显高于常态。尤其是痛风、哮喘及心脏、膀胱上的疾病。

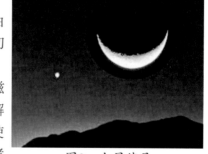

图2　土星伴月

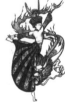

（四）水星　水星逆行对人体的影响。水星逆行称水逆。一年之中，每隔三到四个月水星会逆行一次，每次大约二十天。水逆并非水星的实际运行方向反向，而是由于水星运行轨道与地球自转带来的黄道角度差而带来的轨迹改变。水逆影响着记忆、沟通、交通、通信等，会带来诸事的不顺，让人感到情绪低落。水星逆行，致使水星磁力线和地球磁力线方向相反，这样人体内的动态物质，比如血液中的铁与磁力线产生切割形成的各种物理量，甚至形成的化学量，可能会不同，就会影响人的一些生理机能。水星运行周期六十日。水星古称圭晨星。水星历古称圭晨星历，即六十甲子。六十甲子又称六十甲历，在命理学影响极大。生辰八字或十字，就是六十甲历对应的时间。

（五）其他大行星　在五帝时代，金星、火星、木星、土星都有历纪。例如，木星历为十二年周期，通常用地支纪历。土星历为黄帝天鼋二十八宿土星十三月太阳历，依二十八宿顺序，自东北西南逆时针先天左行，为月姨日母宇宙父顺序。宇宙父二十八宿当值顺序是：

东方七宿值——(1)角宿木星，(2)亢宿金星，(3)氐宿土星，(4)房宿日母，(5)心宿月姨，(6)尾宿火星，(7)箕宿水星；

北方七宿值——(8)斗宿木星，(9)牛宿金星，(10)女宿土星，(11)虚宿日母，(12)危宿月姨，(13)室宿火星，(14)壁宿水星；

西方七宿值——(15)奎宿木星，(16)娄宿金星，(17)胃宿土星，(18)昴宿日母，(19)毕宿月姨，(20)觜宿火星，(21)参宿水星；

南方七星——(22)井宿木星，(23)鬼宿金星，(24)柳宿土星，(25)星宿日母，(26)张宿月姨，(27)翼宿火星，(28)轸宿水星。

历纪说明我们的祖先圣贤们，很早就关注大行星对地球的影响和对人体的作用。但到了现代，金星等大行星对人体的影响仍停留在以五行理论为基础的医学占星学上运用。

（六）太阳系天体对人类综合的影响

1. 天文潮汐 天文潮汐是指月球和太阳在作轨道运动时，由于对地球各处的吸引，从而使地球上出现周期性变化或发生与其密切相关的自然现象的引力。例如，周期性海潮、地壳升降固体潮、大气现象的气潮。

天文潮汐对人类有自然出生时间的影响，有自然发病的影响；有自然死亡的影响，也有对人类自杀行为的影响。

2. 人体生物钟 人体生物钟是控制人的生长发育、行为动态、机能代谢、成熟衰老、生殖繁衍的时间结构或时间节律。目前认识或发现的有日生物钟、周生物钟、月生物钟（星回月钟和朔望月钟）、年生物钟、十二年周期生物钟等。

人的体力、情绪和智力节律，是人类除了具有一般生物所具有的生理节律外，还具有自己的特殊节律。其中，体力周期为23天、情绪周期为28天、智力周期为33天。

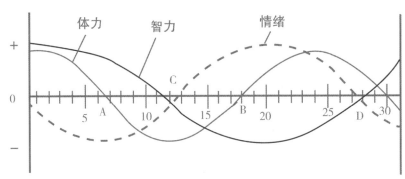

图3 某人某一个月三节律状态

28天的情绪节律称为女性节律，来自星回月周期。23天的体力节律称为男性节律，它和33天的智力节律或来自内源，或来自外源，或是综合，目前尚未清楚，有待研究。

三、宇宙射线对人类健康的影响

来自宇宙的射线称宇宙射线或宇宙线，是来自外太空的带电高能次原子粒子。宇宙射线主要来源于红外源、紫外源、射电源、χ射线源和γ射线源。

太阳和其他恒星表面的高能活动、超新星爆发、脉冲星、类星体和活动星系等，都可能是宇宙射线源。目前，人们普遍认为大多数宇宙线粒子起源于银河系内。其中，二十八宿是主要的高能天体。因此，二十八宿是主要的宇宙线源。

（一）红外线　适量的红外线照射有益于健康，剂量较大时对角膜、虹膜、晶体和视网膜等都有不同程度的影响。作用部位随长而异，损伤角膜的红外线波长，主要在2纳米以上。1.4纳米～1.6纳米和1.8～2.0纳米波长的红外线，除损害角膜外，还可损害晶体，导致白内障。

（二）紫外线　紫外线指适量紫外线照射对人体健康的有利作用和过量照射的有害作用。波长为100～400纳米的电磁波称为紫外线。适量的紫外线照射可促进体内合成必需的维生素D_3，有助于儿童的生长发育，也能提高机体免疫系统功能，增强抗病能力。波长254纳米的短波紫外线具有杀菌作用。在生产过程中接触波长短于320纳米的紫外线，可损伤角膜和结膜，引起电光性眼炎。夏季人体皮肤接受过强的紫外线，可灼伤皮肤。

（三）射电　由能发射强无线电波的天体发出。发射无线电波的恒星称射电星。大多数天体都可能是射电源。

目前，已经发现的射电源有3万多个，但能够与光学方法观测到的天体对应起来的还不多。已证认出的天体有超新星遗迹、银河星云、星系、类星体、活动星系核和少数恒星等。可以按距离把它们分成两类：第一类是太阳系外、银河系内的射电源，分布于银道面附近；第二类是银河系外的射电源，散布在整个天空中。银河系内最强的射电源，一种是超新星正在膨胀的热气壳，例如蟹状星云，另一种是称为银河星云的热电离氢区（HⅡ区），还有一种称为射电星，包括脉冲星、射电新星、红矮耀星、红超巨星及其蓝矮伴星、X射线星和特殊双星系统等。发现的射电星数目还不多，例如脉冲星有300多个，耀星有近千个，射电新星只有1个。此外，银河系内许多分子云也是分立射电源。

（四）χ射线　χ射线是由于原子中的电子在能量悬殊的两个能级之间的跃迁而产生的粒子流，是波长介于紫外线和γ射线之间的电磁波。它来源于离太阳系最近的天蝎座（对应中国星宿房、心、尾三宿），其波长很短，约0.01埃~100埃。χ射线具有很高的穿透力，能透过许多对可见光不透明的物质，如墨纸、木料等。这种肉眼看不见的射线可以使很多固体材料发生可见的荧光，使照相底片感光以及空气电离等。χ射线最初用于医学成像诊断和x射线结晶学。χ射线也属游离辐射等这一类对人体有危害的射线。

2017年10月27日，世界卫生组织国际癌症研究机构公布的致癌物清单初步整理参考，χ射线和γ射线辐射在一类致癌物清单中。

（五）**γ射线**　又称γ粒子流，是原子核能级跃迁退激时释放出的射线，是波长短于0.01埃的电磁波。γ射线有极强的穿透力，工业中可用来探伤或流水线的自动控制。γ射线对细胞有杀伤力，医疗上用来治疗肿瘤。

（六）**宇宙射线的穿透力**　在宇宙空间中，宇宙射线的密度和能量值都非常高。但在地球上空，有一层厚厚的大气层，宇宙射线的威胁就小得多了。

不同的粒子，有不同的穿透力。α粒子只需要一张薄薄的纸就可以阻挡，所以在地面上，没有α粒子。质子的穿透力随它携带的能量不同而不同。而高能质子则有很强的穿透性。例如10兆电子伏特质子需要0.06厘米厚的铝来实现完全防护，100兆电子伏特则需要3.7厘米厚的铝，1000兆电子伏特则需要150厘米厚的铝才能实现。但有大气层的防护，高能质子也到不了地面。重元素粒子和其他亚原子也在高空就与大气分子碰撞后衰变为其他粒子，同时损失能量，即使能到达地面，也对人体无害了。至于中微子，基本不会受到阻挡，会穿越人体甚至地球，而且不会损失能量。也正是如此，再多的中微子，也对人体无害。

四、阴阳与太极图

（一）**阴阳**　说阴阳，现主流文化的多数文献说不清，道不明是何物。诚然，也有少数接近和道出本源的。例如，清代彭子益所著《圆运动的古中医学》[①] 称："一个生物所在之地，太阳射到此地面之光热，就是阳。此地面的光热已过，与光热未来之间，就是阴。"任应秋编著的《阴阳五行》[②] 说："日出为阳，日入为阴。"桑林的《阴阳五行学是辩证唯物主义的时空论》[③] 说："昼日有阳光而为阳，夜晚没有阳光而为阴。"直言均是昼阳夜阴。

---

① 彭子益：《圆运动的古中医学》，中国医药科技出版社，2016年，第4页。

② 任应秋：《阴阳五行》，上海科学技术出版社，1960年，第3页。

③ 桑林：《阴阳五行学是辩证唯物主义的时空论》，河北省医学科学院附属医院、河北省中医学会编印，1985年。

在苗族文化里，阴是黑夜，阳是白天。阴化阳时刻为晨旦（平旦），阳化阴时刻为昏旦，昏旦与晨旦是为不阴不阳或阴阳交替。阴、阳与不阴不阳，均是因地球自转而生成。春夏秋冬的变化，是地球公转形成的。

（二）**太极** 地球自转与公转的统一，为天地合，谓之道，于是有太极图，如图05所示。其中的中心方块图符，表示北极星空域，是地球运动地轴北极始终指向的方位。从太阳系中心考察，阴外阳内，阴黑阳白，阴暗阳明，阴阳平衡。

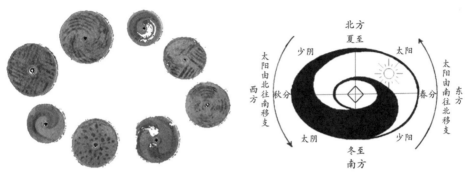

图4 湖北屈家岭出土太极图　　　　图5 李国章太极图

《尸子》曰："天左舒，地右辟。"地球自转轴与黄道面成66.34度夹角,与赤道面垂直,由此形成春夏秋冬四季。用黑白图表示在平面上，就是太极图的旋肩。

论年，以春分秋分为冷热临的界点，以夏至冬至为冷热的极点，上半年为冷半年，下半年为热半年，是扩展了的阴阳概念。阴气是凉冷寒，阳气是温热暑。至此，才与主流文化的阴阳概念相同。

《易经·系辞上》曰："阴阳之义配日月。"《素问·阴阳离合论》说："日为阳，月为阴。"《周髀算经·陈子模型》称："昼者阳，夜者阴。"昼夜是周日的一阴一阳；日温差，一阴一阳谓之道——地球运动的规律——地球公转形成寒暑。寒暑是周年的一阴一阳。五运六气，或说五行六气，二十四节气，七十二候等，是一年气温划分的不同时段。人体为适应光照与温度变化，会形成在不同气温、不同季节的生理机能，进而检测会形成不同的细微的生理指标。

（三）**对主流文化阴阳图的评判** 现代主流文化将黑白鱼旋转图称为阴阳图（图06）。黑鱼有白眼点，白鱼有黑眼点，共处于圆圈内，组成一个动态的封闭系统。对于黑白两点，通常释为阴中有阳，阳中有阴，好似主导对应的前进方向。但依苗族文化观，黑夜之中没有一处是白昼，而白昼之中也没有一处是黑夜。按苗医两纲理论推断，在一个封闭系统里能量守恒而冷热平衡。故图

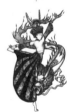

06称其为阴阳图显然不适格。

那么，黑白鱼旋转图两点表示什么？其实，黑白两点表示阴极和阳极。但作图有误，或说明显不当。将阴阳图从太极图中单列出来，黑白两点正确的画法是白点黑心，黑点白心（图

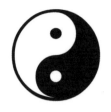
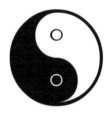

图6 黑白鱼旋转图　　图7 苗医阴阳图

07）。图中圆点的黑圈或白圈，不宜释为阴中有阳或阳中有阴。阴阳相消相融在临界线。

那么，苗医的阴阳图是什么？其实，图05太极图包含有苗医的阴阳图，即黑白两条旋肩。

（四）阴阳主生命物的生杀大权　《黄帝内经》称："阴阳者，天地之道也，万物之纲纪，变化之父母，生杀之本始，神明之府也。"

（五）苗族阴阳理论的功用　苗族阴阳理论对苗医苗药等中华医药在治疗疑难杂症，维护人类健康问题上有一个深层次的理论认识和实践运用，解答动物和植物，特别是人类的生存、健康、繁衍和幸福与生态环境问题。以太阳为根本的阴阳五行六气八卦天文历算，是人体医学领域寻求取之不尽的良策良方。

（六）周敦颐太极图说

周敦颐《太极图说》原文：

无极而太极。太极动而生阳，动极而静，静而生阴，静极复动。一动一静，互为其根。分阴分阳，两仪立焉。阳变阴合，而生水火木金土。五气顺布，四时行焉。五行一阴阳也，阴阳一太极也，太极本无极也。

五行之生也，各一其性。无极之真，二五之精，妙合而凝。乾道成男，坤道成女。二气交感，化生万物。万物生生而变化无穷焉。

唯人也得其秀而最灵。形既生矣，神发知矣。五性感动而善恶分，万事出矣。圣人定之以中正仁义而主静，立人极焉。

故圣人与天地合其德，日月合其明，四时合其序，鬼神合其吉凶，君子修之吉，小人悖之凶。故曰："立天之道，曰阴与阳。立地之道，曰柔与刚。立人之道，曰仁与义。"又

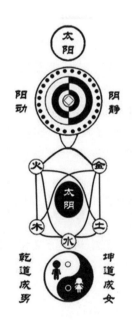

图8 李国章太极图说

曰："原始反终，故知死生之说。"大哉易也，斯其至矣！

周敦颐是说根据太极运动规律，智慧的人能够把握阴阳五行，做到控制生男生女与优生优育，也能控制与化生万物。可见古人的思维方式与研究天体运动的目的。在当代苗族民间，也有用草药把握阴阳五行施用做到优生优育的苗医！可说是对周敦颐理论的践行。

五、苗医药经典理论天文解析

（一）苗医药经典　苗医药经典首见于贵州省民委文教处、贵州省卫生厅中医处、贵州省中医研究所编的《苗族医药学》[①]，在陆科闵、王福荣主编的《苗族医学》[②]中得到完善。

苗医药经典是苗族医祖用药理论，其核心是两纲五经。两纲即冷病和热病；五经即冷经、热经、快经、慢经、半边经。疾病分三十六大症、四十九翻、七十二疾，一百零八小症，形成了纲、经、症、疾的基本理论模式（见图09）。

从天文学对苗医药经典考察，天文与医理有如下对应关系：

两纲：冷病和热病——阴病和阳病。冷热对应阴阳，但比阴阳更直接感触,更易于理会。

五经：冷经——阴经（冬季经），主阴性疾病，是冬季容易发生的寒冷型的一组疾病；热经——阳经（夏季经），主热性疾病，是夏季容易发生的发热口渴型的一组疾病；快经——阳性经（春季经），主急性疾病，是春季容易突然发生的造成昏迷和死亡或留有后遗症的一组疾病；慢经——阴性经（秋季经），主慢性疾病，是秋季容易发生的病程较长的一组疾病；半边经——阴阳合性经（长夏经），主瘫痪性疾病，是长夏季容易发生的脑血管和神经系统损伤的一组疾病。

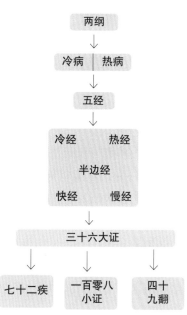

图9　苗族医学经典理论图

---

① 贵州省民委文教处等编：《苗族医药学》，贵州民族出版社，1992年。

② 陆科闵、王福荣主编：《苗族医学》贵州民族出版社，2006年。

这里所述的季节性疾病，是相对集中而言。因个体的出生时辰与当时的气候环境形成的体质上的宇宙烙印不同，在不同的季节亦有所发生。

一百零八小症分解为：三十六经、七十二症；或三十六症，七十二疾；或四十九症、四十九翻、十丹毒。

《苗族医药学》将经（gind）类分为马牙经等三十六经和扯经等七经，是论身体反应特征的疾病。

《苗族医药学》将症（zenb）类分为七孔流血等九十三种。

《苗族医药学》将翻（fand）类分为四十九种，是指治愈后容易发作的疾病。

《苗族医药学》将小儿病分为胎（ted）病和抽（coud）病两类。其中胎病分十二胎病，抽病分新生儿十二抽病。

《苗族医药学》将龟（beb）类分为气龟等四种。龟类是指起包的疾病。

《苗族医药学》将毒（dand）类分为飞灶丹等十丹毒。

《苗族医药学》将杂病类分为肝炎、损伤等二十三种。

10、36、49、72，108，都是天文历数。可见先民认为这些疾病，或多或少与天体运动有关联。

苗医以味酸、苦、涩的药，属冷药，归热经、快经（包括哑经）；味、麻、辣、香的药属热药，归属冷经、慢经、半边经。苗医以味归经，以经论治，冷病热治，热病冷治；冷药治热病，热药治冷病的原则是源于苗族古代哲理，信奉天、地、人和构建人体气、血、水的唯物史观。事物均处于一个对立统一平衡之中，人与自然保持平衡，冷与热保持平衡，是苗医追求人体自身内在的平衡，平衡与和谐是苗医师法于自然的基本理念。

苗医认为，热病将转为冷病，冷病将转为热病，相互逆转的病例病症复杂，故而在诊病断症时，首先要辨明疾病是冷病或是热病，是五经中哪一经，然后再去检查疾病的症状，弄清因果，准确用药。每一疾病及其衍化都能在辨症中找到纲、经、症、疾中的其中一种，辨证施治。从天文上解析：

冷病热治，冷病热季治，最佳时间点，以节气论在夏至前后日历段；以时间论在白天正午前后时间段。扩展理解——将冷病患者带到比原住地更热的地方治疗。

热病冷治，热病冷季治，最佳时间点，以节气论在冬至前后日历段；以时间论在午夜前后时间段。扩展理解——将热病患者带到比原住地更冷的地方治疗。

冷药治热病，除了直观的理解外，还包括在热季、白天出生的人，用热药要相对于在冷季、夜间出生的人加大剂量。

热药治冷病，除了直观的理解外，用于在冷季、夜间出生的人，用热药也要相对于在热季、白天出生的人加大剂量。

此种方法，不分中医学或西医学，皆是同理。遵循冷热相克的治病方法，会收到事半功倍的效果。

（二）天人地理论　苗医天人地与气血水理论，是雷山苗医张传青等人的见解。

2018年9月8日李国章采访张传青。张说天人地关系，在多次医学学术会议上发言，但文稿还没有定稿发表。根据张传青等苗医的多次发言，黔东南州苗医理论专家张厚良（苗族）等记录整理形成文本。

人体对应天人地，分三个部分：

天部：肩胛往上至头顶。但大脑主管全身。人体狭义的"天"指小脑至与肩胛骨连接身体段。这段主"进"，进食、进气、进水，即进取人体所需要的营养物质。脏有大脑。大脑接其调节机体功能的纳入脏器。俯有口腔和食管，因食管连接口腔和胃腑。

人部：肩胛骨至肚脐身体段。这段是胸腹的绝对多数。这段主"化"，化食、化气、化水，即转化成为人体所需要的营养物。脏有心、肺、肝、脾；俯有胃、胆、上焦等。

地部：肚脐至脚板身体段。这段主"排"，排食、排气、排水，即排除人体所产生的主要废物。脏有肾；俯有小肠、大肠、下焦、膀胱等。

1.天人地说五行图　在所列图表中，图10 和图11 在中心表现内容不相同。图12 和图13 虽在中心图中，文字表述有所不同，但内容是相同的——以脾胃（土）为中心。

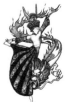

太阳系以太阳为中心。按苗医理论，人体以大脑为中心，太阳对应大脑。大脑是人体系统运行的太阳。中心为阳，边缘为阴。在图11中，阴为五行中心，阳为五行边缘，对应太阳系考察，在天理上不成立。因此，苗医以大脑为中心是正确的。

在传统五行图，相生关系有值得探讨的地方。一是水在北方，金在西方，金生水，但科学实验中，金不生水。二是炎热的时间是长夏，是火的象征，但在传统五行图中，火对应夏天。三是科学实验结果是火生金，而不是土生金。传统五行图此三处似乎与事实不符。此外，还有土温四季之说，即土为每季之上半季，不单列。土温四季与土为长夏，作为历法表述明显不适当。

历法意义的"生"，是说下一季的气温由上一季产生。历法意义的"克"，隔行相克，是说某季的植物生长程度，如果气温突然变化到隔季前的气温，它要么停止生长要么面临死亡。这种情形可以在实验室中见证。若要在不同的季节获得相同植物生长效果，则必须在广阔的地域上选择适宜的季节温度。例如，水稻种子繁殖，冬季在海南鸟，夏季在东北，秋季在珠江中下游，

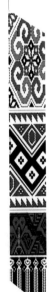

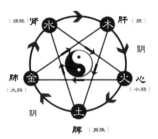

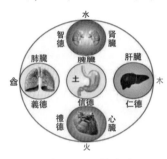

图10 传统阴阳五行图　　图11 以阴为中心五行图

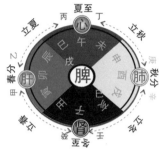

图12 以胃为中心四　　图13 以脾为中心四

季五行图　　　　　　　季五行图

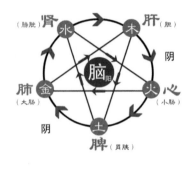

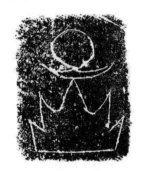

图14 以脑为中心传　　图15 大汶口文化出

统五行图　　　　　　　土最早的五行图

可实现一年三季加速度。从这个意义上说，五行历，以及在五行历基础上的十月太阳历，是植物生长周期历。

伏羲八卦——先天八卦，是八月太阳历。乾为天对应南方对应夏至，坤为地对应北方对应冬至。五行是太阳历。大汶口文化出土的日月合雄照耀五角枫叶图（见图15），是中华大地上最早的五行图，是说五行太阳历历调节着

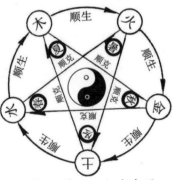

图16 苗医五行生克图

植物的生长周期。苗族视枫树为图腾树。黔东方言苗族有五行历辞，用水稻生产周期表述。于是有李国章修订如图16。

2.天人地说大行星 《尚书·洪范》最早记载五行为木火土金水日历。《管子·五行》记载五行是五行历，即五月太阳历。《史记》把五大行星的光泽与五行说联系命名，明确纳入五行。但历与物质或现象不是完全等同的概念。现代科学观察结果，大行星还有天王星和海王星。因此，与五行对应提出了新问题——这种古老的命名是否贴切？

按苗医理论天人地对应，人体对应到太阳系，有如下对应关系：

人体的天部对应太阳。核心是大脑对应太阳。太阳通过引力调控太阳系行星。地球上的万物生长靠太阳。大脑主宰人体生命机能。它通过神经系统调控思维器官，是心理、意识的物质本体。

人体的人部对应水星到土星。其中，人体的心脏对应地球。心包对应月球。人与禽兽同属大地支撑的生命之物——地支。但人与禽兽最大的区别是人是有思想的高级动物。动物无根根植于大地，但离开了大地的支撑，动物也就变成不动之物。地球是动物的家园，人类的家园。心脏主气血水循环，是人体脏腑之君！君弱则体弱，君病则器官病。此外，金星表面平均温度475℃，火星表面平均只有-60℃，金星表面平均温度高于火星，故将金星易名为火星。在原名称保留的条件下，为与原名称相区别，易名后加括号标识。金星易名为火星，标示为（火星）；火星易名为土星，标示为（土星）；土星易名为金星，标示为（金星）。

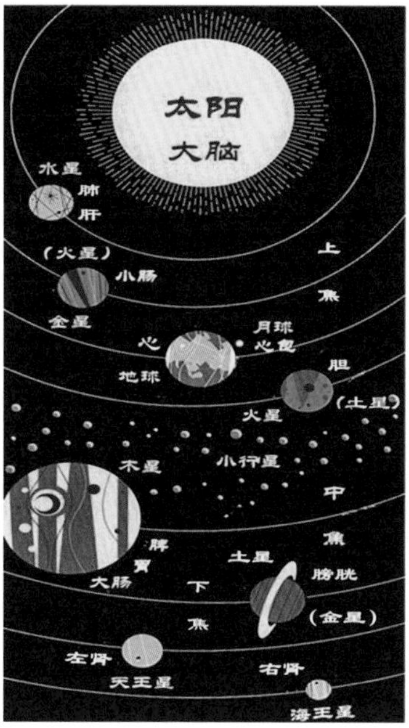

人体的地部对应天王星和海王星以外到太阳系边缘。其中，人体的肾和膀胱分别对应天王星和海王星，与恒星天相邻，五行属金（阴金）。于是，有李国章修订如图17。

图17 苗医脏腑与天体五行对应图

（三）气血水理论 苗医理论的气是指卫气——生命之气，包括经络系统里运行的低电阻、神经信息和生物电信号。苗医认为气、血、水是维持生命活动的三要素，人体的健康与否取决于气、血、水是否协调。气、血、水相辅相成，既相互促进又相互制约，共同维护人体健康和维持生命活动。气是生命活动中不可缺少的精微物质，人间万物都离不开气，有气才有万物。气是构成人体的基本物质之一，人的生命活动是以气为基础的。血是构成人体的重要物质，血液在体内循环执行输送营养，而气能改善血液的功能和助推血液正常运行，两者是构成人体正常生理活动的重要物质，是人体密不可分的基本要素。水则是人体的体液津液，津液可以转化为血，血与水在人体内无处不在。人无血不能生长、无水不能生存。气、血、水相依相存，相互转化，其中血起主导作用。

物质有三种形态：气态、固态、液态。苗医理论气对应气态；血对应与形成固态；水对应液态。苗医认为疾病是心脏对气血水三态不协调运作所致。

运用气、血、水理论，能够辨明病是在气，或是在血，或是在水，或者是气、血两属，明确诊断后，则可以采用补气、补血、或补水方剂治疗，以达药到病除之功效。

1.气血水论五行　五行有水，似乎未见有气，气为何行？在传统医学中，气指构成人体及维持生命活动的最基本要素，同时也具有生理机能的含义。现代气是流动的信息—能量—物质的统一体。在五行中有火。自然火的本质是能量与电子跃迁的表现方式。火焰大多存在于气体状态或高能离子状态，燃烧是一种化学反应，其三个要素是可燃物、助燃物和着火源。简言，火是一种现象而非一种物质。五行之火与自然之火概念有所不同。因此，气入五行，归结为火。血对应固态则为土、木、金。

对于气血水理论，雷山苗医张传青《苗医的发病论》论文已公开

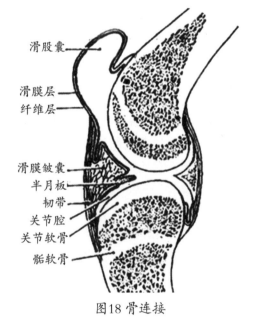

滑股囊
滑膜层
纤维层
滑膜皱囊
半月板
韧带
关节腔
关节软骨
骺软骨

图18 骨连接

发表。在访谈中，他介绍了人体的框架骨骼，其骨髓的营养补充由骨连接（见图18）之间的软骨吸收进入，而非直接由筒骨外表进去。无疑，给骨骼病症用药提供了明确的途径。

2.气血水说经络　经络是经脉和络脉的总称，是运行全身气血，联络脏腑形体官窍，沟通上下内外，感应传导信息的能量通道，并且形成低电阻、神经信息和生物电信号的网络调控系统，是以运行卫气为主的网络通道系统。在人体十二经中，似无器官载体的经是心包经和三焦经。

说三焦，在气血水理论下审视，焦即脏腑之间的焦点，位于躯体和脏腑之间的空腔。它是卫气运行的终始场所。三焦分为上焦、中焦和下焦。膈上胸中

为上焦，是指心脏、肺等内脏围成的空膈，主"进"气"进"水。膈下脐上腹部为中焦，腔是指脾、胃、肝、胆等内脏围成的空腔，主"化"气"化"水。中焦具有造血功能。大凡血液之病，宜温补卫气为上计。脐下腹部为下焦，是指肾、大肠、小肠、膀胱等内脏围成的空腔，主"排"气"排"水。

心包是由心脏外表的一层膜及依附于表层的卫气和水构成。心脏的跳动首先依赖于上焦"进"成的卫气给予养分。养分供应不及时则心律失常。

依苗医气血水理论，三焦和心包以运气为主，运水为辅。其余则是运气。

由此可知，心包和三焦是由空腔卫气"虚"构的脏腑。心包经和三焦经是分别联络心包和三焦脏腑，沟通体表的网络调控通道。

六、经络学说的天文解析

经络是月亮围绕地球运行，地球围绕太阳公转，从而形成的日月运行交合周期在人体中留下的影迹。人体经络学说，即研究人体的生理功能、病理变化及其与脏腑相互关系的学说。可谓博大精深。

十二经与任脉、督脉，合称十四经脉，是人体腧穴的载体。

在经络学教科书中，经脉命名的是根据阴阳学说、经脉循行部位、脏腑相络属关系确定。阴经隶属于脏，阳经隶属于腑。不难知道，阴阳是基本。现在的问题，是根据什么原理确认与发现十四经脉，以及三百六十二个腧穴呢？

《灵枢·经脉》载十二经脉，原是在此前的"十一脉"的基础上扩展定型。

在天文历法中，日月合雄周期，也即朔望月，它与年太阳历的关系，大致一年十二个月，这是十二经脉的天文依据。人有足离地，无根入地撑天，属地支动物范畴。因此，其生理周期性受月球运行周期性调节密切关联。

二十四节气是天气与地气的合历。天气早行四十五，地气晚到四十六，是说天气与地气运行相差四十五或四十六天。人体有阴阳气运行的子午流注。按苗族天人地对应原理，太阴对应冬至，太阳对应夏至，于是有十二经对应二十四节气。若在一昼夜考察，太阳对应正午，太阴对应午夜，则十二经脉对应十二辰。对应时辰，是说此时辰子午流注旺盛，是因经取穴针灸、推拿的最佳时间，起到顺水推舟的功效。

任脉起于胞中，其主干行于前正中线，按十四经流注与督脉衔接，交于手太阴肺经。联系的脏腑器官主要有胞中(包含丹田、下焦、肝、胆、肾、膀胱)、咽喉、唇口、目。任脉运行的路线和人体的生殖系统相对应，从会阴出来，沿着腹部和胸部正中线上行，与女子经、带、胎、产等关系密切，呈女性一生健康的保护抻。所以，任脉具阴性，对应黑夜，是调节阴经的总监。阴经疾病，要取任脉相应腧穴与阴经腧穴结合针灸、推拿，效果为佳。

督脉主干行于身后正中线。按十四经流注与足厥阴肝经衔接，交于任脉。联系的脏腑器官主要有胞中、心、脑、喉、目。督脉运行于人体后背，取其在后背监督的意思。它总管一身的阳气，对于头痛脑热以及阳虚导致的各种症状都有很好的调治作用。所以，督脉具阳性，对应白昼，是调节阳经的总督。阳经疾病，要取督脉相应腧穴与阳经腧穴结合施治。

星回月为一年十三月。若将任脉、督脉合并称为任督阴阳脉，十四经脉则变为十三经脉，与十三星回月对应。

综上所述，于是有二十四节气与传统三阴三阳十二经对应如下表：

表1 二十四节气与传统三阴三阳十二经对应表

四季阴阳运动趋势	二十四节气	时辰	足阴阳运行		任督	手阴阳运行			时辰	二十四节气	四季阴阳运动趋势
阴孕	小暑	未	足太阳膀胱经	↓	督脉	↑		手太阳小肠经	午	夏至	阳极
	大暑			↓		↑				芒种	阳盛
阴始潜	立秋	申	足阳明胃经	↓		↑		手阳明大肠经	巳	小满	阳盛
阴潜	处暑			↓		↑				立夏	阳始盛
	白露	酉	足少阳胆经	↓		↑		手少阳三焦经	辰	谷雨	阳熙
阴旦	秋分			↓		↑				清明	
阴凉	寒露	戌	足少阴肾经	↓	任脉	↑		手少阴心经	卯	春分	阳旦
	霜降			↓		↑				惊蛰	阳潜
阴始遂	立冬	亥	足厥阴肝经	↓		↑		手厥阴心包经	寅	雨水	
阴遂	小雪			↓		↑				立春	阳始潜
大雪	大雪	子	足太阴脾经	↓		↑		手太阴肺经	丑	大寒	阳孕
阴极	冬至			↓		↑				小寒	

有必要说阴旦和阳旦。主流文化说阴旦和阳旦，分别是指夏至和冬至。但"旦"字是象形字——"日"与地平线"一"造型。晨旦——清晨，日出地平线；昏旦——黄昏，日落地平线。眼见为实。抑或是"日"（昼夜）推演到年周期，对应的是春分和秋分，而不是夏至和冬至。抑或日对应夏至和冬至，则是正午和午夜。在视觉上显然不见，是一个想象的时空。如果我们是一位大神，置身于太空观赏地球，南北回归线分别是冬至线和夏至线，赤道是春分线。在北半球或南半球目视，日在南北回归线是极点而不是线，跨越赤道才是日出地平线。阴旦和阳旦分别说在夏至和冬至，则是逻辑错误。

十二辰与十二经脉对应，现行网络流传的经典图，如图19。

吴中朝主编《经络标准图册》①也持此对应说——经脉与脏腑活动最旺的时间，也是保养脏腑的最佳时间。

事实上，生命在进行，每时每刻十二经脉与脏腑都在运动，而符合规律的小息，例如心肺的短暂小息也是运动的一种形式。

依排列计算，从12个不同元素中每组均取12个元素进行不同位置的排列有144种之多。以其非重复的组合而言，从实践中来的图19无疑是有意义的一种排列形式。

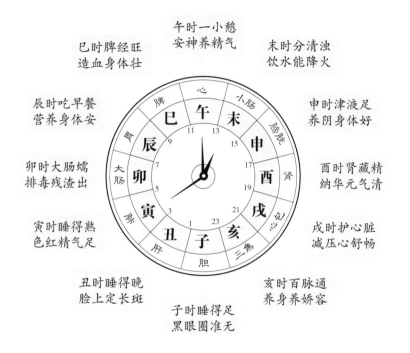

图19 现行流行十二辰对应十二经脉图说

子午流注是日月引力与大地的相向引力，共同对人体血液循环中卫气流动与灌注形成的盛衰周期性趋势。无锡龙砂医学丛书运气篇——承淡安、陈壁琉、徐惜年著，陈居伟校注的《子午流注针法》②阐述的子午流注原理与图19同义。该书为医家著作，子午流注据此可视为被实践证明的客观规律。因而不难发现，源于《黄帝内经》的十二经冠六气名称有误。据此，修订二十四节气与六气十二经对应关系如下表：

———————

① 吴中朝主编：《经络穴位标准图册》，南京江苏科学技术出版社，2013年。

② 承淡安、陈壁琉、徐惜年著，陈居伟校注：《子午流注针法》，中国医药科技出版社，2019年。

表2 二十四节气与传统三阴三阳十二经子午流注对应修订表

四季阴阳运动趋势	二十四节气	时辰	六气阴阳经	十二消息气运势				六气阴阳经	时辰	二十四节气	四季阴阳运动趋势
阳极	夏至	午	手太阳心经	☰	↑	↓	䷁	手太阳小肠经	未	小暑	阴孕
阳盛	芒种				↑	↓				大暑	
	小满	巳	足阳明脾经	☰	↑	↓	䷁	足阳明膀胱经	申	立秋	阴始潜
阳始盛	立夏				↑	↓				处暑	阴潜
阳熙	谷雨	辰	足少阳胃经	☰	↑	↓	䷁	足少阳肾经	酉	白露	
	清明				↑	↓				秋分	阴旦
阳旦	春分	卯	手少阴大肠经	☰	↑	↓	䷁	手少阴心包经	戌	寒露	阴凉
阳潜	惊蛰				↑	↓				霜降	
	雨水	寅	手厥阴肺经	☰	↑	↓	䷁	手厥阴三焦经	亥	立冬	阴始遂
阳始潜	立春				↑	↓				小雪	阴遂
阳孕	大寒	丑	足太阴肝经	☰	↑	↓	䷁	足太阴胆经	子	大雪	
	小寒				↑	↓				冬至	阴极

（中栏：督脉 / 任脉）

据表2，十二经名称修订变更如下表：

表3 经名变更对应表

手 经			足 经		
传统名称	修订名称	变更与否	传统名称	修订名称	变更与否
手太阳小肠经	手太阳小肠经	否	足太阳膀胱经	足阳明膀胱经	变更
手阳明大肠经	手少阴大肠经	变更	足阳明胃经	足少阳胃经	变更
手少阳三焦经	手厥阴三焦经	变更	足少阳胆经	足太阴胆经	变更
手少阴心经	手太阳心经	变更	足少阴肾经	足少阳肾经	变更
手厥阴心包经	手少阴心包经	变更	足厥阴肝经	足太阴肝经	变更
手太阴肺经	手厥阴肺经	变更	足太阴脾经	足阳明脾经	变更

表3表明：手经气——太阳2经、少阴2经、厥阴2经；足经气——太阴2经、少阳2经、阳明2经。手经主阳，脚经主阴，对应太阳历对应季节。所以，传统的经络理论将通过腹部的全归为为阴经，通过背部全归为阳经，手有三阴三阳，足有三阴三阳的命名不成立。

不论手经或是足经，均有二经气重名，但一个属阳，另一个属阴。为区别起见，于是列修订的经名如下表：

表4　经名修订对应表

手　经				足　经			
传统名称	属性	修订名称	属性	传统名称	属性	修订名称	属性
手太阳小肠经	阳	手太阳小肠经	阴	足太阳膀胱经	阳	足阳明膀胱经	阴
手阳明大肠经	阳	手少阴大肠经	阳	足阳明胃　经	阳	足少阳胃　经	阳
手少阳三焦经	阳	手厥阴三焦经	阴	足少阳胆　经	阳	足太阴胆　经	阴极
手少阴心　经	阴	手太阳心　经	阳极	足少阴肾　经	阴	足少阳肾　经	阴
手厥阴心包经	阴	手少阴心包经	阴	足厥阴肝　经	阴	足太阴肝　经	阴
手太阴肺　经	阴	手厥阴肺　经	阳	足太阴脾　经	阴	足阳明脾　经	阴

苗族有以冬至为岁首的五月太阳历（五行历）和十月太阳历如下表：

表5　苗族五月太阳历和十月太阳历冬至岁首闰年表（上半年）

五　行　历									
五行	土		水				木		
物候	游　吉				港　旸		掰　丁		
	祭祀（蛙眠）		娱乐（蛙眠）		蛙　醒	繁　殖	发　芽		
十　月　太　阳　历									
天干	甲		乙		丙		丁		戊
日历	日序	公历	日序	公历	日序	公历	日序	公历	日序	公历
一	01戌	冬至	38亥	01.28	74子	03.04	111丑	04.10	147寅	05.16
二	02亥	12.23	39子	01.29	75丑	03.05	112寅	04.11	148卯	05.17

学术理论篇

续 表

<table>
<tr><td colspan="11" align="center">五 行 历</td></tr>
<tr><td>五行</td><td colspan="2">土</td><td colspan="2">水</td><td colspan="5">木</td></tr>
<tr><td rowspan="2">物候</td><td colspan="2">游吉</td><td colspan="2">港旸</td><td colspan="5">掰丁</td></tr>
<tr><td>祭祀（蛙眠）</td><td>娱乐（蛙眠）</td><td>蛙醒</td><td colspan="2">繁殖</td><td colspan="2">发芽</td></tr>
<tr><td colspan="11" align="center">十 月 太 阳 历</td></tr>
<tr><td>天干</td><td colspan="2">甲</td><td colspan="2">乙</td><td colspan="2">丙</td><td colspan="2">丁</td><td colspan="2">戊</td></tr>
<tr><td>三</td><td>03子</td><td>12.24</td><td>40丑</td><td>01.30</td><td>〔卯〕</td><td>惊蛰</td><td>113卯</td><td>04.12</td><td>149辰</td><td>05.18</td></tr>
<tr><td>四</td><td>04丑</td><td>12.25</td><td>41寅</td><td>01.31</td><td>77卯</td><td>03.07</td><td>114辰</td><td>04.13</td><td>150巳</td><td>05.19</td></tr>
<tr><td>五</td><td>05寅</td><td>12.26</td><td>42卯</td><td>02.01</td><td>78辰</td><td>02.08</td><td>115巳</td><td>04.14</td><td>151午</td><td>05.20</td></tr>
<tr><td>六</td><td>06卯</td><td>12.27</td><td>43辰</td><td>02.02</td><td>79巳</td><td>03.09</td><td>116午</td><td>04.15</td><td>152未</td><td>05.21</td></tr>
<tr><td>七</td><td>07辰</td><td>12.28</td><td>44巳</td><td>02.03</td><td>80午</td><td>03.10</td><td>117未</td><td>04.16</td><td>153申</td><td>小满</td></tr>
<tr><td>八</td><td>08巳</td><td>12.29</td><td>45午</td><td>02.04</td><td>81未</td><td>03.11</td><td>118申</td><td>04.17</td><td>154酉</td><td>05.23</td></tr>
<tr><td>九</td><td>09午</td><td>12.30</td><td>〔寅〕</td><td>立春</td><td>82申</td><td>03.12</td><td>119酉</td><td>04.18</td><td>155戌</td><td>05.24</td></tr>
<tr><td>十</td><td>10未</td><td>12.31</td><td>47申</td><td>02.06</td><td>83酉</td><td>03.13</td><td>120戌</td><td>04.19</td><td>156亥</td><td>05.25</td></tr>
<tr><td>十一</td><td>11申</td><td>01.01</td><td>48酉</td><td>02.07</td><td>84戌</td><td>03.14</td><td>121亥</td><td>谷雨</td><td>157子</td><td>05.26</td></tr>
<tr><td>十二</td><td>12酉</td><td>01.02</td><td>49戌</td><td>02.08</td><td>85亥</td><td>03.15</td><td>122子</td><td>04.21</td><td>158丑</td><td>05.27</td></tr>
<tr><td>十三</td><td>13戌</td><td>01.03</td><td>50亥</td><td>02.09</td><td>86子</td><td>03.16</td><td>123丑</td><td>04.22</td><td>159寅</td><td>05.28</td></tr>
<tr><td>十四</td><td>14亥</td><td>01.04</td><td>51子</td><td>02.10</td><td>87丑</td><td>03.17</td><td>124寅</td><td>04.23</td><td>160卯</td><td>05.29</td></tr>
<tr><td>十五</td><td>15子</td><td>01.05</td><td>52丑</td><td>02.11</td><td>88寅</td><td>03.18</td><td>125卯</td><td>04.24</td><td>161辰</td><td>05.30</td></tr>
<tr><td>十六</td><td>16丑</td><td>01.06</td><td>53寅</td><td>02.12</td><td>89卯</td><td>03.19</td><td>126辰</td><td>04.25</td><td>162巳</td><td>05.31</td></tr>
<tr><td>十七</td><td>〔丑〕</td><td>小寒</td><td>54卯</td><td>02.13</td><td>90辰</td><td>03.20</td><td>127巳</td><td>04.26</td><td>163午</td><td>06.01</td></tr>
<tr><td>十八</td><td>18卯</td><td>01.08</td><td>55辰</td><td>02.14</td><td>91巳</td><td>春分</td><td>128午</td><td>04.27</td><td>164未</td><td>06.02</td></tr>
<tr><td>十九</td><td>19辰</td><td>01.09</td><td>56巳</td><td>02.15</td><td>92午</td><td>03.22</td><td>129未</td><td>04.28</td><td>165申</td><td>06.03</td></tr>
<tr><td>二十</td><td>20巳</td><td>01.10</td><td>57午</td><td>02.16</td><td>93未</td><td>03.23</td><td>130申</td><td>04.29</td><td>166酉</td><td>06.04</td></tr>
<tr><td>二一</td><td>21午</td><td>01.11</td><td>58未</td><td>02.17</td><td>94申</td><td>03.24</td><td>131酉</td><td>04.30</td><td>167戌</td><td>06.05</td></tr>
<tr><td>二二</td><td>22未</td><td>01.12</td><td>59申</td><td>02.18</td><td>95酉</td><td>03.25</td><td>132戌</td><td>05.01</td><td>〔午〕</td><td>芒种</td></tr>
<tr><td>二三</td><td>23申</td><td>01.13</td><td>60酉</td><td>02.19</td><td>96戌</td><td>03.26</td><td>133亥</td><td>05.02</td><td>169子</td><td>06.07</td></tr>
<tr><td>二四</td><td>24酉</td><td>01.14</td><td>61戌</td><td>02.20</td><td>97亥</td><td>03.27</td><td>134子</td><td>05.03</td><td>170丑</td><td>06.08</td></tr>
<tr><td>二五</td><td>25戌</td><td>01.15</td><td>62亥</td><td>雨水</td><td>98子</td><td>03.28</td><td>135丑</td><td>05.04</td><td>171寅</td><td>06.09</td></tr>
<tr><td>二六</td><td>26亥</td><td>01.16</td><td>63子</td><td>02.22</td><td>99丑</td><td>03.29</td><td>136寅</td><td>05.05</td><td>172卯</td><td>06.10</td></tr>
<tr><td>二七</td><td>27子</td><td>01.17</td><td>64丑</td><td>02.23</td><td>100寅</td><td>03.30</td><td>〔巳〕</td><td>立夏</td><td>173辰</td><td>06.11</td></tr>
<tr><td>二八</td><td>28丑</td><td>01.18</td><td>65寅</td><td>02.24</td><td>101卯</td><td>03.31</td><td>138辰</td><td>05.07</td><td>174巳</td><td>06.12</td></tr>
<tr><td>二九</td><td>29寅</td><td>01.19</td><td>66卯</td><td>02.25</td><td>102辰</td><td>04.01</td><td>139巳</td><td>05.08</td><td>175午</td><td>06.13</td></tr>
</table>

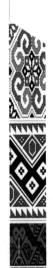

五行历										
五行	土		水				木			
物候	游　吉		港　旸				掰　丁			
	祭祀（蛙眠）		娱乐（蛙眠）		蛙　醒		繁　殖		发　芽	
十月太阳历										
天干	甲		乙		丙		丁		戊	
三十	30卯	01.20	67辰	02.26	103巳	04.02	140午	05.09	176未	06.14
三一	31辰	大寒	68巳	02.27	104午	04.03	141未	05.10	177申	06.15
三二	32巳	01.22	69午	02.28	105未	04.04	142申	05.11	178酉	06.16
三三	33午	01.23	70未	02.29	〔辰〕	清明	143酉	05.02	179戌	06.17
三四	34未	01.24	71申	03.01	107酉	04.06	144戌	05.13	180亥	06.18
三五	35申	01.25	72酉	03.02	108戌	04.07	145亥	05.14	181子	06.19
三六	36酉	01.26	73戌亥	03.03	109亥	04.08	146子丑	05.15	182丑	06.20
三七	37戌	01.27	※	※	110子	04.09	※	※	183寅	夏至

表6　苗族五月太阳历和十月太阳历冬至岁首闰年表（下半年）

五行历										
五行	火				金				土	
物候	掰　丁		膜　粳		陔　桑					
	生　根		遮　叶		抽　穗		收　获		庆　贺	
十月太阳历										
天干	己		庚		辛		壬		癸	
日历	日序	公历	日序	公历	日序	公历	日序	公历	日序	公历
一	184卯	06.22	220辰	07.28	257巳	09.03	293午	10.09	330未	11.15
二	185辰	06.23	221巳	07.29	258午	09.04	294未	10.10	331申	11.16
三	186巳	06.24	221午	07.30	259未	09.05	295申	10.11	332酉	11.17
四	187午	06.25	223未	07.31	260申	09.06	296酉	10.12	333戌	11.18
五	188未	06.26	224申	08.01	〔酉〕	白露	297戌	10.13	334亥	11.19
六	189申	06.27	225酉	08.02	262戌	09.08	298亥	10.14	335子	11.20
七	190酉	06.28	226戌	08.03	263亥	09.09	299子	10.15	336丑	小雪
八	191戌	06.29	227亥	08.04	264子	09.10	300丑	10.16	337寅	11.22

续 表

五行历										
五行	火				金			土		
物候	掰丁		膜粳				陔桑			
	生根		遮叶		抽穗		收获		庆贺	
十月太阳历										
天干	己		庚		辛		壬		癸	
九	192亥	06.30	228子	08.05	265丑	09.11	301寅	10.17	338卯	11.23
十	193子	07.01	229丑	08.06	266寅	09.12	302卯	10.18	339辰	11.24
十一	194丑	07.02	〔申〕	立秋	267卯	09.13	303辰	10.19	340巳	11.25
十二	195寅	07.03	231卯	08.08	268辰	09.14	304巳	10.20	341午	11.26
十三	196卯	07.04	232辰	08.09	269巳	09.15	305午	10.21	342未	11.27
十四	197辰	07.05	233巳	08.10	270午	09.16	306未	霜降	343申	11.28
十五	198巳	07.06	234午	08.11	271未	09.17	307申	10.23	344酉	11.29
十六	〔未〕	小暑	235未	08.12	272申	09.18	308酉	10.24	345戌	11.30
十七	200未	07.08	236申	08.13	273酉	09.19	309戌	10.25	346亥	12.01
十八	201申	07.09	237酉	08.14	274戌	09.20	310亥	10.26	347子	12.02
十九	202酉	07.10	238戌	08.15	275亥	09.21	311子	10.27	348丑	12.03
二十	203戌	07.11	239亥	08.16	276子	秋分	312丑	10.28	349寅	12.04
二一	204亥	07.12	240子	08.17	277丑	09.23	313寅	10.29	350卯	12.05
二二	205子	07.13	241丑	08.18	278寅	09.24	314卯	10.30	351辰	12.06
二三	206丑	07.14	242寅	08.19	279卯	09.25	315辰	10.31	〔子〕	大雪
二四	207寅	07.15	243卯	08.20	280辰	09.26	316巳	11.01	353午	12.08
二五	208卯	07.16	244辰	08.21	281巳	09.27	317午	11.02	354未	12.09
二六	209辰	07.17	245巳	08.22	282午	09.28	318未	11.03	355申	12.10
二七	210巳	07.18	246午	处暑	283未	09.29	319申	11.04	356酉	12.11
二八	211午	07.19	247未	08.24	284申	09.30	320酉	11.05	357戌	12.12
二九	212未	07.20	248申	08.25	285酉	10.01	321戌	11.06	358亥	12.13

续 表

	五 行 历				
五行	火		金		土
物候	掰丁		膜粳		陕桑
	生 根	遮 叶		抽 穗	收 获	庆 贺

	十 月 太 阳 历									
天干	己		庚		辛		壬		癸	
三十	213 申	07.21	249 酉	08.26	286 戌	10.02	〔亥〕	立冬	359 子	12.14
三一	214 酉	07.22	250 戌	08.27	287 亥	10.03	323 子	11.08	360 丑	12.15
三二	215 戌	大暑	251 亥	08.28	288 子	10.04	324 丑	11.09	361 寅	12.16
三三	216 亥	07.24	252 子	08.29	289 丑	10.05	325 寅	11.10	362 卯	12.17
三四	217 子	07.25	253 丑	08.30	290 寅	10.06	326 卯	11.11	363 辰	12.18
三五	218 丑	07.26	254 寅	08.31	291 卯	10.07	327 辰	11.12	364 巳	12.19
三六	219 寅卯	07.27	255 卯	09.01	〔戊〕辰巳	寒露	328 巳	11.13	365 午	12.20
三七	※	※	256 辰	09.02	※	※	329 午	11.14	366 未申酉	12.21

根据苗医五行和表5、表6五行十月太阳历表，于是有苗医脏腑五行对应名称修订如下表：

表7　苗医脏腑五行对应名称表

二十四节气	对应时辰	六气阴阳经	脏腑五行	十二消息气运势			脏腑五行	六气阴阳经	对应时辰	二十四节气
夏至 芒种	午	手太阳心经	（火）木火	↑	督脉	↓	火	手太阳小肠经	未	小暑 大暑
小满 立夏	巳	足阳明脾经	木	↑		↓	火金（金）	足阳明膀胱经	申	立秋 处暑
谷雨 清明	辰	足少阳胃经	木	↑		↓	金	足少阳肾经	酉	白露 秋分
春分 惊蛰	卯	手少阴大肠经	（木）水木	↑	任脉	↓	金	手少阴心包经	戌	寒露 霜降
雨水 立春	寅	手厥阴肺经	水	↑		↓	金土（土）	手厥阴三焦经	亥	立冬 小雪
大寒 小寒	丑	足太阴肝经	（水）土水	↑		↓	土	足太阴胆经	子	大雪 冬至

土水、水木、木火、火金、金土，论字义是合一的关系；论转化是顺生的关系；论行性是下一行属性。如木火——木生火，属火。余类推。

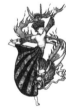

表6、表7表明：五行与二十四节气时空不完全对称，因而造成五行与十二经及脏腑也不完全对称。如说对称也只能是大致对应，或说误差忽略不计。其根源在于太阳历与朔望月历的周期性误差。

由此，与主流传统脏腑五行，两者对照如下表：

表8 苗医脏腑五行与主流传统脏腑五行图对照表

五 行	土		水		木		火		金		
主流传统	脾 胃		肾 膀胱		肝 胆		心 小肠		肺 大肠		
苗医理论	金土	土	土水	水	水木	木	木火	火	火金		金
	三焦	胆	肝	肺	大肠	胃	脾	心	小肠	膀胱	肾	心包
与主流传统相同否	否	否	否	否	否	否	否	相同	相同	否	否	否

根据天人地，气血水关系，苗医以脑为天主阳气，以心为地主地气，于是有以心脑为中心脏腑五行生克图如图20。

根据马增斌主编《国家标准经络穴位图典》[①]，人体十二经有腧穴名309个，任脉有腧穴名24个，督脉有腧穴名29个，合计362个；经外奇穴名46个，人体穴名总计408个。十二经穴位分左右为双穴，309个穴名有穴位618个；任脉、督脉穴名等于单穴位；经外奇穴46个穴名有穴位152个。人体穴位总数823个。

如果不考察经外奇穴名，十四经脉362个穴名，大致对应一年360天。如果要将腧穴与经外奇穴一并考察，其存在与分布的机理是什么？仍需深入研究。

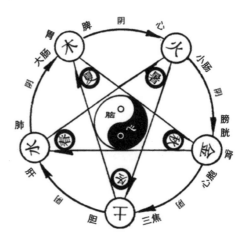

图20 苗医以心脑为中心脏腑五行生克图

在408个穴名中论武术，有108个要害穴，其中有72个穴一般点击不致命，其余36个穴是致命穴，俗称"死穴"。它们分别是：

（1）头面门：百会、印堂、睛明、太阳、人中、耳门、哑门、神庭、

① 马增斌：《国家标准经络穴位图典》，江苏凤凰科学技术出版社，2019年。

人迎。

（2）躯体部位：膻中、乳根、期门、神阙、中极、关元、气海、章门、太渊、膺窗、乳中、鸠尾、巨阙、曲骨。

（3）脊背门：肩井、大椎、命门、长强、肺俞、厥阴俞、肾俞、气海俞、志室、海底。

（4）腿足门：足三里、三阴交、涌泉。

按苗医理论推之，重力致命并非时时俱在，而是其经运气处于最旺盛的节气，且处于最旺盛的时辰，此时击锤重力达到一定程度时，才能产生物极必反，卫气外泄受损的后果。例如，百会，属督脉穴位。督脉为阳脉，禁重力击锤的时间在夏至的午时。又如，膻中，任脉穴位。任脉为阴脉，禁重力击锤的时间在冬至的子时。又如肩井，胆经经穴。胆经为阴经，禁重力击锤的时间在冬至的子时。再如，足三里，胃经经穴。胃经为阳经，禁重力击锤的时间在谷雨的辰时。属经外奇穴的"死穴"，按背部属阳，腹部属阴认知。

有最旺盛的节气之时辰，相应也有最衰弱的节气之时辰。此时重力击锤或针刺也易受损伤。按苗医经典理论，冷热（阴阳）对应原理推论，旺盛在阳气的，则衰弱对应在阴气。例如，印堂，属督脉穴位，最衰弱的时间在冬至的子时。又如，乳根，胃经穴位，最衰弱的时间在秋分的酉时。又如神阙，任脉穴位，最衰弱的时间在夏至的午时。再如，三阴交，脾经经穴，最衰弱的时间在处暑的申时。

说经脉某穴位的旺盛与衰弱，亦扩展理解为所在某经脉的旺盛与衰弱。

膀胱经与脾经在本文皆为阳明经，但互为阴阳，膀胱经是阴经，脾经是阳经。相反，是膀胱经经穴的，最衰弱的时间在脾经所对应的小满申时。

经脉运气旺盛与衰弱的节气之时辰，不仅仅在重力击锤或针刺时规避，特别是外科手术，按理都应当规避。因急救需要除外。这种规避推论适用于所属经脉的全部穴位，从而使经脉运气机能，不至于因手术后产生严重的泄气或损伤，而留下严重的后遗症。

汉医之针灸禁日，归结为"子午流注"类型的治疗思想，已被公认具有时间生物节律之科学内涵，是日月的共同引力，对人体卫气运行形成的旺盛高峰日，与重力击锤一样原理，禁针防泄气。而彝医用太阳历十二兽法及阴阳历三十日法，来推算的针刺禁日——每月从初一到三十都有禁刺的部位，也同样具有此种医学意义。

彝族《彝医算书》和《看人辰书》与唐代孙思邈著《备急千金要方》关于阴阳历推算的禁日及禁刺部位对关系，列表如下：

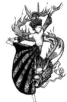

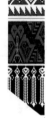

表9 彝汉阴阳合历禁日及禁刺部位对比表

阴阳合历禁日	《彝族医算书》	《看人辰书》	《千金要方》
初一	脚板心	足拇指	足大指
初二	心口	脚底板	外踝
初三	手掌心	屁股	股内
初四	腋窝	腰脊	腰
初五	臂膀	大腿骨臼	口舌咽悬痈
初六	眼睛	手背	足小指（外台云手小指）
初七	黑眼仁	肚子	内踝
初八	腹股沟	肺脏	足腕
初九	头盖骨	膝关节	尻
初十	胸廓	肩背部	背腰
十一	嘴	腹壁	鼻柱（千金翼云及胁）
十二	大腿内侧	脖子	发际
十三	颠顶旋涡	舌头	牙齿
十四	咽喉	胸廓	胃管
十五	颌骨上颊	全身	遍身
十六	乳房乳头	胸及肋	胸乳
十七	小腿肚	大腿	气冲（千金翼云及胁）
十八	膝盖	肚子	腹内
十九	腕肘间桡骨	下肢	足跌
二十	颠顶旋窝	脚里边	膝下
二一	腰	手拇指	手小指
二二	会阴部	手心内	伏兔
二三	太阳穴	头顶上	肝输
二四	小腿筒骨	手掌背	手阳明两胁
二五	屁股尾椎骨	脚背	足阳明
二六	眼睛	心口	手足
二七	腹股沟	肚皮上	膝
二八	眉棱骨	肚子内	阴
二九	腋窝	脚肚子上	膝胫颞颥
三十	舌头	脚底板上	关节下至足心（外台云足跌上）

根据陶永富(苗族民间医生)、戈隆阿弘（彝族作家）执笔的《象形医学——彝族苗族传统医学精要》[①]记载与研究，苗族彝族坚持将阴阳、五行、天干地支等历法学说用于医药实践，使苗彝医药学的许多原理相通相融。

彝医衰年，就是在"十二兽年——阴阳五行——八方位年"这个系统中，所推算出来的生

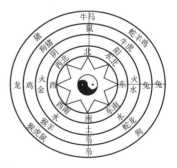

图21 彝医算"生命历"图

———————
① 红河州彝族学学会编：《象形医学——彝族苗族传统医学精要》，云南民族出版社，1996年。

命节律中人体表现衰弱的年份。在这种年份中，机体免疫力下降，容易患病或受伤，且伤病后不易恢复。故衰年又叫危险年。只要衰年一过，人体机能(免疫力)又恢复正常。

彝医用于推算衰年的"戈波"具有八条刻度、三个层次的独特的钟，因为是依据天体运动来走动的，可以称之为"太阳钟"或"宇宙钟"，或称为"生命钟"或"生命历"（见图21）。

杨夫林著《西江溯源》记载有西江千户苗寨苗族巫医对经络学说的历算运用。

七、信风与病毒防治

信风即季节风。信风历是以信风，即季风到来的时间方位为纪历标准，是中华文明最早的历法形态之一，由天皇燧人氏创立，始创年代推测在发明用火时代的早期。

苗族贾理说的八天神八地，就是主管信风到来的先祖贤人神格化。天皇燧人氏苗族称为帝燧妈妈、帝娜爸爸。

信风历以观测八方风为观测物件。八风即八节之风：

立春，条风至，东北方；春分，明庶风至，东方；

立夏，清明风至，东南方；夏至，景风至，南方；

立秋，淳风至或凉风至，西南方；秋分，阊阖风至，西方；

立冬，不周风至，西北方；冬至，广莫风至，北方。

风调雨顺正常年份，信风按时到来。如年份因环境受到破坏，大气受到污染而不正常，则信风推延。

病毒是一种个体微小，结构简单，只含一种核酸（DNA或RNA），必须在活细胞内寄生并以复制方式增殖的非细胞型生物。病毒不能独立生存，必须生活在其他生物的细胞内，一旦离开活细胞就不表现任何生命活动迹象。

非典（SARS）与新型冠状病毒（2019-nCoV）等，虽说是蝙蝠携带，但溯其根源，在于太阳的小周期光谱杀毒力弱和地球环境的人为破坏，病毒首先从土壤被旋风抛到空中飘浮，然后黏附到蝙蝠体表外，尔后进入蝙蝠体内适宜细胞，作为宿主复制增殖，再通过蝙蝠传染给其他动物，危害动物与人类生命安全。这是大自然系统不协调运行的恶果，是自然系统的自动进化过程给人类带来的阵痛！

不同类动物的媾和，不同种植物的枝头连体或连体后变异成新的植物，苗族习惯认为此两种情形的物主是谁，就认为谁家有"蛊"；人群中某人患有呼吸道传染性疾病并传给他人，苗族习惯认为此人或此家有"毒"；两者合称

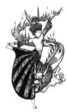

"有蛊有毒"或"蛊毒"。

从天文角度考察，古代"蛊毒"产生的根本原因，在于气候中较长时出现违反季节的邪风作祟！造成环境出现了不利于人体健康的病毒作怪。邪风易产生病毒，形成瘟疫。所以苗族禁"蛊"忌"毒"，人人远而隔之。在古代先民，见有"蛊毒"现象，首先说其年气候不正常！

苗族先民在穴居时代认识蝙蝠属性，与蝙蝠和谐相处；家居时代认识燕子和老鼠属性，与燕子和老鼠谐相处；采集渔猎时代认识鼠洞，找到谷种，开始种植水稻，成为种植水稻的苗子——老师！苗族先贤不忘鼠对人类的贡献，把鼠作为一支亚族群的图腾，排十二物候历把老鼠排在历首。

苗族祖训不玩蝙蝠，不食燕子，不食有灵性的动物。如食必有典故，如用水牛祭鼓，用公鸡祭神。敬畏自然，就是对自己生命的尊重！

不玩蝙蝠，不食燕子，不食禁忌的动物，客观上避免接触其体内病毒！

非典、新型冠状病毒感染肺炎、流行性感冒等传染病，苗医统称为冷瘟疫。非典、新型冠状病毒感染肺炎、流行性感冒，其病毒主要通过空气中的飞沫进行传播。空气不流通，人员密度较大，人员来往较频密的地方，都是高危区域。对冷瘟疫，苗医辨证论治的方法总的来说是冷病热治，故用热性中草药。

病毒繁殖受制于季风。立春，来自东北方向的条风吹到，在此前生成的病毒则渐渐消息。晚一天到则顺后延一日，晚二天到则顺后延二日……以人发病而言，通常其拐点要在雨水前后，类推。

不知国家呼吸系统疾病的高级别专家们是否知晓信风历的功用？如知晓则会利用天时地利资源于疫情预测和防治！

信风历是大中华第一历，是三皇时代先贤判断季节到来的智慧。三皇时代以求氏族生存为第一要务，贤人使用信风历之目的是为氏族防病保健。

特别是立春日无条风，或立秋日无凉风，此时已经存在的流行性病毒仍在泛滥，疫情仍在肆虐，出门仍要当心！

八、天人地合历医药理论

中国古人研究人，不是就人而论人，而是把人置于宇宙天地这个大系统中，把人视为天地的造化之子加以研究，这就是"天人合一"。

婴儿未出生时，接受的宇宙信息，从属于母体；出生离开母体后，在两个小时之内，接受寒热气、阴阳光，行星引力，宇宙射线，于是烙印了宇宙信息，贮藏到终身。这就是天人合一观对人体宇宙属性的认识。它为医学占星学奠定了天文学基础。

遵循天人合一，追求健康与长寿依天人地合历生活；发挥智慧与才能按天人地合律思维，寻觅优育与优生则是把握阴阳二气与星回月生理天机。

人生存于天地之间，是天地交合衍生的智慧生物。主流医学强调的是天人合一。那么，如何合一呢？抓手在哪里？至今，没有人能说清。

苗医讲的是天地人合一。那么，如何合一呢？通过什么方式实现合一呢？

无极（混沌宇宙）生太极（自转的地球），太极（自转的地球）生两仪（日温差），两仪（日温差）生四象（春夏秋冬），四象（春夏秋冬）生八卦（立春、春分；立夏、夏至；立秋、秋分；立冬、冬至），八卦生万物，这是事物的平面生成扩展方式。这里的八卦是先天八卦，是一年四季中，中原气温运行的大趋势图示。其实是太阳以赤道为中心，往复于南北回归线的数理表述方式。

先天八卦，就是用天卦（上卦）、人卦（中卦）、地卦（下卦）来组合表示地表的气温运行大趋势。如果将先天八卦图中的八个卦象进行排列，组合变化形成新的阵式，共有六十四种，则后天八卦只是先天八卦变化阵式之一。

古老的太极图，经今人杨成寅先生集历代学人研究成果，提升与重建为太极哲学。太极哲学的核心是太极和谐辩证法。它把对立矛盾作为实现万物发展新的平衡的一种手段，人与万物就在矛盾对立中不断演化、共生，事物之间的相互依存与不断妥协、涵容，在平衡中达成新的和谐才是万物发展的最终目的。

太极哲学图示，以太极图为核心，以八卦为外围，是二维坐标套太极八卦图。

无极生太极，太极生两仪，两仪生三维，三维生九宫，九宫生万物。这是事物的立体生成增长方式。这种立体生成方式，古人老子表述为：道生一、一生二、二生三、三生万物。其实它也是一种图像哲学，是三维坐标套太极八卦图。

事实上，事物的生成是多维的，是平面（时间）场的立体（空间）扩展增长方式，或有平面场的立体缩减方式，唯平面扩展与缩减只是立体生成方式的特殊形式。多维是两种生成方式的结合。

（一）天人地合历　天地人合一，也就是说人要适应天地气温变化同步生活。天有天的时空。地有地的时空。人也有人的时空。但人的时空来自天地的结合。人的活动就是要在季节性变化，动物繁衍活动、植物枯荣规律中去谋划生存和发展。因此，人与天地合一其实就是人要与天地合历，不能去做违反季节活动的事。冬天要做的事，不能拿到夏天去办。夏天要办的事，不能拿到冬天去做。如果执意要做，必须创造出与之相适的环境和条件，才能取得成功。否则，要受到天地运行规律的惩罚。这是立足人的行为规范，谋求健康与长

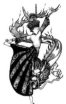

寿，依时空而言。

天人地合历，用文字表示——巫。苗族自古以来，治病原理是巫医结合，调动潜意识服从药理医理，遵循的是天人地合历。巫医，立足于智慧，则是地人天和律——是智慧的源泉。人的思维与天体和大地运行同规律，则是智慧之道，是足智多谋的大智慧！

人生存于天地之间，本身就是天地的宠儿。多数病是季节病。病因季节到来而生，也因季节消去而痊愈。只有做到天人地合历，才能实现天人地感应，物尽其才，人尽其用，达到最佳效应。

事物生成同根源。物质的阴阳是时间基础，结构的状况是空间关键，能量的大小是生成形式。简言之，物质是基础，结构是关键，能量是第一，这是顺事而言。如从生成结果溯言，则能量是第一，物质是基础，结构是关键。雷安平、吴心源先生主编《〈老子〉与苗族九卦〈易经〉研究》如是表述。这种表述从事物生成过程来说，无疑是正确的。可用时间模式描述如下：

事物生成过程：物质→结构→能量→生成新的事物（物质）→结构（成熟结构）→能量（最大能量）→生成新的事物，终而复生，无穷无尽。

在老子的道生万物原理中，最难理解的是"二生三"和"三生万物"。

二如何生三呢？《〈老子〉与苗族九卦〈易经〉研究》解析说："1阴+1阴=1阴；1阳+1阳=1阳；1阴+1阳=3和。"这是模糊数学的表述方式。

三如何生万物呢？《〈老子〉与苗族九卦〈易经〉研究》解析说："阴、阳、冲生成万物万事。"（阴阳）冲就是（形成）"三"；"三"是事物生成

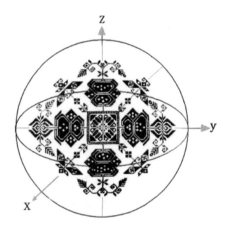

图22 苗族生成哲学示意图
(物质→结构→能量≈新生事物)

的最佳能量；"和"就是（形成）新生事物，新生事物的名，就要人类去认识，再用语言表达。

三三得九，九九八十一，于是就有苗族九卦易经。这是苗族的立体思维方法论。

时间与空间，是事物存在的方式。苗族的立体思维方法论，蕴含着事物之间是相互联系、相互交融的规律。这种规律，上升到哲学视野，就是宇宙全息律。要理解宇宙全息律，天地人合历观无疑是一把钥匙。

说医药，事物生成是苗族的药用哲学，天地人合历观则是苗族的医用哲

学，是苗医对天地人合一的诠释。

（二）苗药象形　自然物质，不论植物、动物和矿物，其中有诸多由于其外形特征、物质属性与人体的组织形状、物质属性相比较，有或多或少的相同或相似之处，而被苗族认定具有某种特殊的药用功能，这就是苗药象形。这里，主要列举象形植物药。

与人体象形的植物——人参、何首乌。人参为体虚补品。何首乌为治白发良药。

与人体脊椎骨象形的植物——蕨类植物，如爬岩姜（骨碎补），补骨。

与人脑象形的植物——核桃、大豆，补大脑。

与心脑象形的植物——樟脑树，根和果子，补心补脑。

与人眼象形的植物——主要是籽实，如车前子等，具有明目功能。

与人心血管象形的植物——木贼、含羞草、藏红花、血藤、木通、三七、丹参、当归、樟树根等，入心经，治心脑血管病。

与肝象形的植物——决明子、马勃（菌类）等，入肝经，治肝病。

与脾胃象形的植物——重楼、沉香、木香、元胡等，入肝经、胃经，治肝、胃病。

与肺象形的植物——白及等，入肺经，治肺病。

与肾象形的植物——首乌、棕树籽等，入肾经，治肾病。

与男性器官象形的植物——鹿心草、地蛋、实葫芦等，治男科病。

与女性器官象形的植物——旋复花、朝天罐、胡椒等，治妇科病。

与某种病症的抽象象形的植物或动物构造物：

用于治疗神经错乱形的植物——无风自动草，可用单方。

用于治疗白血病象形的植物——鬼打草、附子、雄磺，可用单方。

用于骨折接骨象形的植物——接骨草、九龙盘等，配方。

用于治疗不孕象形的植物——春男春女、榕树须，配方。

用于治疗鱼鳞病象形的植物——虎杖，配方。

用于治疗癌症象形的植物——马铃薯、地蜂巢、白蚁窝等，可用单方。

用于治疗毛蜂蜇肿象形的植物——苦瓜，单方。

对象形的动物而言，通常说：吃哪里（部位或器官）补哪里。苗医主要用作引药。

（三）苗药采收　苗医用药喜用单方生药。认为植物药有生命有灵性，对治疗疑难病症，按季节与时辰采收，其药性才处于最佳功效。高明的草医，除了急救之外，采药就十分注重季节与时辰，使之药效达到最佳。即使采回晒干备用，也是如此！

论季节与植物部位：冬季采根茎，春季采花穗，夏季采干皮，秋季采果实。

请注意，如果一株植物只局限于用花入药，则什么季节有花就在什么季节采。例如秋冬开的木姜子（山苍子）花、茶花等等。若植物唯有果入药也一样。

论时辰与植物部位：午夜采根茎，晨旦采花穗、正午采干皮，昏旦采果实。

论五经用药：冷经用药正午采，热经用药子夜采，快经用药昏旦采，慢经用药晨旦采，半边经用药申时采。

（四）苗医历算

1.十柱历算　十柱历算，也称十字历算，是在八字（柱）的基础上增加胎柱计算。

表10　郝晨汐天干地支循藏表

出生信息	年	月	日	时	胎月
	2016	05	18	17.20	2015.09
四柱八字	丙申	癸巳	庚子	乙酉	乙酉
地支循藏	戊 庚 壬	庚 己 戊	癸	辛	辛

上表中，将天干十字出现的数量分别列出，如下表：

天干	甲	乙	丙	丁	戊	己	庚	辛	壬	癸
数量	0	2	1	0	2	1	3	2	1	2

从表中可见，甲和丁为0。据本文医理，甲代表肝，丁代表胃，两者为0。是说受测者的肝胃功能最弱。按苗医五行，肝需要补土类的营养物，胃需要补木类的营养物。换言说，受测者肝、胃生病，在治病用药时，还要加用补药。

2.生旺死绝　十天干生旺死绝是生命物的十二种周期性节律状态。它是太阳与月亮对生命物和人体的引力而产生的生命活动周期。排列用阴阳合历。

月份	一	二	三	四	五	六	七	八	九	十	十一	十二
信息	胎	养	长生	沐浴	冠带	临官	帝旺	衰	病	死	墓	绝

五行与时序对应。按苗医五行理论，春为水，夏为木、长夏为火，秋为

金，冬为土。水命人生在春天，春天水动，其生逢时；木命人生在夏天，夏天木长，其生逢时；火命人生在长夏，长夏火旺，其生逢时；金命人生在秋天，秋天金旺，其生逢时；土命人生在冬天，冬天土旺，其生逢时。因此，他们生命力自然旺盛。行用生旺死绝周期预测，水命人胎在立春月，木命人胎在立夏月，火命人胎在夏至月，金命人胎在立秋月，土命人胎在立冬月。其余十二项信息类推应用。需要说明的是"死墓绝"不是狭义的死了，而是说身体健康状况处于一个生命周期的低谷。

（五）苗医临床　天理久违生疾病，疾病医治有规律。苗医讲求阴阳平衡，营养相济。医易同源，药膳一家。医治疾病，易说天理。药控证型，膳食健身。苗医临床治病，按摩、推拿、针灸、手术、用药，甚至体育、养生，宜遵循子午流注。

天有四极，子午流注广义而言，也分四极。盛极，即狭义的子午流注；弱极，即子午流注时间的相对时间点；平极就是两极时间点之间的平分时间点。以胆经而言，盛极是子夜0时；弱极是正午12时，平极则是上午6时和下午18时。对心经而言，则是反之。这样，以用药来说，一天是4次，而不是2次或3次。每次用药可相对减量。盛极用药，能取到良好的效果。弱极用药，是在增强经脉的功能。

临床针灸、手术、用药，也要遵循天理不违，不宜常违，更不宜久违！

九、病因推论

生物的器官、组织和细胞在生命活动过程中发生的电位和极性变化，称为生物电。它是生命活动过程中的一类物理、物理—化学变化，是正常生理活动的表现，也是生物活组织的一个基本特征。心电图、脑电图是现代医学对心脑疾病的比较成熟的检测技术。

气血水理论，若与生物电、生物波、量子物理学结合，无疑为未来能科学地检测人体阴阳、五运六气生理指标，揭示经络运行机制提供了可行性途径。

生命起于一源，万病皆为一因。从气血水理论推测，人体病因归结为生物电不平衡所致？

若是这样的推测是正确的，则有如下定律：怀孕是阴生物电与阳生物电的结合；生长是生物电的积聚；衰老是生物电的减弱；死亡是阴生物电与阳生物电的极限性分离。

生物电主导人体生老病死的理论推测，与苗医中医的阴阳、五行、五运六气理论不相悖，也与经络学说不相悖。它们的关系是内容与形态、本质与现象的关系。

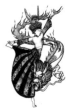

生物电是生命的本质和内容，阴阳、五行，五运六气是生命的现象和形态，经络是个体生命的生物电路网，沟通表里。大脑依靠生物电通过神经发出信息指示器官。器官是生命物的有机组合。

海洋里，最古老的生命物是藻类生物。在陆地中，最古老的生命物是蕨类植物。

推测，最早形成的生命物——蓝藻和绿藻，以及蕨类植物，含有丰富的生物电物质。用于治病养生的其他植物药材，也含有丰富的生物电物质。

生物电主宰人体的生命过程。那么，推论人体也应当有个生物电储藏室——蓄电池。

骨骼是组成脊椎动物内骨骼的坚硬器官，功能是运动、支持和保护身体，储藏矿物质。

已知最早的具有硬的外骨骼(外壳)的动物化石是寒武系最底部的所谓"小壳化石"，其矿物成分是碳酸盐或磷酸盐，这可以说是动物最早的骨骼化。

从进化的顺序考察，以碳酸钙、磷酸钙，和硅质的无机成分为主的骨骼出现较早。从微观上考察，主要是碳酸钙（由钙元素、碳元素、氧元素组成）和磷酸钙，还有一些微量元素组成。

在龟类中，陆龟均寿命最长，很多品种都能和人的寿命相当，个别种类可达100至200年。考察龟类，它们的背是个呈椭圆形的龟甲(外壳)。这个龟甲应当是龟类的生物电蓄电池，用以保障各个器官所耗用生物电的平衡。

人体的生物电蓄电池在哪里？对应龟类，就是人体的脊椎骨、胸骨以及连接两者的肋骨！是这组骨络维持六脏六腑的生物电平衡，特别是大脑和心脏的生物电平衡。

人体生物电变化，无论是静息膜电位或各种动作膜电位变化，均可用细胞膜对各种离子通透性的不同来解释。由于通透性的不同变化，膜内外各种离子浓度的差别，表现出各种极性、幅值、频率、相位不同的生物电现象。

从天体运行来说，人体生物电源于太阳、大地与月球的综合效应。

人是天地的造化，每个人都是天之骄子，万物之灵！人体，手长五指，脚伸五趾，左右对称，上下对应，自然有之，五行天数，恒之不变。但五行的名称和顺序，代表大行星，以及人体脏腑，不管前人是否说明，都有值得探讨的地方。宇宙全息律，天理掌控生理病理，医理药理受制于天理而运用。苗医基本理论特别是天人地合历观，要求苗医站在太阳系的高维空间上，审视天体与人体的对应与制约关系，将医学从科学上升到哲学运用的高度，根据医药临床验证才能得出真理。诚然，临床验证的路不是一朝一夕即行成就。弘扬起源母系氏族社会早期的苗医理论，阐述博大精深的中华阴阳五行文化，还需各位苗医等中华医家坚持不懈的努力！

注：©为版权登记符号，表明作品已作版权登记。插图1、2、3、5、6、7、8、9、10、13、14、16、18系网络下载。

本文初载：侯天江主编《苗医药求索——2019年雷山县苗医药研讨会论文集》。

作者简介：李国章，男、苗族，1956年10出生，贵州雷山县人。有5年农村赤脚医生经历。原中国民族博物馆苗族文化雷山研究中心主任，现雷山县三皇五帝日月文化研究创意中心创始人，从事苗族日月文化研究。

苗族多元文化与苗族医药

龙运光　　龙彦合　　龙滢往

苗族是一个勤劳、勇敢、和善的古老民族，是最苦的、磨难最多的一个伟大民族！从苗族的发展中我们发现，苗族的先民们从古代到近代遭受过多次的战争灾难，经历了长途跋涉的迁徙打击，但英勇的苗族人民充分发挥了团结奋发、勇于战斗、不畏强权的民族精神，坚持在战争中生存发展，在迁徙中磨炼，在漫长的历史长河中与自然灾害抗争，与敌人战斗，在艰难困苦的生活生产，实践中创立了丰富多彩的具有民族特色的苗族文化，其中苗族的居住文化、农耕文化、饮食文化、歌舞文化、体育文化和服饰文化影响着苗族医药文化，促进了苗族医药的起源和发展，为苗族同胞的生存、繁衍、健康发展事业做出了不可抹灭的重大贡献。

一、苗族居住环境与苗族医药

苗族居住环境一般依山傍水，村寨的后山龙脉要长远，气势要雄伟。房屋基地背后是大山，象征生活有依靠，居住稳定如山。周围要有树木，群山环抱，前后要有溪水河流，名曰青山秀水象。苗族聚族而居。

苗族人的房屋常依山而建，屋基多有上下两层，房屋前半部分落脚在下层，后半部分落脚上层，俗称"吊脚楼"。修建房屋以木质结构为主，苗家人吊脚楼一般修建三层，其房屋功能为：第一层为堆放农具、柴草、杂物、设猪、牛圈茅厕，第二层楼住人，设厅堂（堂屋）、火堂（做饭、取暖）、供接待客人，家人日常生活住；第三层多用于存放粮食、杂物、不住人。苗族人这种用心设计和建道的房屋，在古时候具有防御敌人和酒徒恶人侵犯的作用，同时收养畜禽在底层，也具有防止野外猛兽偷袭之功能，其次，落住高山峻岭之地，气候温差大，潮湿寒冷邪气容易伤人致病，吊脚楼的修造，确实有避湿邪气，防止风湿疾病发生，为人们防病健康发挥着积极的作用。还有苗家吊脚楼最有特色的"美人靠"一可供生活憩用，二可供客人进家后站坐在"美人靠"

前观赏美景，三可在夜间供青年男女谈情说爱，行歌坐月，这就是苗家"美人靠"名称和来源和功能。

二、苗族特色饮食与苗族医药养生防衰的价值观

苗族饮食文化丰富多彩，具有保健和防病治病的食物品种非常多，各种饮食制作方法技艺遍布苗乡村寨的苗民家庭，苗家饮食制作技艺人员，老的到五六十岁的巫（乌、奶），中年的家庭主妇，年轻到十多岁的年轻姑娘和二十多岁的媳妇，个个都能随手做饭，烹饪美味菜肴。最具苗族饮食文化特色的食品有苗家鸡稀饭、白切鸡、糯食、酸食（各种酸食制品）、烤制食物、牛羊百草酱、米炖菜等，苗族人具有喜辣、善饮、好客聚饮、食清歌律、划拳行令欢歌宴舞之特点，苗族饮食文化的发展，对苗族医药的发展起到了直接的积极推动促进作用。

（一）酸食与苗族医药养生保健

苗族在饮食中有一个共同的特点就是爱吃酸食，故有"苗不离酸"之说，苗族人家每户都几个或十来个酸坛子，而坛子酸又有荤酸、素酸之别。荤酸有酸肉、酸鱼、酸鸡、酸鸭、酸骨、酸蚱等；素酸有酸菜、酸辣椒、酸姜、酸笋、酸萝卜、酸豆、酸茄子等。这些酸食品有烤煎煮吃的，有生食伴吃的，味道十分鲜美，故有客上一家煎酸吃，合家都能闻酸的佳话。

苗家平时爱吃酸，但其吃酸是有讲究的，一般情况下，荤酸主要是在堂庆活动、节日和招待客人时才开坛食用，素酸是常食之品，主要是用于调节饮食，帮助消化，防止油脂之物积于体内不利人体健康，所以，苗家有"秋冬吃酸精神爽，春夏吃酸能解渴"之说。

从苗家人所食用的酸制分析，荤酸制品，在制作过程中，对动物脂肪可以酸性成分降解，达到减少人体脂肪，防止体内脂肪堆积，危害健康；素食制品，多以蔬菜为主，过酸性的物质当粮食一起发酵，最终变成酸咸综合突出酸味食，具有酸汁生津解渴，助消化之食品，对人体健康十分有益。二十世纪九十年代初期曾风行全国的"三精口服液"就是在我们苗家亲酸汤制作工艺的基础上改良而研制成功的保健品，加上现在走红全国各地的苗家酸汤系列食品，充分说明了苗族酸食品具有养生保健，促进健康，防病抗衰老的功能。

（二）多元饮食谱与苗族医药

苗族同胞从古至今都爱吃糯食，因为糯米饭湿润度和黏润度较好，便于上山生产劳动等外出食用，而且糯米可以加工制作成多种富含人体需要的营养可口的食品，为糯米粑、甜酒、黄糕粑（这种食品虽以糯米为主，添加黄蜂糖，吃起来粘腻润喉，香甜爽口，而且营养丰富，糯米富含人体需要的多种氨

基酸，富含大量蛋白质，多种维生素，蜂糖，有补益气血、提高机体抗病的物质，是苗族祖先们发明的最具苗族医药养生保健、防衰老的特色食品。）还有糯米做的乌米饭，苗家的鸡稀饭也是非常有特色的保健食品，这是苗族人民创立的苗族医药的药食疗法。

（三）苗族饮菜与苗族医药

苗族人喜欢喝茶，其饮茶习惯有春冬喝绿茶、老茶和红茶，夏秋喝苦丁茶之言，青年人以喝苦丁茶和绿茶为主，中老年人以喝老茶、红茶为多。为什么会有这种季节和年龄之别呢？我们在与苗族老人和从事苗族饮食文化研究的学者交谈中得知，因为苗族居住地大多数都是山间坡地，寒湿邪气较重，而春天和冬季气候寒冷，加上中老年人体质偏弱，所以吃老茶，红茶相对溢热，亦有爽口、温胃散寒之功用，青年人体质强壮火气较旺，在各个季节中皆以喝苦丁茶为多。苦丁茶性寒凉，具有清热退火、生津止渴之功用，所以，现在苗族居住地，有很多的茶山、苗家周围都栽种苦丁茶树，苗族人从古至今都有饮茶习惯，他们家乡都有茶山栽有栽茶树，而且都学会了制作茶叶，以及泡茶的技艺。雷公山的银球茶、明前茶、清明茶、脚尧茶，还有丹寨的毛峰茶，榕江县和施秉县的苦丁茶等都已享誉全国，闻名于世。这些都充分说明苗族人民饮茶对促进身体健康是非常有益的，所以说苗族人饮茶习惯推进了苗族医药的发展。

三、苗族体育文化与苗族医药

苗族体育文化内容丰富，项目多种多样。苗族的体育是根据居住环境和条件选择不同的运动项目开展体育活动，如踢毽子、跳绳、打陀螺、武术、爬行杆（树）、跳圈、下拱等项目，无论是何种体育项目，都直接或间接地起到动脑子，提高思维能力，通过运动，达到舒筋活血，增强肌肉、肌腱、骨骼的机能，对中老人经过各种用脑的体育活动，既能增强体质，延缓衰老，又能加强亲朋好友之间邻里之间的情谊。

苗族的体育文化不仅提高了苗族人的体质，还促进了苗族医药的发展。

四、苗族歌舞文化与苗族医药

苗族歌舞文化在苗族人民的心目中具有崇高而神圣的地位，是苗族人民不可缺少的精神食粮，是苗族人民团结、友善、和谐、健康的象征。苗族的歌舞种类丰富、多姿多彩，最具有苗族文化特征的主要有芦笙舞、锦鸡舞、木鼓舞、水鼓舞和板凳舞，这些舞蹈在芦笙的伴奏下，跳舞的人们优美、奔放、豪迈、刚劲有力的舞姿展现了苗族人民勤劳、勇敢善战及团结和善的民族精神。苗族同胞就是通过这些的锻炼，吐故纳新，排除体内废物和毒素，促进血液循环，增强体质和抗病能力，达到养生防病防衰老的目的，所以说，苗族人民的歌舞文化推进了苗族医药理论的建立和发展。

作者简介：龙运达，贵州中医大学客座教授；龙彦合，黔东南州便民民族医院院长；龙滢往，黔东南州天晶康复民族医院院长。

人体疾病的生成与水族医化解初探

全先疆

在行医的过程中，经常有人问同样的问题，是什么病，能治好吗，治好以后会反复吗？笔者就人体疾病的生成与水族医疗化解试述以下观点。

一、疾病发生以及疾病阶段

（一）疾病发生的原因

水医认为，人体疾病发生不外乎三个因素，百病生于心，百病生于气，百病生于过用。心，即人的思想，意念，情志，同病房的两个病人，一个是癌症患者，一个是感冒发烧，由于医生错把检查结果对换了，告诉感冒发烧的那个病人说他得了癌症，得癌症的那个病人只是感冒发烧，结果只是感冒发烧的病人没几天就死了，真正得癌症的病人还活着，这就是心病的结果。气，这里所说的气，指气场，气量，大到宇宙的气场，磁场，小到人体内部的气血运行，举例，《说岳全传》中说：宋朝大将牛皋在长期的抗金斗争中，都不是金兵名将金兀术的对手，然而在最后一次激烈战斗中，经过一场你死我活的较量，牛皋竟奇迹般地擒获了金兀术，金兀术被牛皋打倒在地，牛皋看到往日不可一世的金兀术成了自己的手下败将，一阵大笑后突然死去。金兀术回头一看，打倒自己的竟是自己平时瞧不起的牛皋，不由得气上心头也突然死去。《三国演义》中，诸葛亮三气气死周瑜的故事，在一次夺城之战，周瑜中了曹操的计，身中毒箭，虽然命是救回来了，却不能生气，诸葛亮知道后，设计三气周瑜。第一次是因为刘备不费力气连夺三城，而生气。第二次是周瑜本想利用孙权的妹妹来报复刘备，却没想到计谋没有成功，还让孙权的妹妹真的嫁给了刘备，而二次生气。第三次是因为本想趁刘备在慰问士兵的时候，攻入城内，却没想到再次中计，周瑜想到自己三次失利，赔了夫人又折兵，所以怒气攻心，毒发身亡，死时仰天长叹"老天啊，老天！既生瑜，何生亮！"接着一连大叫几声，就死了，死时年仅36岁。牛皋、金兀术、周瑜的丧生，说明狂喜、盛怒等情绪，对健康极为有害，甚至会导致死亡。为什么不良情绪对健康会造成这样严重的危害呢？水族医学认为，喜、怒、忧、思、悲、恐、惊七种情志活动是人体对外界环境的生理反应。再说过用，本来一个人可以挑100斤重担，却要挑200斤，还有加班熬夜，不征询宇宙的规律，该休息时不休息，让身体超出了本应该承受的范围，就叫过用，我们可以看看电影《中国功夫》中的李小龙，每天20公里超强越野，然后就是大练拳脚，结果心脏供血不足，导致心梗而死，现代功夫之星李连杰年仅40来岁，已经坐在轮椅上度过下半生。在中国古代人们高呼皇帝万岁万万岁，然而皇帝的平均寿命只有39.2岁，这都是皇帝们普遍操劳过度，其负荷和压力远非一般人所能想象和承受，加上皇帝们多有纵欲无度者，皇帝后宫"佳丽三千，妻妾成群"，耗精伤气，这些都属于过用的结果。

（二）疾病发展的几个阶段

水族医学认为人体疾病的发展途径为：虚生寒，寒生湿，湿生痰，痰化火，火生燥，燥生风。也就是说疾病发展一般经历七个阶段：虚、寒、湿、痰、火、燥、风。各个阶段的临床表现一般有以下特点。

第一阶段虚：透支犯困，疲劳无力，能量不足，皮肤出现白色斑点。第二阶段寒：怕冷寒冷，代谢缓慢，主痹痛，寒则瘀，皮肤出现黑色斑点。第三阶段湿：沉重犯困，嗜睡无力，伤害脾胃，皮肤出现紫色斑点。第四阶段痰：血液黏稠，局部缺陷，经络堵塞，三高症，脑梗中风，皮肤出现花斑色斑点。第五阶段火：上火炎症，阻碍结块，增生肌瘤，息肉囊肿，皮肤出现红色斑点。第六阶段燥：血少血热，硬化块状，肿大颗粒，躁动不安，白血病，艾滋病，皮肤出现斑块颗粒。第七阶段风：卡堵闷逆，吐痒，游走不定，中风风湿，皮肤出现风沙颗粒。

在水医看来，人体疾病的生成发展都是上述规律，因此，可以说，世界上只有一种病，只是发生发展的时间和部位不同，所表现的状况不同而已。所以，感冒和癌症是同一种病，牙痛和腰椎间盘突出是同一种病，其治疗的思路和方法也是一样的。

水医学认为，人体是一个有机整体，在正常情况下各个脏器之间相互依存、相互联系、相互影响，若某一脏器有病可以影响其他脏器，内在的各种疾病又可以通过不同途径表现于外，这种认识直接指导水医对疾病的诊断与治疗。

二、水族医化解疾病的一般法则

水医是水族人民长期与疾病做斗争的智慧结晶，是临床经验的总结，具有

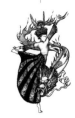

悠久的历史，并且具有鲜明的民族特色。水医治疗疾病有其独到之处，不但用药简单，采集方便，源丰价廉，而且方法多种多样。

水族医学总结出来的治病法则多为直接经验，比较简单、实用，疗效确切，往往能够起到立竿见影的效果。

水族医疗疾病的基本法则是"盈亏平衡""阴阳调和""能量补充""整体通调""天人合一""心性化解"也就是水族临床上治疗疾病的重要大法。水医认为，当人体处于盈亏状态平衡，阴阳调和时，精力充沛、神清气爽，就健康长寿；若人体盈亏失衡，阴亏阳盛，或者阳亏阴盛时，就会出现相应的症状，甚至产生疾病。"盈亏平衡，阴阳调和"理论不但要求各脏器之间的盈亏平衡，阴阳调和，亦要求机体与周边环境相互平衡和谐。因此在疾病发生发展以及治疗过程中，既不能忽视调节人体自身的盈亏平衡调和也不能忽视机体与周边环境的平衡调和关系。一旦这种平衡遭到破坏，机体的健康也就难以维系。正所谓"盈则满，满则溢，溢则病"；同样，"亏则虚，虚则损，损则病"。

水医调病的基本方法：针，药，灸，化水疗法。《黄帝内经》讲，针之不到药攻之，药之不到艾灸之。针，即银针，他是疏通经络的最有效的方法；药，就是水族民间的草草菜菜，包括水和石头泥巴等；灸，则指艾灸；化水疗法则是更高层次天人合一，心性合一的治病方法。

比如脾胃病，我们如何治疗呢？水医认为先用银针疏通脾胃经络，辅以草药内服，再用艾灸法，把能量弄进去，能量又是属于阳性的，阳的那面又包括精力、功能。通过艾灸把能量输入到体内的器官、脏腑或者组织内，那么身体内的这些器官、脏腑、组织就能获得这些功能，它功能强了，病则痊愈。

做的时候要遵守《黄帝内经》原理，即上病下治，下病上至，内病外治，左病右治，右病左治，中间的病两头治。水医讲脾主运化生气血，艾灸调强了脏腑的功能，也就是说脾脏的功能调好了，脾胃脏腑的功能提高了，身体自身的免疫力就会通过这种方式来强壮，身体就变得健康了。

有了这个思路，人体所有的疾病，都可以用同样的方法将其治愈。比如，再怎么中风，燥热，痰湿，只要我们让它不虚，抓住这个点，让它有阳气，就可以解决问题了，一把钥匙就能开前面所有的锁了。如果说一个人已经中风，他走路摇摇晃晃，脚也直不起，弯也弯不得，上病下治，右病左治，他是右腿病我们就做他的左边，肩胛和屁股有点像，左肩胛和右臀是相对应的，左边天宗穴对应的就是右臀的环跳穴。运用这样的原理，水医治疗疾病就像玩游戏一样，轻松愉快，手到病除。

三、水族医治疗疾病的几种常用方法及药物

人体百分之七十是水分，水医认为把百分之七十的水分保持清洁，干净，充足，内外界平衡调和，人体就不会生病，即使身体病变了，也可以从水入手，用水法可以治疗所有病症，常用的水法有：止血水，接骨水，催生水，化骨水，太乙水，非凡水，万病一碗水，由水演化出来的药物有生肌玉液酒，水族补肾壮阳酒等等，统称《化水疗法》。它是水族人民长期生活中总结出来的治病秘籍，具有传承的悠久历史和鲜明的民族特色。

作者简介：全先疆，水族，雷山县水族化水疗法县级传承人。

学术理论篇

苗族的鬼及现代医学病理解读

侯天江

摘要： 苗族社会，过去对于不理解的现象、不知道的动物，动辄说成是"Dlangb"，汉译成"鬼"，然后"Dlangb"（鬼）事又请巫师（鬼师）禳解，以致外面世界认为苗族的鬼怪多，比较落后。本文从现代医学的角度来分析解读苗族社会里常说的"Dlangb"事鬼怪，让人们更加深入的了解苗族社会真正意义上的"Dlangb"事鬼怪是怎么回事、怎么产生？苗族是怎样通过自己的思维方式来理解这个世界的。

关键词： 苗族；病；巫鬼；医学病理

一、苗族观念中的鬼与病

鬼与病，在苗族的观念中是相同的，病由鬼引发，病死的人就是鬼弄的。苗语说的"Dlangb nengx"（鬼弄），就是生病的意思。有人汉译"Dlangb"为"鬼"，汉语中的"鬼"俗称子虚乌有的东西，在苗语中没有"病"这个字对应的单词，苗语的"Dlangb"（鬼）其实就是"病"，主要指疑难疾病。"痛"对应的苗语是"Moub"，苗语"Zengl"对应汉语的"症"，但苗语的"Zengl"指的是"瘟疫"。"Mangl"指的是"流行病"。"Jab"指的是"病菌""药"。"Xiangs dlangl"，指的是"巫师"或"药师"，根据古理贾律使用动物牺牲及咒语来治疗疾病的精神心理治疗专职人员，"Xiangs jab"，指的是"草药师"，是根据病人情况和植物药性，使用天然植物治疗身体疾病的专职人员。

二、苗族古歌描述的"鬼"（病）产生的过程

据苗族古歌描述，枫树生了世间万物，枫树芯生了蝴蝶妈妈，蝴蝶妈妈与

水泡泡恋爱结婚，生了十二个蛋，她自己不会孵化，请来吉宇鸟来孵化，孵化了一年。终于"……明蛋生姜央，灰蛋生雷公，长蛋生蛟龙，花蛋生老虎，一个生了七条牛鬼七种牛神，潜在深滩里，伏在池塘边；一个成五只岩鬼五个鹞魂，住清水江边，居朗秀村脚；一个成五个尖嘴鬼五个利舌精，坐在衙门里，待在宫殿内；一个成十七个短脚公短袖婆，住在森山林里，将树枝当屋；一个成三个山神三个白虎，住在高坡，立在山顶。空巢变成十二个火焰鬼十二个闹寨婆，它们飞蓝天，它们踏白云，天天烧屋，夜夜烧寨，一个变成麻风，一个成母猪疯，放在高山林里，藏在深谷阴处，苦命的人才遇到，穷尽运气才碰着"。①

三、苗族几种病症的称呼、临床表现与现代医学病理关系

1. Dlangb lix"："Dlangb lix"汉语谐音为"殇里"，一种顽固而传染的皮肤病，通常为某个村寨的部分人传染，表现为眉毛脱落，手脚指尖霉烂损坏。过去，在苗族的某个村寨有这种病的存在。这种病现代科学称之为"麻风病"，现代医学认为，麻风病是由麻风杆菌引起的一种慢性接触性传染病，主要侵犯人体皮肤和神经，引起皮肤、神经、四肢和眼的进行性和永久性损害。现代医学的治疗方式和预防方法：（1）用联合化疗普遍治疗；（2）卡介苗接种。预防工作主要是隔离病人。苗族预防"Dlangb lix"（麻风病）也是隔离，药物据说是一种稀少的"双头蛇"和一种树上的虫。

2. Dlangb suod"："Dlangb suod"汉语谐音为"殇缩"，意为"饥饿鬼"，得此病，非常饥饿，平时吃多喝多又拉多，人越变越瘦，越来越没有力气。这种病现代医学称之为糖尿病，糖尿病是以血液中含高血糖为特征的代谢性疾病。高血糖则是由于胰岛素分泌缺陷或其生物作用受损，或两者兼有引起。糖尿病人体内不能将糖转化为能量去供应人体各器官的需要，但血液中又是多糖。糖尿病长期存在的高血糖，导致各种组织，特别是眼、肾、心脏、血管、神经的慢性损害，以致功能障碍。

糖尿病患者在临床上表现为饮多、食多、泄多，人在不断消瘦，简称"三多一少"，这一病因是因为病人体内糖分不拿维持体内各种器官的运作所需的能量，从而促使人体盲目的摄取更多的糖分以维持"生计"，但体内却无法从食品中分解和吸收糖分，从而形成"三多一少"的病历表现。苗族观念中，对"饥饿"的人俗称"饥饿鬼"，苗语为"Dox dlangb suod"意为病人是"饥饿鬼"所弄。巫师禳解为一头狗。

---

① 侯天江：《中国的千户苗寨——西江》，贵阳：贵州民族出版社，2006年。

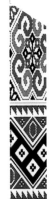

3. Dlangb mik band"："Dlangb mik band"汉语谐音为"殇迷瓣"，表现为突然晕眩倒地，全身抽搐，口吐白沫，面色青紫、尿失禁、舌咬伤、瞳孔散大，持续数十秒或数分钟后痉挛发作自然停止，进入昏睡状态。待几分钟或十几分钟后，自然苏醒。醒后有短时间的头昏、烦躁、疲乏，对发作过程不能回忆。现代医学认为母猪疯其实就是癫痫，癫痫就是突然意识丧失，继之先强直后阵挛性痉挛。若发作持续不断，一直处于昏迷状态，常危及生命。母猪疯产生的原因有先天和后天两个因素。先天因素又有两方面：一是胎儿因母体受惊恐，使母体及胎气逆乱，肝肾受损；二是父母禀赋不足，或父母本患母猪疯，导致胎儿精气不足，影响胎儿发育。出生后，易生痰生风，导致青少年母猪疯发作。因此很多的母猪疯患者在青少年人群中高发，母猪疯始于幼年期，与先天因素密切的相关。后天因素是跌倒撞伤等导致的颅脑受伤，外伤之后，气血瘀阻，血流不畅，从而诱发了母猪疯。此外的"Dlangb bil lid"和"Dlangb bil luod"属于同一类型的疾病。巫师禳解为一头猪。

4. "Dlangb bil lid"："Dlangb bil lid"汉语谐音"殇壁厉"，羊癫疯、羊角风，就是癫痫，表现与母猪疯差不多，只是口不吐白沫，叫羊声。癫痫是由多种原因引起的慢性脑功能障碍临床综合征，是大脑神经细胞群反复超同步放电所引起的发作性、突然性、反复性、短暂性脑神经系统功能紊乱。为什么叫羊癫疯主要还是因为有的癫痫病患者在发作时，眼睛向上翻动，并且不自主地发出跟羊叫声差不多的声音。巫师禳解为一头羊。

5. "Dlangb bil luod"："Dlangb bil luod"汉语谐音"殇壁撩"，它是脑部疾病，就是癫痫，表现与母猪疯差不多，只是口不吐白沫，叫牛声。主要是由于神经细胞不正常放电引起人体肌肉、感官、意识等方面功能异常、衰退或缺失而表现出人体抽搐、幻觉错觉、昏迷等的一种疾病表现。牛癫疯主要还是因为有的癫痫病患者在发作时，眼睛向上翻动，并且不自主地发出跟牛叫声差不多的声音。巫师禳解为一头牛。

6. "Dlangb gul"："Dlangb gul"汉语谐音为"殇郭"，体弱生病倒床，又躁动不安、言语杂乱，甚至幻觉见到有人拿刀枪追杀自己。苗家治疗该病的方法是"放火炮""打火药枪"或者重击墙柱引起震动，目的是驱赶该鬼。现代医学认为"殇郭"就是"意识障碍综合征"，主要见于一个急性躯体疾病，起病急骤，症状鲜明，病程短，症状可以随着躯体疾病好转而恢复，或是因为随着躯体疾病的迁延而转为一个慢性的状态。意识障碍程度，轻重不一，可以出现意识模糊，嗜睡，谵妄，甚至是昏迷。谵妄是除了意识障碍不同程度下降外，还伴有知觉的障碍，包括这个错觉幻觉定向障碍、记忆障碍、情绪障碍、精神运动障碍、不自主运动、自主神经功能紊乱以及睡眠醒觉节律障碍。各种症状在24小时以内，都会有这个起伏波动，具有晨轻夜重的一些特点。患者可会有意识模糊、定向力丧失、感觉错乱，如幻觉、错觉、躁动不安、言语杂乱等表现。苗家"放火炮""打火药枪"或者重击墙柱引起震动，达到使病人镇静的效果。

7. Dlangb zoub noux"："Dlangb zoub noux"苗语谐音"殇咒脑"，当地说法是"老变妈鬼"，这种动物多在晚上出现，喜欢在小溪、小沟边玩耍，远看像小孩站立走路但形象不清晰，叫声奇怪，有时哼出公鸭叫声。不幸碰到"老变妈鬼"或被"老变妈鬼"抓打后，出现痴笑、痴呆、忧郁、乏力、口吐白沫等现象，严重的几天后或几个月后死亡，更严重的当场死亡，死亡时嘴角流有少许血迹。该病在现代医学上被称为"伤寒病症"，伤寒病的临床表现与苗族观念中得"老变妈鬼"的症状基本一致。过去，苗族巫师用一只羊来禳解。还有一种禳解的方法是用一架木制棉纺纱机和一只鸡、一只鸭，病人家属几个在寨外半路口，架锅煮鸡鸭，用纺纱机轮流转动，请"老变妈鬼"来吃，然后人不能吃，悄悄跑开，留"老变妈鬼"自己吃，吃饱后它才不来干扰人的宁静生活。

"野狸子"即丛林猫，为猫科猫属的动物，分布于亚洲（中西部）以及中国西藏、云南、贵州、山东、河北等地，多见于沿河、环湖边的芦苇或灌木丛、海岸边森林，或具有高草的树林、田野、小溪边、山区小寨路口，可活动在接近海平面的低地，有时也出没于海拔2500米高地。夜间活动，依靠伏击猎食，主要食物为小型啮齿动物，如大鼠、小鼠和沙鼠，还吃鸟、野鸡、野鸭、鱼、蛇、蜥蜴等，有时也袭击家禽。

雷公山麓，特别是都柳江及其河源山区，过去生态不受破坏时，经常出没这种"野狸子"，所以时不时有人看见这种捉摸不定的动物。由于当地村民普遍把这种动物列为可怕的"鬼"的概念，每当碰到这种动物，就认为碰到了"老变妈鬼"，心理产生了这个疙瘩。

研究表明人在受到突然惊吓后，肾上腺会立刻分泌出大量的肾上腺素，肾上腺素使心跳加快，加速血液循环，促使周身肌肉紧张，做出避险行动。如果肾上腺素分泌过多，过快的血液循环就像洪水般冲击心脏，导致心肌纤维撕裂，心脏出血而停止跳动。民间所谓的碰到了"老变妈鬼"生病的原因就是这样一个病理结果。

患有高血压、高血脂的人碰到"老变妈鬼"，血压会急剧上升，很容易造成脑干出血，导致脑出血或脑梗死（塞）。正常人则会免疫力急剧下降，滋生各种病状，如果是已经有病，则会病情加重。

脑干出血的后遗症在精神和智力障碍上会产生人格改变、消极悲观、抑郁寡欢、精神萎靡、易激动；其次是失语，病人能听懂别人的话语，但不能表达自己的意思，答非所问，自说自话；此外还有头疼、眩晕、恶心、失眠、多

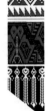

梦、注意力不集中、耳鸣、眼花、多汗、心悸、步伐不稳、颈项酸痛疲乏、无力、食欲不振、记忆力减退、痴呆、抑郁等现象。这些通常是民间说的被"老变妈鬼"打后的症状。

8. "Dlangb xiud"："Dlangb xiud"苗语"殇貅"，就是岩鬼鸱鹰，俗称"猫头鹰""猫骨雕"。它们巢居在深山老林的岩洞里或者是大树高枝上，这种鬼神是晚上出现村头路口，夜晚在山头偶尔叫"呼呼、呼呼……"，有人学它的叫声，它就越走越近人边，夜间有人在山上烧有火堆，常常飞来扑火。人们受此惊吓，也会产生疾病。这种病的表现与"老变妈鬼"受惊吓的类似。巫师禳解为一头猪。

9. "Dlangb wangl"："Dlangb xiud"苗语"殇网"，指的是"龙鬼"，一旦被"龙鬼"袭击，人的身体四肢浮肿难看，苗族认为"龙"是喝水的，患这种病是上山误服了"龙附在水池里的水"的结果。苗族过去巫事禳解此怪病用的牺牲是水牛或鸭子。这种病现代医学认为是"肝硬化腹水"，指由于肝脏疾病导致肝脏反复炎症，纤维化及肝硬化形成后，由于多种病理因素如门脉高压、低蛋白血症、水钠潴留等引起腹腔内积液的临床症状。肝腹水是在肝硬化基础上产生，病因很多，凡是能形成肝硬化的原因均为肝硬化腹水的成因，其中主要是病毒性肝炎所致，如乙肝、丙肝等，同时还有酒精肝、脂肪肝、胆汁淤积或药物、营养、自身免疫力等方面因素导致的肝硬化腹水。

10. "Jal"："Jal"苗语"痂"，有人汉译为"蛊毒"，过去苗族认为该病具有"家族病史"。该病"可以投药于别人"（意思就是传播、传染），投药的方式为"指弹""触摸""饮食"，有时候有"痂"的人仅仅路过，别人就会得病，被传染致病的人大多数为儿童、妇女，以及体弱的男人。苗族理解"痂"为一种看不见的病菌。得病的第一感觉是"呼吸道和食道瘙痒"，接下来是"咳嗽"，最后是"咳痨""消瘦"，如不及时医治，最后就死亡。根据这一现象与现代医学研究表明，"痂"就是肺结核病及肺结核引起的慢性支气管炎等疾病，因为肺结核可以传染，因过去无抗结核杆菌的药物，故经常是一个家族成员之间的相互传染，形成家族病。肺结核通常是呼吸道传染，最初是口鼻，结核杆菌一旦经过喉咙，就会导致咳嗽。所以，过去苗族社会在各种人多聚众场合，对有"痂"的人避讳是可以理解的。结核病在"青霉素""链霉素"进入中国后，基本得到了治愈和控制。还有就是不卫生的饮食而得的病，也归于"中蛊"，例如笔者采访杨光银苗医，最近医治一个雷山附近村寨一位李姓妇女上山因不洁饮水，可能碰巧饮食了水蛭或者水蛭的卵，或者其他细菌，开始是喉咙瘙痒，后来潜入肝脏，疼痛厉害，杨医师用苗药治疗后，鼻子和耳朵排出小小滴虫，李姓妇女深信中蛊无疑，其实这是细菌在血液环境里生成的细菌性条虫，药物使其难受逼其出来。在苗族社会，今天已经没有了"痂"（蛊）的说法，现在还有人说苗族有"蛊毒"，仅仅是有一种炒作而已。

四、结论

这就是苗族人对"为什么会生病以及为什么会产生这样和那样的病"的一般认识，也是苗族社会"鬼怪思维"的表现方式，这样的认识和推理确实有些荒诞，但通过现代医学病理学上对某些疾病的产生及传染途径的实验和分析，与苗族社会的理解也是殊途同归的，思维是相通的。

苗族社会无"鬼"，"鬼"是对疾病以及对无法解释的现象和无法识别的动物的统称。"Xiangs dlangl"（"鬼师""巫师"）是过去解决这一现象的能人，但他们的治病方法手段是念"贾理、咒语"，用动物牺牲禳解，当然也有偶尔"治疗好转的现象"，如寒病用狗禳解，杀狗煮吃，狗肉驱寒，对病人有一定效果，还有就是一种心理暗示和心理治疗，常常也给药物治疗起到一些辅助治疗的作用。而"Xiangs jabl"（"草药师"）是经过千百年来对病症、草药的反复实践、探索和研究，掌握了许多行之有效的方法，治疗的效果也有独到之处。苗医药应该与现代医学和现代科技接轨，才能揭示苗医药病理的许多奥秘和真谛。

作者简介：侯天江，雷山县非物质文化遗产保护中心主任，副研究馆员。

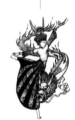

论"蛊"谈医

李明文

摘要：苗家有"蛊"之说在民间中传得纷纷扬扬，事实上，"蛊"绝非苗家人的专利。在远古时代，由于部落争战，或人与人之间有矛盾，都想通过制作蛊毒来战胜对方。大量古书中都记载了蛊的制作方法和用意。但随着社会进化，其他民族对蛊的说法早已经淡化，而苗家人的认知相对滞后，再加上患许多疾病找不到病因，就把责任推到蛊上来。本文想证明的是蛊根本不存在，苗家因蛊的说法而学会治疗很多疑难病症应很好地挖掘、深究、传承，为人类健康服务。

关键词：蛊；蛊毒；致病源

"蛊"在苗语的谐音为"伽"。某人有"蛊"的苗语谐音为"邀伽"，某人中"蛊"苗语谐音为"音伽"或"应伽"（不同音调）。苗家有"蛊毒"吗？结论：没有。那么过去所说的"蛊毒"是什么？是一种致病源。为了正视视听，本文斗胆就"蛊毒"一说法的缘由及由此产生的疾病在苗族民间中的诊治一二谈谈自己的认知，以求抛砖引玉。

一、概论

千百年来，在苗族地区，人们谈"蛊"色变。只要怀疑某人有"蛊"，人们都对其敬而远之，总怕一不小心，中了某人的"蛊"而患某种难以治愈的疾病。武侠小说大作家金庸在其《笑傲江湖》第二十章脱困、《飞狐外传》第二十章恨无常、《倚天屠龙剑》第十二章针其膏兮药其肓、《碧血剑》第十七回青衿心上意，彩笔画中人等作品中，更是为苗家人有"蛊毒"这一说法推波助澜、煽风点火，让那些根本就没"蛊毒"概念的其他民族特别是年轻人也紧张起来。而这种不断地神秘渲染的结果是：苗家人有"蛊毒"，苗家人会放

"蛊"，苗家人很恐怖。笔者在以往的进修深造或出游中，一些省外的同事或朋友总问："听说你们苗家人有蛊毒，会放蛊，很恐怖，是不是啊？""如果我们到你们贵州去玩，会不会中蛊啊？"如此云云，我很无语。我不知道从什么时候开始，在人类文明朗朗晴空之下，勤劳善良的苗家人却因这一"蛊毒"而阴霾密布，背负恶名，不公平啊！那么，真正的"蛊"是什么？我们苗家人真的有"蛊毒"吗？如果真的有"蛊"，只有苗家人才有，其他民族就没有？"蛊毒"载体又是哪些人呢？经过几十年的调查了解，我得出的答案是否定的、虚幻的。如果一定说有，只能说，"蛊毒"是多种致病源。这些致病源导致的疾病往往很难治愈。所以，"蛊"往往又与"痼"相通。只是"蛊"并非是苗家人的专利，凡有人群的地方，都有"蛊毒"存在。事实上，自古以来，苗家人没有文字，这个"蛊"字并非在苗族的字典中记载，而是在汉语字典中记载。从大量的文献中，我们不难看出，"蛊"绝非苗家人的专利品，只是说，一旦遇到了难以治愈的病，当人们找不到病因时，往往就把它归咎到"蛊"上来。苗家人是这样，其他民族也是这样。

　　既然"蛊"是一种致病源，凡有人类的地方都有"蛊"存在，为什么别的民族在以后的历史发展进程中很少提到"蛊"，而单单只有苗家人提到或外界人都知道苗家人有"蛊"呢？这个话题很长，只是随着社会进步，随着汉民族文化及其他民族文化的发展，大多民族对疾病的病因病理有了更多、更理性的认识，以"蛊"为致病源的诠释就慢慢地被淡化，而苗族由于被压迫的历史原因和文化的缺乏性，苗家人对疾病（特别是重大疑难疾病）的病因病理无法诠释，所以只能借"蛊"来说事，所以，给人的感觉是只有苗家才有"蛊"，其他民族没有的，而事实不是这样的。当然，说苗家人有"蛊"，还有另一种虚幻说法，那就是苗家人由于长时间遭受的民族压迫，迫使苗家的某些人不得不研制"蛊"毒来对抗外来的民族压迫，或许如此，那些愤恨苗家人、企图对苗家人压迫攻击的外族人，就趁机对苗家人进行妖魔化，以便让更多的民族参与进来合力坚决、彻底地消灭苗族，就像伊拉克本身就没有生化武器，但美国欲消灭之，即诬陷其有生化武器一样（不要说苗家人根本就没有什么"蛊毒"，就算是有，事实上，在古代的部落争战中，每个民族为了自己能战胜对方而谋求生存，都会挖空心思、不遗余力地想方设法制作各种武器当然也包括制毒，所以，"蛊毒"也绝非苗家人的专利品）。众所周知，涿鹿之战，蚩尤被黄帝和炎帝联合绞杀，九黎部落惨败，苗家人溃退中原，进入中南，进而到西南，辗转迁徙，其足迹遍及大半个中国。跨度一直从上古时代到清代乃至民国末年，其间所受到的压迫和苦难，都是难以想象的。这当中，苗族人虽然不断地抗争，但仍然不断地被绞杀，不断地被丑化、妖魔化、恐怖化。只说苗家人有"蛊"，或许正是这样背景下产生的若有若无的原因之一，这些问题有待于历史学家们去进一步深究，本文不想就历史扯皮事件过多阐述，以免造成不良影响。其实，新中国成立后，在中国共产党的领导下，苗族人民和全国人民一样在政治上根本获得了翻身解放，各民族的生存平等让苗家人过上了从未有过的平安、幸福生活，民族间的对抗和压迫已经荡然无存。何况，随着科学的进步和文化素质的提高，促使那子虚乌有的苗家"蛊"已经随着社会的进化而慢慢淡化。只是当下，我们苗岭山区、我们的苗寨正以其古朴的民俗、秀丽的山水和热情的民风吸引海内的客人来旅游观光。但因"蛊"而背恶名，或多或少地影响苗族的对外形象，如果这种影响不能根本地消除，对我们苗族而言，始终横祸高悬，如鲠在喉。作为苗家人的子孙，我们有责任就"蛊"事而认真去说"蛊"，将其引申到苗医药文化上来，成为我们苗家人诊治疾病的一种理念和方法，为治疗疑难病症，为人类健康贡献我们自己的一分力量。

二、"蛊"的字意古人说法

首先，从字义上讲，"蛊"是由"虫"和"皿"两个字组成。虫在汉字释义中，原指毒蛇，后指一般的虫类。虫是动物界中无脊椎动物的节肢动物门昆虫纲的动物，所有生物中种类及数量最多的一群，是世界上最繁盛的动物，现已发现有一百多万种；皿是指碗、碟、杯、盘等器皿的统称。传说远古时代，有人为了应对部落的争战，或人与之间有矛盾，就制作一种毒来攻击对方，于是就捉很多虫来放在器皿内盖好，让诸多虫互相撕咬，最后剩下的一只就是最毒的虫，这只最毒的虫就叫"蛊"。如：《诸病源候论·蛊毒候》曰："多取虫蛇之类，以器皿盛贮，任其自相啖食，唯有一物独在者，即谓之为蛊，便能变惑，随逐酒食，为人患祸。"《随书·地理志》谓："其法以五月五日聚百种虫，大者至蛇，小者至虱，合置器中，令自相啖，余一种存者留之，蛇则曰蛇蛊，虱则曰虱蛊，行以杀人，因食入人腹内，食其五脏，死则其产移入蛊主这家。"李时珍在《本草纲目》里也重复着这一观点。只是按李时珍的想法是想用这条最毒的虫即蛊来治某些疑难重病，特别是疮疡疗毒之类。谁知被别有用心的人用来害人，这是开始制作蛊的人未曾想到的。从这个意义上讲，制作蛊毒的初衷是好的。这也不难理解，比如鸦片本是一剂药，可以用来镇痛止咳，涩肠止泻，但被坏人利用，就成了毒害人的物质。

据说，拥有"蛊"者，由形到灵，故施"蛊"之人，心随意施，无影无形，中"蛊"之人，莫名其妙，不知所然。如《十三经注疏》所说："以毒药药人，令人不自知者，今律谓蛊毒。"由此，"蛊"又是一种害人的巫术，而且是一种古老、神秘而恐怖的巫术。在中医学上，"蛊"是一种病名。一是泛指由虫毒聚，络脉瘀滞而胀满、积块的疾患。《赤水玄珠·虫蛊》："蛊以三虫为首。""彼蛊证者，中实有物，积聚已久，湿热生虫。"《证治汇补》卷六载："胀满既久，气血结聚不能散，俗名曰蛊。"二是少腹热痛，溺白浊的病证。《素问·玉机真藏论》："腹冤热而痛，出白，一名曰蛊。"三指房事过度成疾。见《左传·昭公元年》载"晋侯求医于秦，秦伯使医和视之，曰：疾不可为也，是谓近蛊。何谓蛊？对曰，淫溺惑乱之所生也。在《周易》，妇惑男，风落山谓之蛊。"

从以上的字意和古人的说法中，我们知道，蛊或蛊毒，无论是为了治病也好，为了害人也，从古有之，绝非是苗家人的专利品。

三、各地民间对"蛊"的认识或传说

前面笔者已经强调，"蛊"绝非苗家人的专利，前面引用了很多中医学大家的说法，就证明了这一点。从《中国民俗大观》里我们可看到这样一个侧面：古时福建龙溪县民间有人养金蚕蛊这一说法。他们养的方法是：把十二种有毒动物如老蛇、蜈蚣、蝎子等埋在十字路口，经过七七四十九天后取出，贮在香炉内，这就是金蚕蛊。为什么要养金蚕蛊？传说，金蚕蛊养成之后，不畏火枪，最难除灭。重要的是，金蚕是一种无形的东西，它能替人做事。譬如你要插秧，你先插一棵给它看，它便把整块田的秧都插好。此外，金蚕爱干净，总是把主人的房屋清扫得干干净净。怎么知道某人家养金蚕蛊呢？你从外面进来，用带着泥土的脚底在主人家的门槛上踢一下，再回头看门槛上的泥土却不见了，就知道这家人养金蚕了。传说，金蚕好是好，但就喜欢吃人，若干年就得吃一个人，这是很恐怖的。

又说，广西壮族制作蛇蛊是这样的：农历五月初五这一天，到野外去捕捉老鼠、蝴蝶、蜥蜴、蝎子、蜈蚣、蜂毒（在山上树林间的毒菌经雨淋后腐烂而化为巨蜂，全身色黑，嘴很尖，有3厘米左右长）、马蜂、蓝蛇、白花蛇、青竹标蛇、眼镜蛇、金环蛇等动物放在一个罐内，让其互相撕咬、吞食，直到最后一个活的为止，接下就把剩下的最后这一个活活闷死，外加毒菌、曼陀罗等植物及自己的头发，研成粉末，制成蛊药。如果最后活下来的那动物是蛇，就叫蛇蛊，如果活下来的是蜈蚣就是蜈蚣蛊，以此类推。蛊药粉制作好后，制作者往往把制作好的药粉放在自己的床头底下，须于每月农历初九晚上夜深人静后，在床头点一支香插在盛满米的大碗里，然后对蛊碗叩头作拜，且微闭双目，口念咒语。大致意思是，自己用心饲养蛊，将来危难用之日，请蛊务必出去毒害自己的冤家对头。

除此之外，普米族、傈僳族、彝族等等对蛊的饲养和制作各有异同。总之，制作或饲养蛊的目的不外乎就是帮助自己做什么或者作为一种报复害人的

学术理论篇

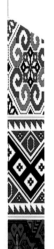

工具。

四、苗家人对蛊的认知

在苗家人的世界里，蛊毒神秘莫测。据说，苗家的蛊，只依附于女子，传女不传男，代代传承。不得不承认，苗家人对蛊毒较之其他的民族来说，真的到了神经过敏的地步，即便社会进步到高度现代化的文明程度，苗家人对蛊仍然不依不饶。特别体现在娶妻嫁女，男女双方都对对方进行祖宗八代摸底考察。一旦怀疑某家女有蛊毒，再好的婆家也不嫁过去，再漂亮的女孩子也不能娶进来。那么说，怀疑有蛊毒的人家就永远也娶不到媳妇了，或有蛊毒的女孩就永远也嫁不出去了？不是的。首先，无论是在过去或现在，在当今的中国，重男轻女的现象还是很普遍的。因这个原因，男孩多了，女孩少了。男孩子找不到媳妇，他可不管别人怎样说，只要喜欢上女孩子，娶就娶了，别人怎样说不管了。再说，在苗家人的世界里，寨子那么多，近处的怀疑某姑娘有蛊，她就嫁到远处，大家眼不见心不烦，以后的一切就慢慢淡化了。何况，现在各民族都相互通婚，你苗家人怀疑我有蛊毒，我就远嫁到汉族或其他民族家去。蛊毒本来就子虚乌有，你一定怀疑我有，我惹不起你我躲得起。因为这样，这个根本就没有的蛊习俗才一代代地传承下来。只是由于这一愚昧的认知和盲从所导致的隔阂，在苗家的村寨里，某家的女人被怀疑有蛊，还是很受孤立的。特别是在请客送礼的时候，别人总是对你很提防。又因某家的人生了病久治不愈，他家怀疑中了蛊毒，第一个就想到你。由于法治社会，不能明目张胆地去找某"蛊毒女"麻烦，但总是有意无意在她面前指桑骂槐地乱说一通，让某个"蛊毒女"百口莫辩，欲哭无泪，忍气吞声。

那么，苗家人眼中的"蛊"或"蛊毒"主要分为哪些，又怎样去分辨呢？苗家人眼中的"蛊毒"很多，但各地认知也不一样。比较普遍认可的大概有这样几种：蛇蛊、青蛙（或蛤蟆）蛊、毛毛虫蛊、石蛊、癫蛊、泥鳅蛊、蚂蚁蛊、麻雀蛊、乌龟蛊等。据说，拥有蛊的女人，在体内繁殖较多。蛊在饥饿时，就向蛊主女人索取食物，蛊主女人难受，就把它们放出来危害他人，并在意念中默念："去向某人找吃去，不要纠缠我！"蛊就自动去寻找那个人。有时在百十米开外，只要有蛊者手指一弹，蛊即飞向受害人。更有甚者，说是有时蛊看中了谁，爱上谁，就叫主人放它去害谁，不然，蛊就要主人的命。

尽管苗家人对蛊炒得沸沸扬扬，但到目前为止，谁也没有承认自己有蛊，谁也没有见过蛊是什么。只是生病治不好了，就想到可能是中蛊了。并且，病症不同，对蛊病的判别也不同。比如：

患者腹胀腹痛，在呕吐物中吐出类似于毛毛虫的就认为中了"毛毛虫蛊"；患者突然身上患疱疹如蛇带状（西医诊为带状疱疹），就认为中了"蛇蛊"；患者浑身发痒，状若蚁噬，就认为中了"蚂蚁蛊"；患者喜怒无常，丧失理智，就认为中"癫蛊"；患者身上患病硬结如石，推之不移，就认为中了"石蛊"；患者饭后腹痛有如泥鳅上下窜动，就认为中了"泥鳅蛊"；患者腹胀如鼓，晃荡有水声，就认为中了"水蛊"。如此等等，不胜枚举。

五、对"蛊"病治疗的感受

"蛊"病种类繁多，苗家各地对蛊病的认知也各有差别，治疗方法五花八门，但归根结底，还是离不开动物、植物、矿物几大类。由于在苗族民间，各民族医生治疗"蛊"病各有方法，谁都保守，秘不外传。笔者由于长期在州民族医药研究院工作，接触来自全州各地的苗族民间医生，通过交流，略有收获，并在临床实践中不断摸索，略有心得，现就治疗病案举例如下。

案例：杨某某，女，45岁，就诊日期：1999年5月6日。诉：腹部刀绞似烧灼样疼痛三日。察：左腹上部往左腋中线往后肋方向，出现一带状群如黄豆、花生米大小不同的、半透明的疱疹。苗医诊断：蛇蛊。处方：雄黄粉适量，蛇倒退适量。用法：先用针尖把疱疹挑破，用新鲜的蛇倒退一百克加二十克雄黄放在石臼中加约三十毫升的白醋一起捣烂，然后拿来敷在患处，用纱布固定。每天换药一次。另，新鲜蛇倒退一百克，水煎服，每次服一碗，约三十毫升，一日三次。用药后几小时疼痛明显减轻，第二天后痛止，五天后结痂痊愈。

用药方意：蛇倒退又名扛板归，苗语谐音叫"窝根孬"。为蛇伤要药，蛇倒退，顾名思义，蛇见了该药就得退后绕道走。蛇倒退药性冷、味酸，具有清热解毒利水肿之功效。"蛇蛊"苗语谐音为"根孬"，中蛇蛊称为"简根孬"。临床表现为烧灼性疼痛。按苗医理论，热病用冷药，因此，用"窝根孬"治疗"简根孬"，正是水克火之意。"简根孬"临床表现虽然一派热性病，实则蛇在五行中属金，故中蛇蛊（"简根孬"）之人疼痛表现为刀绞性疼痛，真似金属所伤也。雄黄性热，在五行属火。雄黄治"根孬"，正是火克金。或许同道质疑："简根孬"时病痛虽然似如刀绞，但又火烧火燎，病症体现火，你用雄黄也是火，不是火上添油，让病情加重吗？非也，中医有热因热用，寒因寒用之逆行法，关键是医生的应用经验如何。况且，雄黄本是一切毒虫的克星，蛇蛊毒，雄黄更毒，以毒攻毒，故一用就灵。

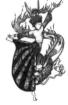

学术理论篇

· 73 ·

六、结语

以"蛊"思维应对"蛊毒"或"蛊病"，是笔者许多年来治疗疑难病症

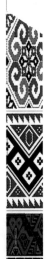

的方法之一。有很多疑难病如耐多药性肺结核、骨结核、癌症、股骨头坏死、肝硬化腹水、牛皮癣等病症，经西医、中医久治不愈，笔者不得不从苗医角度用"蛊"思维去应对，每每柳暗花明，绝处逢生。限于篇幅，本文就不一一列举。再说，就苗家的"蛊"，笔者由于常年在城市里，其认知没有我们的民间苗医生深刻。既然现在我们认识到"蛊毒"根本没有，就不会在这个问题上耿耿于怀，相反，千百年来我们苗家人以"蛊"为假想敌的治疗疾病的方法，本是我们苗家人的独特绝技，应该好好深究、挖掘和传承，更好地为人类健康服务。

作者简介：李明文，男，苗族，贵阳中医药大学毕业。原黔东南州中医医院、州民族医药研究院医生。退休后任贵州康元苗侗民族医药研究院院长、研究员、主任医师。

文化与体质的几点思考

——以雷山县排肖村苗族生活为思考中心

余小灵

摘要： 人在生物界的分类中，属于生物界，脊索动物门，哺乳纲，灵长目，人猿亚目，人科、人种，智人种，现代人。而文化是人创造的，也只有"人"这一特殊生物，才能创造和享用文化；文化可作为一种物质力量，这是人在"享用"文化的这一个过程中去产生和实现的，即：文化对人的发展具有一定的影响作用。换言之，人类的形成受到社会文化的影响，人类体质的发展与社会文化的差异息息相关、密不可分。但对于人类体质与文化的相互关系的认识和理解，却存在着很多不足。不正确的认识和理解势必会对人类在生长和发展的过程中造成难免的不必要的负面影响，在这样的背景中，试图梳理人类学以及医学上的相关论著，澄清其体质与文化的实质，进一步对其社会现象提出相应的解决措施。

关键词： 文化与体质；苗族生活；雷山县排肖村

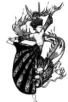

体质人类学是研究人类生物学的学科，在美国学术界通常将体质人类学视为人类学的一个分支学科，欧洲大陆学术界曾用人类学来指称体质人类学。体质人类学涉及人口统计学、法医学、灵长目学、解剖学等各个领域。

1669年，泰森首先将解剖学的知识运用到了体质人类学当中。1830年，库尔·奥马开展的考古发掘工作将考古学运用到该学科，各学科的引入进一步推动了人类学的发展。人创造了文化，文化也在影响着人，文化一直以来是人们关注的焦点，其中就有英国著名人类学家泰勒在他的《原始文化》中对"文化"下了一个经典的定义，指出就民族志中的广义而言，文化是一个复合整体，它包含知识、信仰、艺术、道德、法律、习俗和个人作为社会成员所需的其他能力及习惯。[1] 后人们又对文化发表了自己的各种见解，如马林诺夫斯基《文化论》中，把文化分为物资设备，精神文化，语言和社会组织四个方面；法国人类学家列维—斯特劳斯从行为规范和模式的角度，把文化看作是一组行为模式，在一定的时期流行于一定的人群当中，并易于与其他人群之行为模式相区别，且显示出清楚的不连续性。[2] 结合人类学家们的观点，文化是广泛的，在人们生活上是无处不在的，人创造了文化，人时刻沐浴在文化的海洋里。这就使得，文化对人产生一定的影响，从思维方面上来说，文化能影响人们的价值观念，这种思维影响促使人们的社会实践，从而上升到物质层面。文化对人类体质的影响是显著的，是不可避免的。本文以贵州省黔东南州雷山县一个小山村的苗族小群体为研究个案，从文化和生物的角度，通过文化在横向与纵向的整体发展、深入到排肖村的生活劳作方面、饮食文化方面以及人们的审美价值与审美观念进一步分析，试着揭示不同的文化对人类的体质带来的种种体质差异；从中进一步了解文化对人的生长和发育，人体的结构与生理机能，人类的遗传与变异等问题的影响。

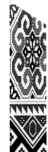

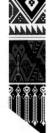

一、田野点概况

贵州省雷山县望丰乡排肖村，是黔东长裙苗苗族文化保留最完整的自然村落之一，排肖苗寨继西江苗寨、陶尧苗寨后贵州省雷山县总面积、总人数数量第三。排肖村位于望丰乡西南部，距望丰乡13公里，距县城26公里，原为公统社排肖大队，1984年8月改称公统乡排肖村民委员会，1992年撤并为望丰乡辖村，东接三角田村，南接乌响村，西靠乌这村和丹寨县南皋乡竹溜村，北部抵公统村与州府凯里接壤。排肖中心村辖排肖行政村、乌这行政村，2014年合并而成，共辖6个自然寨，9个村民小组，327户，1325人，村域面积8.29平方公里，林地面积984.7亩，耕地面积515.51亩，是以水稻为主导产业，猕猴桃，茶叶等产业为辅的农业产业村。寨前山山岭岭，树木繁茂。环形的山势，多姿的吊脚楼，村庄与山峦、梯田组成一幅绝妙的画屏。排肖苗寨吊脚楼集、错落有序，是对苗族建筑文化的继承与弘扬。

二、审美观念对人类体质的影响

审美观是自我对社会"美"的一种认识，在主观认识的同时很大程度来源于社会整体文化环境的"强迫"施压。换言之，一个整体文化在很大程度上会对个体的审美观念产生影响。审美包括对社会各种现象的评价，本节主要从人对人的主要外在美的观念来分析，其中包括，自我以及他者对人的面部、穿戴的审美。

在当地，妇女（主要是老年妇女）额头普遍较长，耳垂耳洞较大。这主要是当地人审美观念导致的结果。从当地妇女的头饰上看，当地妇女一般挽高髻于顶，鬓发缠绕形成结实的发球，在当地叫作苗揪揪，发球上插上漂亮的银针（当地老年妇女日常会包上头巾，这是为了便于支撑和固定头巾之用）、银梳或者木梳，这不仅美观，而且在头发乱的时候还可以用来梳理头发。长期将头发盘到头顶，甚至很少出现刘海，如果部分头发因扎不结实而掉落，当地的妇女会立刻将其往上梳，这就形成了当地以整洁为美的思想观念。这种观念导致人们将头发往上梳，并且要梳得结实，以免掉落，长此以往，额头上的头发就会脱落，形成了苗族妇女额头较长的特征。

从当地人的穿戴上看，银饰是当地妇女的随身物品，除了过节或婚嫁时所穿着的当地盛装满身是银以外，平日里每位妇女都会穿戴有银饰品，如手镯，耳环。耳环对当地妇女来说是必备品。对当地老年妇女而言，银耳环还能体现一个人的价值，耳环越大越好越有分量。19世纪，在这一个贫困落后的年代加上这一个贫困落后的村子里，打耳洞是没有任何消毒药水可使用的，耳环也不是当今看到的一根小针吊一个小饰品，而是一个两头较大中间稍小的耳环挂件，两头直径达到1cm，中间直径也达到0.5厘米以上。据当地人介绍，形成这一个大耳洞，是从小耳洞开始的，当打上去的小耳洞开始愈合以后，当地女人就用小木棒撑大，同时还会在耳洞上灌水，水干以后耳洞上又出现空隙，出现空隙后又继续增加小木棒，一段时间后，就会出现一个直径在0.5cm以上的耳洞。

三、经济文化类型对人类体质的影响

经济文化特点一直是人类学家、民族学家关注的对象，经济文化类型是苏联著名民族学家托尔斯托夫等人在20世纪50年代提出的科学概念，定义为：居住在相似的地理条件之下，并有近似的社会发展水平的各民族在历史上形成的经济和文化特点的综合体。对比长期居住在乡村的人与长期生活在城里的人就会发现，乡下人长得普遍要比城里人要矮一些，这就证明了身高不仅与人类基因的遗传相关，还与居住环境、生活方式等有很大的联系。在当地，除了人的平均身高比较矮小的明显体貌特征之外，还有许多老年人都会弯着腰拄着拐杖走路，女人的脚比城里妇女的脚宽，在农忙季节的中年人小腿比较白且毛较少，中老年人的手指甲较短，手部较为粗糙等特征。

在西南地区有客家① 住街头，夷家② 住水头，苗家住山头的说法，又有高山

---

① 客家：苗族人对汉族的称呼。
② 夷家：布依族的旧称。

苗，水仲①家，仡佬住在石旮旯的说法，这就形象地说明苗族多以山居为主。排肖村处于亚热带，全为山地地形，这一地理环境决定了黔东南苗族的文化经济类型——山林刀耕火种型。人们耕作方式的改变，个人努力及政府的鼓励提倡，开垦梯田等，逐渐形成了稻作农业。在当地，交通不便、机械化程度低是普遍现象。人们必须辛苦劳作并经常呵护才能获得一年的收成，那么，在运输上，就需要肩挑担子，在耕作上，人们必须挽起裤脚，亲自下田，在插秧的时候需要长时弯腰等。

从排肖村的经济文化类型我们可以探索其体质差异的根源。在当地，公路是在2004年才修建完成，且公路是为了方便村里大部分村民而建的，公路从雷舟888县道引一条支线到达村里，并不能到达各家各户。近年来，产业公路才刚修建，主要往排浩②方向开发，而没有开挖完成就受到"林业户"的阻挡而弃工。车辆在当地较少，主要以摩托车为主，农用车为辅，实际运输能力并没有明显的改善，加之当地的田地并不是都在家门口，近则一两公里，远则五六公里的路程，这就导致当地在交通运输上特别是在2005年以前主要以挑为主。在当地，除了极少部分的玉米、土豆送到城里换钱以外，其他农作物主要用来维持家庭生计。交通的限制阻碍了机械化的进程，近几年来虽然出现了碾米机、耕田机，一定程度上优化了农业生产方式，提高了农业生产效率，但很大程度上还是以人力为主。耕作方式使得当地人们长期弯腰和长期负重，难免会伤到脊椎，且随着年龄的增长，老人骨质疏松是常见现象，骨骼疏松，变得易脆，承担能力下降，再加上还要从事体力劳作，身体要承受的负荷大，一般人们感到疼痛后为了缓解不适，会逐渐改变姿势去适应，导致脊椎变形、身高变矮、驼背等不利于人体健康的现象。

四、饮食文化对人类体质的影响

据了解，在排肖村，八十岁以上的老人少之又少，九十岁以上的老人寥寥无几，近几年超过一百岁的老人没有一个。虽然排肖村的平均寿命高于我国的平均寿命，但在一个工业污染较低的乡村，除了过度劳累和经济水平医疗条件低下以外，是否还有其他原因？是值得探讨的一个话题。

排肖村是一个苗族村寨，其酒文化在黔东南苗寨中盛名远扬，当地几乎顿顿有酒，逢宴必饮。酒文化盛行原因有二，其一经济文化类型的影响。当地主要是以稻作农业为主，玉米、马铃薯等为辅的现代小农经济，加之受地理条件的限

---

① 水仲：布依族的旧称。
② 排浩：地名，位于排肖村对面。

制，交通不便，机械化水平较低，使得当地农民在农业生产过程中主要以体力为主。当地农民春种秋收，冬季忙着砍柴，一年四季都在辛勤劳作，在这种劳累的状态下就养成了喝酒的习惯。麻勇恒、范生姣在其《苗侗文化概论》上说道："由于苗族居住地区的地理条件普遍较差，劳动强度较大，劳作之余多半借酒来舒筋活血，消除疲劳，因而养成了酗酒的习惯。"[3]其二热情好客，以酒待客的行为习惯。《汉书·食货志》称酒为"天之美禄"，禄者，福也。在当地，客人来访，主人家都会以酒招待，甚至邻居朋友到自己家都要喝上几杯，节庆场合，如婚礼都会喝到最大限度或者喝超出最大限度。

医学上已经证明，过量饮酒或常饮酒对身体是十分不利的。过量饮酒，大量乙醇对肝细胞有明显的毒性作用，直接和间接导致肝细胞变性、坏死以及纤维化，严重时可发展为肝硬化、精神系统损伤。乙醇能直接破坏神经细胞的完整性，抑制蛋白质合成，使脂类溶解，以致细胞破裂或功能障碍等。此外，酒还对凝血和纤溶系统造成影响。这些因素综合作用于心血管，引起心血管类疾病，也会导致食管炎、急慢性胃炎、食管癌等。另外，大量饮酒还能使血压明显升高，促发中风、急性心肌梗死、腹主动脉瘤破裂、心肌病等。

五、结语

1. 后天形成的体质差异，其价值只能用当地群体在一定时期内的整体观念做评判。

人类在有意识后的成长或生长的全部过程，都是努力以自己最美最舒适的姿态存在，而使人类违背这种姿态的原因是社会群体整体的价值观念的推力和自身对社会群体的整体价值的认识与认同的拉力共同促进的。如在唐朝时期认为女人以胖为美，宋至清末认为女人的脚以小为美，才会把杨贵妃列为我国古代四大美人之一，也才出现女人小脚为"宫样"的审美观念。在当地，妇女穿大耳洞是提高自身价值的外在体现，而这种装饰品佩戴在女人的身上又正好符合一定时期内人们的审美认同感，才会出现这样的体质差异。这种体质差异自出现后，就裹上了文化的外衣，上升到文化层次，从而具备文化的真正意义。要探究这种体质文化的价值，只有从当地人在一定时期内普遍认同的价值观念来判断。

2. 解决"经济是第一生产力"的状况是解决山区民族的体质后天性欠缺的重要举措。

经济是基础。国家科技水平一直在提高，在当地，经济仍然不发达，科技水平一直处在社会总体水平的末端，如果没有足够的经济作为支撑，在当地就根本谈不上科技。近年来，低保户、精准扶贫户享有国家一定的经济支持，农民经济水平有很大改观，而仅靠国家在某一方面的经济支持，在当地来说只是一种"救济"，很难达到彻底脱贫的目的，更达不到从根上促进农业科技进步的要求。经济发展，科技进步，在一定程度上减轻农民劳作上的体力消耗，对于解决当地后天性体质欠缺有一定的促进作用。

3. 合理的饮食习惯是提高人民体质的又一重要举措。

在当地，除了饮酒文化对人们体质带来不利的影响以外，饮食不规律、食物营养成分不够，饮食不卫生等也对人们体质带来很大的伤害。当地人餐桌上少不了的东西就是酒，常饮酒、过量饮酒等对人的健康造成不利的影响。此外，当地人民的经济文化类型，决定着人们日出就作，夜已黑还未归的生活作息方式，农民收入较低，省吃俭用是当地的传统美德，在这里"省吃俭用"的现象是和城市不一样的，人们往往会把前几天剩下的饭菜继续热着吃，直到吃完为止，有的家庭甚至会把快吃完的菜加上水煮白菜，因为人们不愿意浪费剩下的油。酒文化盛行、饮食不规律、食物营养欠缺，饮食不卫生等，这对人类体质的后天发展是很不利的。

不合理的饮食习惯是由于人们对科学的理解还不够，人们只知道饿了就吃，饭菜还能下得了口就觉得还能吃，不是明显的毒药就可以入口，大部分人未从科学的角度去了解饮食对人们身体的影响，填饱肚子就已经感受到强烈的满足感。因此，让当地村民养成科学的饮食习惯，对于提高当地人民体质是非常必要的。

参考文献：

[1]爱德华·泰勒.原始文化［M］.连树声，译.上海：上海文艺出版社，1992.

[2]马林诺夫斯基.文化论［M］.费孝通，译.北京：中国民间文艺出版社，1987.

[3]范生姣，麻勇恒.苗族侗族文化概论［M］.成都：电子科技大学出版社，2009.

作者简介

余小灵，苗族，贵州雷山人，青年人类学民族学学者、编辑，主要研究方向为文化人类学。

苗家草本曲米酒植物化学成分对
人体的保健作用初探

李国元

摘要： 苗族米酒酿造技艺列入黔东南州级非物质文化遗产名录。苗族草本酒曲制造工艺独特，选用植物合理，配方科学，蒸馏工艺先进，不仅提高了米酒的品质，也分离和分流了一些苦涩有毒成分。经常适量饮用，具有止咳化痰、清咽利喉、清热解毒、预防心血管疾病和抗肿瘤等良好的保健作用。

关键词： 草本；酒曲；化学成分；保健作用

苗族米酒酿制技艺，历史非常悠久。从苗族古歌推断，在原始公社初期的母权制（母系氏）时代苗族就已经掌握了酿酒技艺。因此，苗族酿酒至今已沿袭了5000多年，且一代一代传承下来。

据在长沙马王堆西汉墓中出土的帛书《养生方》和《杂疗方》记载，我国迄今为止发现最早的酿酒工艺：药材→切碎→浸泡（煮）取汁→浸曲→水→米→蒸煮→米饭→混合→发酵→酒醪→药材→好酒→继续发酵→药酒。可见最早的酿酒工艺（技艺）与苗族用多种药材配方制曲，用大米为原料酿制米酒相一致，正说明了苗族草本配方制曲酿酒具有悠久的历史。

苗族米酒酿造技艺于2017年被列为州级非物质文化遗产名录。作为一门技艺及其产品，能够延续几千年不但不失传，反而普及到家家户户，并且已经深入到苗族的日常生活和精神文化之中，这就是一个奇迹。除了苗族人民对米酒具有一种特殊感情以及米酒具有良好的品质等原因外，笔者认为这与苗家草本曲米酒中草本植物化学成分对人体具有良好的保健作用是分不开的。下面就草本酒曲中最重要的两种制曲草本植物对人体的保健作用做简要综述和探讨。

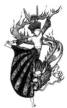

学术理论篇

一、苗家草本曲米酒酿造工艺及特点

苗家草本酒曲主要由毛大丁草、河北木蓝、桦槁树叶、地瓜藤、三月泡叶、地捻、透骨香、辣蓼草等数十种植物叶或全草碾研后与米糠或麦麸混合，经发酵、烘干等工序制成酒曲，因而也称百草曲。其中，毛大丁草和河北木蓝是作为第一和第二重要的原料使用，如果不添加毛大丁草和河北木蓝，几乎无法制出优质的酒曲来，其他原料则只起到一定的辅助作用。

苗家草本曲米酒以草本酒曲为糖化发酵剂，采用古老的苗族酿酒工艺，用稻米和糯米作原料，经蒸煮、拌曲、发酵、蒸馏等工序酿制而成，具有活气养血、活络通经、清热润肺、预防癌症等良好的保健作用，常适量饮用能强身健体、延年益寿。

二、制曲用主要草本植物的化学成分及药理作用

根据中山大学唐小江、许实波对毛大丁草的研究结果以及天津大学邸丽芝、李春正等对河北木蓝的研究结果，结合前人的研究情况，苗族用于制造酒曲的主要植物毛大丁草和河北木蓝，其化学成分和药理作用已经逐步清晰，简述如下。

（一）毛大丁草

毛大丁草又名兔耳风、小一支箭、一枝香、一炷香、扑地香、白花一枝香、头顶一枝香、磨地香、四皮香、巴地香、贴地香等。有白绒毛叶和红黑亮叶之分。红黑亮叶毛大丁草是雷公山区域特有品种，其品质优于白绒毛叶毛大丁草。

毛大丁草主要含有香豆素、萜类、豆甾醇、异紫花前胡内酯、熊果苷、苯乙酮等有机化合物。

香豆素多为简单香豆素，主要是4-羟基香豆素，如大丁苷元、大丁苷等。黄酮类化合物主要是黄酮苷等。

毛大丁草挥发油具有止咳化痰、清热解毒、清咽利喉和抗肿瘤的作用。

毛大丁草的醇提取物具有抗肿瘤的作用。

毛大丁草的水提取物及多糖具有抗肿瘤与免疫保护的作用。

（二）河北木蓝

木蓝属植物品种繁多，全世界就有700多种。其中，河北木蓝是苗族人民长期作为制造酒曲的原料，也是常用的苗药植物。

木蓝属植物含有硝基丙酰基类、黄酮及其衍生物类、酚酸类、三萜类、二萜类、生物碱类等多种类型的化合物。其中，硝基丙酰基类化合物主要包括3-

硝基丙酸、3-硝基丙酰基吡喃葡萄糖等。黄酮及其衍生物类主要包括黄酮苷、甘草苷元等。萜类化合物主要包括羽扇豆醇、松香烷基二萜等。

根据现代药理实验研究证明，木蓝属植物的二萜类化合物具有消炎抑菌的作用，有清热解毒、清咽利喉的功效。黄酮类成分则通过降低血脂从而在降低心血管疾病的风险方面表现出重要的作用。木蓝的乙醇提取物对肝癌具有化学预防作用。

三、苗族制曲用主要草本植物对人体保健作用的探讨

从酿造工艺看到，苗家草本曲米酒是有别于其他酒的。首先，它是用草本植物制造酒曲，不同于一般市售单一用麦麸制造的酒曲；其次，它是经过蒸馏而得，不同于黄酒等通过酒醪过滤得到的酒；第三，它实质上已经掺入了一些植物的有效成分，但不是用药材直接泡在酒中溶解得到，而是从酒曲中带入的，它既不同于董酒或劲酒，更不同于其他药材泡制酒，它具有一种淡雅的草本香味，却没有浓烈的中药味，也不像市售麦麸酒曲酿造的米酒那般辛辣冲鼻子，说明苗家草本曲米酒具有独特的风格，具有它自己的独立性。

（一）草本酒曲中化学成分的走向与流程

在苗族酿酒工艺中，利用草本植物制造成曲，然后用该曲酿酒，经过蒸馏和冷凝得到清亮透彻的米酒。由此可见，草本酒曲中的化学成分是分两条流程走的，轻组分（指沸点低于100℃以下的组分）从汽相经过冷凝到液体米酒中，重组分（指沸点高于100℃以上的组分）则留在残液中，与酒糟一起排出。

这些轻组分的化学成分包括两个方面的组分，一是从草本植物带入的，二是发酵过程中新产生的。

（二）能够进入酒的化学成分、定性分析及保健作用

对于从酒曲带来并进入米酒中的这些轻组分而言，其母体草本植物不仅仅是为了保健作用而加入，更主要的是为了利用它一些高效的抑菌和提香功能。在制造酒曲时草本植物只占到2.0%～5.0%的比例，在拌粮时酒曲的添加也只占到0.5%～2.0%的比例，并且，草本植物的一些化学成分也只占到它自身质量的2.0%左右，再加上蒸馏时分流而走，并且只取50%左右的酒，由此估算，草本植物的化学成分在米酒中的含量非常非常低，一般都在ppm级以下。这方面目前还没有相关机构和专业人员做更深入细致的研究，我们还需尽快弥补这个研究空白，这对传承苗族米酒酿造技艺和发展苗族米酒产业大有好处。

从相关研究结果看，毛大丁草的轻组分是一些挥发性油，成分主要是萜类物质，如异戊二烯、α-蛇床烯、α-愈创烯、β-石竹烯、氧化石竹烯、β-马

兰烯、绿叶烯、紫罗兰酮等等，共有几十种。这部分萜类物质的主要保健功能是止咳化痰、清咽利喉、清热解毒和抗肿瘤。

河北木蓝中的轻组分是二萜类化合物，具消炎抑菌作用，有清热解毒、清咽利喉的功效，还有一部分是黄酮类物质，主要起到降低心血管疾病的作用。

（三）新产生的有毒物质分析

新产生的有毒物质主要是杂醇油物质，是粮食在发酵过程中反应生成的，包括甲醇、丁醇、戊醇、异戊醇等，甲醇的毒性为乙醇的30倍，异戊醇的毒性为乙醇的19倍。还有醛类物质，包括乙醛、乙缩醛、糖醛等。乙醛的毒性是乙醇的10倍，糖醛的毒性为乙醇的83倍。由此可见，饮料酒中的杂醇和醛类物质，均比乙醇的毒性大得多，一旦饮用了杂醇和醛含量高的酒，就会出现头疼症状。

这些杂醇油和醛类物质，往往是沸点极低的轻组分和沸点较高的重组分物质，只要采用上好的酒曲，严格发酵工艺控制，就不会大量产生，在蒸馏时采用"掐头去尾"的办法一般可以达到国际质量标准。

（四）带入毒性物质及安全性分析

毛大丁草：根据对小动物喂食毛大丁草的实验结果，毛大丁草不具有毒性。

河北木蓝：查阅相关资料，未发现河北木蓝具有毒性的记载。但是，由于木蓝属植物种类烦多，而且非常相似，如果误用其他木蓝代替，则可能显示一定的不良反应。

（五）关于配伍的分析

苗族草本酒曲常用的植物有8种，一般不超过15种。按传统中药配伍理论分析，未发现有冲突现象。但是，如果使用太多的植物入曲的话，就不能保证是否会有冲突。笔者认为，就酒曲行业而言，在满足品质最低需要的前提下，宜少不宜多。

（六）饮用草本曲米酒的保健作用探讨

苗族草本曲米酒经历了上千年的传承，未曾出现否定性的案例，证明它是经受住了历史的检验的，因此，它应是科学的，也是安全的。

因其独特而科学的制曲配方和蒸馏工艺流程，一些苦涩和有毒的重组分被分流和分离掉了（与酒糟一起排出），其米酒品质得到了保证。而一些具有保健功能的轻组分则进入到成品米酒中，因此，经常适量饮用就具有良好的止咳化痰、清咽利喉、清热解毒、预防心血管疾病和抗肿瘤等保健作用。

苗家草本曲米酒酿造技艺是苗族前人智慧的结晶，给人类做出重要贡献，用其酿造的米酒，千百年来一直受到苗族人民的喜爱，不仅仅是因为酒的品质好，其良好的保健作用也是一个重要原因。苗家草本曲米酒已经成为苗族饮食文化中不可忽视的一部分，更升格成为一种精神、一种灵魂，深深植根于每一个苗族人民的心中。

参考文献：

[1]赵富伟，姚瑶，唐秀俊等.贵州雷公山地区苗族的酒曲植物［J］.植物分类与资源学报，2014，（2）.

[2]唐秀俊，杨瑛羚.雷公山地区苗族传统酒曲植物调查初报［J］.贵州林业科技，2016，（4）.

[3]唐小江.毛大丁草的化学成分及药理作用研究［D］.广州：中山大学博士学位论文，2003.

[4]肖瑛，丁怡，等.毛大丁草的化学成分及药理作用研究［D］.中国协和医科大学硕士学位论文.

[5]邸丽芝、李春正，等.药用植物花木蓝化学成分研究［D］.天津大学硕士学位论文.

[6]杨立勇，梁光利，张永萍.毛大丁草化学及药理研究进展［J］.贵阳中医学院学报，2011，（1）.

作者简介：李国元，男，苗族，雷山县苗家草本曲酒业公司经理、高级工程师。

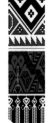

人体发病的根源：毒和堵

全先海

上古医家曰"身上只有两病：毒和堵！"人体的毒其实不过是体内多余的垃圾，来源主要有两个：其一是食物消化、吸收后产生的代谢废物滞留；其二是环境中得来的各种污染在体内的沉积。

一、人体的毒

毒素沉积在心脏：心肌梗死、冠心病、心律不齐。
毒素沉积在肝胆：胆结石、胆囊炎、脂肪肝、酒精肝、肝硬化、肝癌。
毒素沉积在肠胃：胃炎、胃溃疡、便秘、痔疮、肠炎、肠癌。
毒素沉积在神经：反应迟钝、烦躁易怒、失眠。
毒素沉积在肺：肺气肿、肺炎、肺结核、肺癌。
毒素沉积在胰脏：糖尿病、胰腺炎、肥胖。
毒素沉积在肾脏：肾炎、肾结石、尿毒症。
毒素沉积在盆腔：子宫肌瘤、卵巢囊肿、宫颈癌、卵巢癌。
毒素沉积在血管：高血压、高血脂、动脉硬化、静脉曲张。

二、人体的堵

《黄帝内经》有载痛则不通，通则不痛。血管堵了叫微循环障碍。
堵在心脏叫梗。
堵在毛细血管叫瘤。
堵在肝脏叫肿瘤。
堵在子宫叫肌瘤。
堵在乳腺叫增生。
堵在甲状腺叫结节。

堵在脸上叫痤疮。

堵在皮肤叫疙瘩。

堵在腿上叫曲张。

堵在黏膜叫囊肿。

堵在颈部叫颈椎病。

身体不好，是先补还是先疏通？抑或排毒？

现代人，不缺补，缺疏通！老祖宗说，进出平衡，才是健康之本！

进补不疏通，虚不受补，是因为毒素太多了，影响人体的营养吸收。就像房间里面堆满了垃圾，这时即使搬进来一套高档家具、豪华沙发，但房间里依然有垃圾，到处脏兮兮。现在的人谈到养生，总有个误区，认为吃这个，补那个，然而想要身体好，首先解决疏通的问题，而不是补的问题！

三、刮疏通堵

（一）刮痧补虚祛寒

刮痧最好使的工具是刮痧板，再配上一瓶刮痧油，就全了。有人觉得刮痧只适合热症、实症，这真是"千古奇冤"。其实，刮痧补虚祛寒的效果更妙。某人感冒发高烧，这时有人说，刮刮痧，去去火，于是就在后背膀胱经刮痧，痧一出，火就散了，大家认为是泻火了，其实是用体内的积热把后背的风寒赶走了，所以应该说是祛寒了。说祛火呢也对，但不是你所理解的那种光热无寒的火。刮痧最善补虚，但补的不是气血两虚的虚，而是因瘀而虚的虚。举个例子，有个患者的右手腕不知为什么一点劲儿都没有，甚至拿不起书包，手指还总是发麻。到医院，医生说可能是颈椎或者是脑神经的问题。可核磁共振都查了，也查不出个原因。于是去找了位中医专家帮忙诊治，专家说："手发麻说明气脉是通的，只是气至血未至。"手腕部缺少气血，怎么能有力量呢？但他本人并不是气血很弱的人，所以必有阻塞之处。专家于是在他的右臂上仔细查找，发现他肘部天井穴上方有一点按下去痛不可忍，已经形成了一个硬结。他说，这地方两个月前踢球时曾摔伤过，当时没管它，疼了三天就不疼了，没想到变成了瘀滞。专家在他的痛点及整个三焦经刮痧，当刮到接近手腕的时候，手已经运动自如了。

（二）身体弱者，需先培补气血

如果你身体太弱，还是要先培补一下气血再刮，否则是不出痧的。一定要清楚，痧不是你用刮板刮出来的，而是体内的气血顶出来的。所以当我们用力刮也不出痧的时候，那就是体内的气血没顶到那里。

（三）刮痧的实质

有人说，出痧就是人为地造成了血管的损伤，是毛细血管的破裂。其实，刮痧是将粘着在血管壁的瘀血清除到血管外，然后再经血液重新吸收入血管，经过全身的循环，将刮出的废物从尿液排出。值得一提的是，将血管壁的瘀血清除以保持血管的弹性和空间不会变小，也是西医的梦想，但是西医无法可施，或是说施不得法，只能用扩张血管的药或抗凝剂来保持管道通畅，从而来保障供血。为了不确定的瘀血而使整个血管的血液都被抗凝，这注定要改变血液的正常成分，并人为地造成易出血症状，甚至造成血管壁失去弹性而变硬。这就好比是我们家的白墙上有一个黑点，我们只要用湿布一擦就掉了，可我们却找来了高压水枪，把整个房间都冲刷一遍，搞得是墙皮脱落、房屋损毁，真是得不偿失呀！我们小小的刮痧板却能轻易地解决血管的瘀血，这可是世界医学难题，你不觉得这很奇妙吗？消灭苍蝇，一只苍蝇拍就够了，那些洋枪大炮都派不上用场。你愿意为了消灭屋里的一只苍蝇而用大炮把你家炸平吗？可我们在医院里却经常上演着这一幕而不知不觉，或无可奈何。

说了半天，那么什么时候该刮痧呢？刮痧因为擅长补虚祛寒，所以身体内有寒气，有血瘀的时候，最好使用刮痧的方法来解决。怎样刮痧？刮痧要顺着经络刮，最好是从上到下，这样比较顺手；刮板和皮肤保持45度以下的锐角，比较不痛。刮痧时最好能用上腰劲，这样会很省力。其实，自己去体会，手法是最容易掌握的。仍然会有些人心存顾虑：刮痧会不会有什么副作用呀？这小心是对的，下面的人群是不适合刮痧的。

1. 心脏功能弱的人很容易晕倒，尤其是坐着刮时更容易出现这个问题，一般会有心慌、头晕、恶心的症状。

2. 气血很虚弱的重病人不要刮，会白白耗费他的气血，这样的人刮出的瘀血不会被带走，出来的痧很久都下不去。

3. 有皮肤病的人也先别刮，因为不知皮肤病的来龙去脉，有时会把内毒引出来却排泄不掉。

4. 孕妇不要刮，安全第一。

5. 癌症病人也不建议刮，会出现许多不可预知的问题。

6. 对于有出血倾向的人来说，刮痧是双刃剑，特效和危险并存，没搞清病因情况下也别刮。

7. 6岁以下的小孩先别刮，可用捏脊替代。

8. 血压很高的人也先别刮。尽管刮痧对于高血压有特效，但特效的东西都不是平安药，如果不能确保安全，还是先回避风险吧！

总之，刮痧会加速血液循环，对心脏是很好的锻炼，作为防病来用，安全有效。

四、拍出五脏毒素

拍出五脏毒素首先要了解五脏藏毒位置和表象。《黄帝内经》原文"肺心有邪，其气留于两肘；肝有邪，其气留于两腋；脾有邪，其气留于两髀；肾有邪，其气留于两腘。"

肝主疏泄可以体现为：

肝和情绪有关，肝气宜舒畅条达，如因为情绪不好，就可能产生肝气郁结，这是肝病表现为疏泄功能受影响的最常见的一种病症。

与消化机能有关，脾的运化，脾气的散精作用和胆汁的排泄，均有赖于肝气的疏泄作用。

与某些疼痛症状有关，"通则不痛"，肝气郁滞可以影响气血的流通而产生疼痛，如肝病胁痛、肝胃气痛等。

与妇女月经有关，因为"肝藏血"和"胞宫"（子宫），又有经脉联系，如肝疏泄失调，可能产生月经不调等症候。

肝在体合筋是指肌腱、韧带和筋膜出现病变，血不养筋，关节活动不利，易于疲劳或肢体麻木，屈伸不利，手足震颤。

五、心主神明

心为人体五脏六腑的首领，是生命活动的原动力，心神主持协调管理人体的生命活动和精神意识。

心在志为喜，喜可使气血流通、肌肉放松，益于恢复身体疲劳。过喜则神伤，损伤心气。

心在体合脉，是指全身的血脉统属于心，即心主血脉。其华在面，是说心的生理功能正常与否，可以反映于面部的色泽变化。若心气旺盛，血脉充盈，则面部红润有泽；如心的阳气虚损不足，则可见面色白甚或滞暗；若心血虚少，则可见面色苍白无华；心血瘀阻，则可见面色青紫等。

舌头溃疡。中医认为舌和心脏的关系最为密切，所以溃疡长在舌头上，通常认为是心脏有内火，或是火毒。

额头长痘。额头是心脏管辖的一个区域，心火旺盛成为火毒时，就会出现很多痘痘。

失眠，心悸。心脏处于不停地工作中，当火毒停留于心而无法排除时，睡眠不会安稳。

胸闷或刺痛。心脏内出现瘀血也是一种毒素，就像是在公路上堵车，轻一些的是胸闷，重一些的则会出现刺痛。

六、脾主运化

运化包括两个方面：一是运化精微，从饮食中吸收营养物质，使其输布于五脏六腑各器官组织。一是运化水湿，配合肺、肾、膀胱等脏腑，维持水液代谢的平衡。运化失调则腹胀，食欲不振，大便溏烂，疲倦，消瘦，湿症、痰症、饮症，甚至水肿。

脾在志为思，思虑过度，出现气结，气滞而不思饮食，头目眩晕，脘腹胀满。脾在液为涎，涎为口津，是口腔中分泌的唾液中较清稀的部分，有保护口腔黏膜、润泽口腔的作用，在进食时分泌较多，有助于食物的吞咽和帮助消化的生理功能。在正常情况下，涎液上行于口，但不溢出于口外。若脾胃不和，则往往可导致涎液分泌的急剧增加，从而发生口涎自出等现象，故说脾在液为涎。

脾在体合肌肉，主四肢，人体的四肢、肌肉，均需要脾胃运化来的水谷精微的充养。只有脾气健运，气血生化有源，周身肌肉才能得到水谷精微的充养，从而保持肌肉丰满，壮健有力。若脾失健运，气血化源不足，肌肉失养，则可致肌肉瘦削或萎软、倦怠无力，甚至不用。

面部长色斑。长斑的女性通常消化系统能力弱一些。

白带过多。脾主管体内排湿，如果湿气过多，超出了脾的能力，就会出现体内湿气过盛，白带增多是其中的一个体现。

脂肪堆积。脂肪在中医里另有一个名字：痰湿。痰湿是由于脾的消化功能不佳，不能及时把垃圾毒素排出体外而产生的。有效的减肥必须围绕恢复脾胃正常代谢痰湿的主题来做，否则就会反弹。

口气明显，唇周长痘或溃疡。口唇周围都属于脾，当脾中的毒素无法排出体外，蓄积的毒素就要找机会从这些地方爆发出来。

七、肺主气

通过肺的呼吸，吸入自然界的清气，呼出体内的浊气，以实现体内外气体的交换。肺不断地进行体内外气体交换，吐故纳新，促进了宗气的生成，并调着气机，从而保证了人体新陈代谢的正常进行。

皮肤呈锈色，晦暗。肺主皮肤和毛孔，皮肤是否润泽、白皙，都要依靠肺的功能调理。当肺中毒素比较多时，毒素会随着肺的作用沉积到皮肤上，使肤色看起来没有光泽。

便秘。肺与大肠相表里，当上面肺脏有毒素时，下面肠道内也会有不正常淤积，就出现了便秘。

多愁善感，容易悲伤。毒素在肺，会干扰肺内的气血运行，使得肺脏不能正常舒畅胸中的闷气，被压抑得多愁善感起来。

八、肾——先天之本，百病之源

肾对于精气具有闭藏作用。肾对于精气之闭藏，主要是为精气在体内充分发挥其应有效应创造良好条件，不使精气无故流失，从而影响机体的生长、发育和生殖能力。肾精亏损：生殖机能减退，如男子阳痿、早泄、遗精，女子月经不调，无性欲，易衰老，重则不孕不育。"人二十者，四日一泄；三十者，八日一泄；四十者，十六日一泄；年五十者，二十一日一泄；年六十者，一月一泄"。

月经量少，或经期短，颜色暗。月经的产生和消失，都是肾功能是否旺盛的表现，如果肾脏中有很多毒素，经血就会减少。

水肿。肾脏管理体内的液体运行，肾脏堆积毒素后，排出多余液体的能力降低，就出现了水肿。

下颌长痘。脸部下颌部位由肾管辖，肾的排毒不足，多余的毒素会表现在下颌部位。

容易疲倦。身体内的毒素消耗了肾的能量，肾脏提供的能量减少，于是出现体倦，神疲思睡，四肢无力。

了解了五脏藏毒的位置和表现就可巧用外治——拍法养生治病。

作者简介：全先海，雷山县中药办副主任。

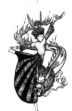

学术理论篇

再谈传统苗族医药

白跃东

摘要：本文从文化的角度对传统苗族医药进行介绍，有一些新的见解。

关键词：苗族；医药

苗族医药源远流长，苗族地区大多数居民都能识别若干味草药，每座苗寨都有几位医术精湛品德高尚的相壤挝（苗语，苗族草药医生）。这些苗族医生给别人治病基本是无偿的，只是病人康复后才象征性地收一点礼性。居住在农村的广大苗族医生大多行事低调，不会吹嘘自己如何如何高明，与时下社会上医疗广告泛滥形成鲜明对比，这是他们的美德之一。

在苗族人民的心目中，草药是神圣的，它主要体现在五个方面。一、学习苗族医药的人必须品德高尚，尊重苗药遵守相关礼节。二、学习苗族医药必须经前辈亲自面授后才能使用。如果偶然知道别人的药方也不能使用，淳朴的苗族同胞认为那样使用不灵验，甚至会遭到报应。所以在苗族地区，剽窃他人药方，侵犯他人知识产权的现象很少发生，不过这也是导致某些药方失传的一个重要原因。三、上山采药时把三粒大米洒到即将要采的药上，采药时默念若干代药师的名字即："洒溜相陆某某传予洒溜相陆某某……现在传给了我。"然后对即将要采的药说："今天请你去普度众生，治病救人，患者使用后身体得到康复。"四、采药回家时不随意把药放在地下，而是放在高一点的地方或器物中，这样做对草药才算尊重。五、切药时，药渣不随意掉到地上，煎药时药液不能掉到地上。服药后，药渣要妥善管理，停药后，连同香纸藏到大树脚和岩崖下，不允许药渣与人类粪便接触。

苗族人民对苗药如此尊重是对大自然的一种感恩，也是一种原始崇拜，是苗族文化的重要组成部分。遗憾的是，正因为苗族同胞认为苗药是神圣的，在一定程度上却制约了苗族医药的传承。苗族同胞认为行医必须"雅巴察"，即不能错，要求配药要小心，杜绝医疗事故，更强调处理药渣时必须严格遵守相关礼节，否则药师会遭到一些报应。这样有的人就不愿学习传统苗族医药。在我的家乡，有一位女苗医在治疗骨折和妇科疾病方面很有经验。因我与她交情很深，她说她的母亲告诉她，行医最担心有的病人处理药渣不当，会报应到自己身上。而这位苗医的内侄，一个21世纪出任村党支部书记的青年告诉我，他不想学习祖传医药的原因也是如此。

当然苗族医药具有深厚的群众基础，不仅大多数居民能识别草药，且也都在使用草药，对它有深厚的感情。作为苗族医药主要传承人的苗医们深受尊重与爱戴，人们把苗医们称为相壤挝。"相"在苗语是"师"或"技术精英"的意思，"壤挝"是草药，"相壤挝"的意思就是在医药领域造诣很深的人，苗族同胞认为苗医行医是救苦救难修阴积德。当病人通过苗医治疗康复后往往赠送给苗医一份糯米饭、一只鸡或几条鱼、几斤酒。这是农耕民族的苗族人民心目中最好的礼物。

苗族地区有丰富的草药资源，而这些草药大多都有自己的苗语名称。智慧的苗族同胞是通过以下几种方式给草药命名的。一、把寄生植物取名为"秋"。寄生在什么植物身上就命名为秋什么。如把杉寄生取名为秋豆机，把枫寄生取名秋豆卯。花椒寄生则名为秋豆梭。二、以其主要功效来命名。如透骨香的苗语名称是"醉空""阿努醉空"。在苗语中"醉"指果子，"阿努"指叶子，而"空"是指消化特好特快。在苗族地区，人们常用透骨香治疗消化不良。如南布正的苗名是"佳那琥"，"佳"是药的意思，而"那琥"是头昏的意思。因在传统中苗族人民常用它来治疗头昏，故有此称谓。三、根据植物的形态，颜色来命名。乌韭的苗语名称是"莴阿德南"，"阿德"指尾巴，"南"指鱼。"莴阿德南"的意思就是鱼尾巴草。因为乌韭长得像鱼的尾巴。如把海金沙称为"便莴陡"，在苗语里"便"指藤，"陡"指铜或铜色，因为海金沙茎藤之颜色为铜黄色。如三角枫的苗语名称是"莴拜跟"，"拜跟"指三角形，因三角枫的叶子是三角形，故苗语称之为"莴拜跟"。四、根据植物的性味来命名。如把苦瓜称为"辉依"，在苗语中，"依"是苦的意思。因苦瓜味苦，故称为"辉依"。虎杖的苗名是"莴曲嘎"，在苗语中"曲嘎"是酸的意思。因虎杖的味很酸，因此得名。五、根据其生长环境来命名。如头花蓼，其苗名为"莴福耶"，"福耶"的意思是岩石的外表。头花蓼多生长在有岩石的地方，故名"莴福耶"。地苦胆的苗语名称是"佳九赏"，"九赏"的意译为九层，有时又代表多层。地苦胆的主要药用部分块根是生长在地下很深的地方，要一层层地挖掘才能采到。六、根据植物的大小，叶子形状的钝或锐来区分公母，又称为"辈"和"迷"。了解苗药的命名方式对于学习苗药使用苗药具有很大的价值。

苗族医药还有以下一些特征：一是大多以白酒为引子。在用药期间少食茶和酸菜酸汤。二是使用的药物大是鲜药，就地取材。大多系野生，也有一部分是栽培，但仅限于资源稀少的药种。所以不仅疗效好，其医疗成本也远远低于现代医学。三是治病使用的药物味数少，三至五味居多，单方药占有相当比例。四是疗效快，副作用少。苗医行医的过程中很少发生医疗事故。五是以热病用冷药，冷病用热药为用药原则。治疗慢性疾病一周左右不见效就改药方，治疗急性疾病一两天不见效就改药方。由于传统苗族医药具有这些特征，实用性很强，直至今天仍然发挥着非同寻常的作用，是宝贵的财富。但是现在传统苗族医药事业却处境尴尬，一方面由于体制原因广大苗族医生不能合法行医，另一方面境外药商千方百计剽窃我们的良方，经过深加工然后高价卖给国内同胞，让人痛心疾首。

苗族医药是不断发展的。1998年，我在一个极其偶然的情况下，发现自家祖传跌打药具有很好的醒脑补脑功效。多年来，用它来治疗脑萎缩和脑创伤效果很好。医学书籍从未提及该药具有此方面的功效。2008年，我和同事在用一味祖传清热解毒药做医疗实践时发现，该药还具有消食健胃，补肾壮阳，醒脑益智，润肠通便的功效。医学书籍对此药没有任何记载，也很少有药师识别此药。

苗族医药有历史渊源和群众基础。它有神秘的一面，但又具有科学性和实用性。研究苗族医药对于研究苗族历史文化有很高的学术价值。认真挖掘和开发是解决当今看病难看病贵的有效途径。让我们共同努力，谱写人类医学史上的新篇章。

作者简介：白跃东，男，雷山县非物质文化遗产保护中心副主任。

苗医药辞

李国章　　侯天江　　张兴跃

采药辞

采集植物药，按照祖先的传统做法，首先向植物根茎部撒一把稻米，然后念诵采药辞：

健壮健美的药主，你在月亮的荫护下生出，你在太阳的照耀下成长。吸天地母亲之乳汁，纳太阳月亮之精华，集阴阳之归藏，解疾病之原因，消疾病之机理，化疾病之转变，你生存于自然界，执着要为人类治病。

今天是吉日，现时是良辰。我要稻米请，要你去救人。你高兴也得去，不高兴也得去。要你去治什么病，就能痊愈什么病；要你去治什么部位，就能康复什么部位。使病人身体健康，还病人长寿命运。实现你药主的自然夙愿！成就你药主的天理恩德！

念诵完毕，即行采药。

用药辞

病人家请药师去治病，药师采得药后可直接交送来人，但通常是直接送到病人家去。在给病人用药前，病人家杀只大红公鸡，把煮好的鸡肉与酒饭，分别拈放在地上草药前，念诵用药辞：

Dail jab niangb vangx vud,	你是山中药，
Mangx niangb dliel det sait,	居住森林间，
Wil dios dail bib yenx,	我是三寅生，
Wil dios dail bib yel,	又逢三酉时，
Ed jab lol wix diux,	采药进村庄，
Ed jab lol sos zaid,	采药来到屋，

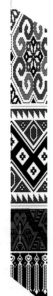

Xangf nongd wil baib mongl.	现在我送去。
Jab mongl dliuk naix mongb,	药呀去救人,
Jus bob nenx ghax lal,	一敷伤就好,
Jus hek nenx ghax vut.	一吞病就愈。
Nenx lal mongl ghab diub,	病人全身健,
Nenx hvent sos jox jib.	体温回正常。
Nenx jit vangx ghangb lob,	他上山有劲,
Jit bil nongf ghangb jod,	下山脚有力,
Ait gheb seix nongf hxangd,	干活收成好,
Dat ghongd sal nongf gos.	狩猎获猎物。
Nongx seix nongf nongx ghangb,	吃饭很香嘴,
Hek sal nongf hek dliut,	喝水甜如蜜,
Mongl niangb lul jangx dlas.	健康得长寿。

送药辞

病人用药治病痊愈以后，择吉日带一只大公鸡、一升糯米饭等礼品和用过的草药渣包退送到药师家。在将药渣包送到岩缝洞、树脚洞弃置前，药师点香焚纸并把煮好的鸡肉与酒饭，分别拈放在地上，念诵送药辞：

Dail ghet det hfud vangx,	高山树公公,
Dail wuk vob hfud vud,	森林菜奶奶,
Mangx niangb dliul vangx vud,	你们住峻岭,
Mangx nongx dol eb dat,	你们吞露珠,
Mangx hek dol bongt jent.	你们饮山风。
Jef jangx dail jab lul,	长成好药材,
Lol dios us qix jab.	变成启奶药。
Dlut mangx lol wix diux,	挖你来到家,
Dex mangx lol sos zaid.	扯你到屋头。
Dad mangx dliuk naix jub,	用你去救病,
Dliuk dail dail seix vut.	救好无数人。
Vut mongl dol diongx hniongb,	腑器都能治,
Lal mongl dol hfud nais.	脏官能医愈。
Hsuk mongl dol ghab hsangb,	结痂如未伤,
Ngas mongl dol bax dlid.	肌体无伤疤。

Xangf nongd diangd mangx,	病家来退药，
Dol ghet ghaib det,	高山树公公，
Dol wuk ghaib vob.	森林菜奶奶，
Dliuk nenx laib bib qongd,	救活人三间，
Laib diux sal bib jik,	每间又三隔，
Zaid sal nongf niangb wangb,	他家房亮堂，
Diux seix nongf niangb wongs.	他门庭闪光。
Xangf nongd baib mangx nongx,	放手抓肉吃，
Zat jud diot mangx hek.	倒酒给你喝。
Dub mangx diux zaid vib,	把你放崖屋，
Dliat diot vangl zaid det.	让你住树穴。
Mangx lob nongf mongl jangd,	双腿弯弯坐，
Bil nongf mongl diangd bes.	两手紧紧抱。

采药辞系2015年6月22日李国章、侯天江采访李智口述录音，张兴跃翻译。用药辞、送药辞系2016年7月7日李国章、侯天江采访乌东杨昌林讲述录音，张兴跃记译。

敬畏：苗族社会的疾病认知与防治和苗族医药研究

——基于剑河县屯州村的田野调查报告

余小灵

摘要： 疾病自各物种的产生而出现；人类对疾病的认知是人类在生活实践中总结出来的一套独特的思考方式和认知范式。疾病认知是疾病防治的基础，苗族人民为了与疾病斗争而产生了独特的苗族医药。苗族是世界十大最古老的民族之一，其对疾病的认知与防治和对苗族医药的总结独具特色。对苗族社会的疾病认知与防治和苗族医药的研究，有利于对苗族人民世界观的理解，对苗族人民思考方式以及思维方式的理解。

关键词： 敬畏；苗族社会；疾病认知与防治；苗族医药；屯州村

一、田野点简介

屯州村，位于剑河县革东镇北部，坐北朝南，依山而居，地处八郎古生物化石群遗址腹地，距镇政府所在地（县城）5公里。原属于台江县管辖，后因剑河县城搬迁至革东，遂属剑河管辖。全村辖有4个村民小组，214户709人，有张、唐、万3个姓氏，其中以张姓为主，占总户数的98.5%，唐姓6户，万姓4户，苗族户数100%，均用苗语交流。屯州村原是无名之地，屯州现址南面山上有一寨子名为"屯州"，此寨子搬走后便借用该地地名为名。在苗语中"屯"为团结，"州"则属寒冷、凉爽之意。自先祖你秀从台江县施洞镇四新村迁至此，发展已有230余年，养育了10代人。

二、疾病认知与防治

（一）疾病认知

屯州村民对于疾病的认知是从传统认知到科学认识的一个过程，传统认知认为，人的疾病都与神灵有关，包括自身疾病、遗传疾病以及意外造成的伤害。他们认为，如果祖先神灵没有发挥对家庭的保护作用，那么这个家庭就容易患上疾病或者在外会容易发生意想不到的伤害，把这种疾病伤害归因为祖先神灵未对疾病产生防范作用，而这种是由于后人对先祖的不善所造成的。如：在某些方面得罪了先祖，这种得罪一般表现为不祭奉先祖、先祖安葬之地或家庭居住地风水不善导致神灵不适等。

科学认知是随着科技的发展、药物的普及，医院的建设，人们对科学性和保障性治疗意识的提高而形成的科学疾病认识。除此之外，村民大多处于传统疾病认知与科学认识相结合的状态之下，这类认知在屯州村表现最为明显，其中科学认识之下对传统认知也表示赞同，另一方面又对两种治疗方式都持有怀疑的态度。

（二）疾病防治

屯州村民对于疾病的防治意识防治观念是基于对疾病认知上的一种防治方式的选择，换言之，屯州村民认为导致疾病发生的原因不同，他们会根据他们的认知而选择相应的治疗方式。在传统认知观念的引导下，患病者或其亲属会选择宗教方式为患者治疗，这方面主要表现在请先生（鬼师）做法事驱除病魔上，但是随着科学疾病认知的提高，这种治疗方式在屯州表现得少之又少。在科学认知意识的引导下，患者会选择到现代医院就医，若医院西药无法治疗，则会选择回家服用中药。持有传统疾病认知与科学认识相结合者，治疗方式较为丰富多样，他们首先会选择到医院进行科学检查治疗，也会在家中找先生（鬼师）为其治疗，这两种顺序可以相互转换，选择前者的防治方式相对较多，两者也可以是同时进行，这种选择方式也会使用传统医药（中药）治疗。但在选择药物治疗的一般情况下，中西药是不能同时服用，因为中西药之间会产生不良的反应，这是屯州村民对药物使用的科学认识。

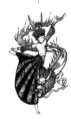

三、屯州医药

（一）屯州村医师医药及其传承方式

屯州医药种类繁多，其中具有代表性的有张德彪的淋巴结（癌）、皮肤癌、肝癌苗药，张德光的关节疼痛、风湿骨痛苗药。张德彪的淋巴结（癌）、皮肤癌、肝癌苗药是以口服方式治疗，张德光的关节疼痛、风湿骨病苗药是以

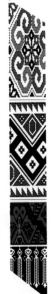

外敷治疗。药物原料取材多样丰富，涉及动物、植物以及矿物等方方面面。在动物取材上，相传在古代旧社会中有取死亡的人且必须是到山上简单火葬处理的人的一节小骨头，拿回燃烧成白色粉末，是用作接骨的良方，但在屯州苗区原始宗教、鬼神观念盛行的村落，这种方法自然得不到广泛的使用，现代的当地人只知晓这个方法，但并不用于实际治疗中。此外，钟乳石含有较多的钙元素，也作为接骨的良药，当地人会到石洞里取一块正在生长的钟乳石，敲碎形成粉末，和正在发酵的酒曲一起使用，有助于骨头生长。屯州苗族医药以鲜为佳，有人生病需要治疗时，草药医师才到各处地方寻找药材。屯州村知晓医药的人较多，传承方式不一，大多以师徒传承、口头传承以及不自觉的自身习得或经验总结为主。

（二）屯州村苗族医药禁忌

屯州村民懂医之人较多，但懂医之人并不将行医治病作为家庭生计来源。换言之，屯州村懂医之人不会将自己的本领转换为商业目的，救人的圈子大多局限于亲戚朋友的范围之内，这是出于屯州懂医之人在自身保护之下的一种防御意识。在屯州某些苗药上，某些药材必须满一定年龄的医师才有资格去触碰，如果没有满足年龄要求而为之，则会给自身或自家带来疾病灾难。在治疗骨折和被虫蛇咬伤的药物上，一般人是不能随意开药的，就算知道该药材的功效以及治疗方式的懂医之人都不能随便为病人开药，开药之人必须之前受过类似伤害，比如之前出现过骨折或有被虫蛇咬伤的经历才能为病人开相应药方。当地有一个案例，有一个孩子想学习和继承父亲的毒蛇咬伤药，父亲不愿，于是抓来一条毒蛇，说先被它（蛇）咬之后方可教你用药开药，孩子恐惧，于是不得传承。在当地的行医之人还有取药用药顺与不顺的说法，如果一户人家几代人用药为病人治疗的功效较好那则说顺，如果不顺者，随便用药为外人开药，不仅功效不现，还会给自身或族人带来灾病困惑。

作者简介：余小灵，男，苗族，贵州雷山人，青年人类学民族学学者、编辑，主要研究方向为文化人类学。

自然的赠予：苗族医师张名天的几点看法

张树发　余小灵

一、认识自然

俗话说："救人一命值千金。"中华传统医药是山川草水之秀气精灵，经过三皇五帝长时期核实，草木为人类的繁衍生存发挥了重要作用，人类离不开草木。我有幸能合伴终身感自豪，现已步入古稀之年，难忘草木恩情，为不辜负自然之赋予而编歌唱颂：

> 天有日月热寒分；地有山水硬软明。
> 人靠男女来生养；认识自然阴阳兴。
> 有命得钱钱为大；无命要钱终落空。
> 时间无价值多少；人丁兴旺各考评。
> 事情该做则去做；如不该做莫枉为。
> 做得不好白辛苦；等到学精无岁月。
> 但凡痴人性欲顽；未知福祸两相连。
> 福了便是祸端起；苦尽甘来为美谈。
> 鸟为食亡经典存；还有香耳内钩藏。
> 自然事物神奇转；明智理念常无忧。
> 这山莫念那山高；到了那山又如何。
> 天地规律运数定；谁能避过玄奥关。
> 自古人生都相同；区域教学有差别。
> 牢记不忘草木情；聪慧灵敏人之本。
> 民族医药细调研；明了自然做总结。
> 传统医药有传承；精选实用救济人。

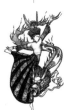

二、浅谈人与自然

人吃五谷养育身体，五谷是植物受自然界一年四季时令的节制，而人也一样受自然界春、夏、秋、冬五行运律制约。在医学上将人体五脏肝、心、脾肺、肾称作春肝、夏心、长夏脾、秋肺、冬肾，五行学说既木火土金水，自然天地长寿，人的生命有限，植物生定而人动，勤学好动之人属于动物，是高级智慧动物，自然界中没有人办不成的事，只有还没去办的事。在有限的生命里创造出无限的文字，文字无限长寿，为人在世要做事，先把事情来琢磨，哪怕是件困难事，也有解决的办法。五行学说的运转无穷，他们互相依存，互相制约，互相转化，互相为用，一切事物和现象发展的变化规律都离不开这五行。春生学习期20年，夏长实习期20年，长夏成应用期20年，秋收别类期20年，冬藏储遗期20年，因此有百年树人之说。

人有健康的身体才能兴旺发达，对人类最大的不利因素就是疾病，怎么预防和治疗是迫在眉睫的问题。我国在共产党的英明领导下，提倡群策群力，自然也是医药卫生工作者的神圣使命，病宜早检查，早发现，早治疗，有生必有克，这就是自然界的规律运数。

三、缘于自然

我用苗药行医和苗药做伴，年长日久懂得点苗药精髓，闲游民间治病救人，正是：微不足道细，精益求精明，疾病有药医，药到病痛除。凡人体五脏六腑疾病都有药医，根据社会需求，将家传秘方，浓缩为内服和外用两大类，内服可解毒，增强身体抵抗力，外用杀虫营养皮肤，省时简便，药品名为张氏苗药内服灵验除痛散和张氏苗药外用一抹宁等，内外结合，为你解除病痛之苦，各有说明用法和适应证，请按使用说明，就知怎么应用。

大家都知道，人在不断地总结经验和纠正错误中进步。每一种科学的进步与发展，都离不开前人的经验智慧，所以说我的苗药得以创新发展和传播传承离不开祖先们的实践经验。

四、自然苗药

苗族是一支多迁徙的民族，像红军长征一样艰难困苦，历史悲惨，在苦难的历程里，以无数生命为代价，换来疗伤治病的药，为本民族的生存和繁衍彰显能量，拯救生命。众所周知，世上最宝贵的东西就是生命，生命每人只有一次，而救命的药和生命关系密切并互相依存，所以话语常提"黄金有价药无价"。懂得是颗宝，不懂就是草，把女儿称为千金，把良方称为千金方，从而体现了苗药的存在价值。

如今中华民族大团结，在共产党的英明领导下，国强民富，文明和谐，生活条件优越，人口增多，需防疾治病的药量多，人民政府关心人民，实施群策群力方针，开放民族医药政策，苗药走向社会，为大众的健康服务，提高了苗药的知名度，深受大众欢迎，自然苗药得到了进一步的发展和弘扬。

加急揭秘广推荐，自然乳汁鲜草药。
单用能治人之病，本草无酸苦咸辛。
男女老幼都适应，私密传承至今朝。
逢时奉献大健康，拯救人命享荣誉。

（注：本文摘自张树发《闲游汇记汉苗话两语（重安方言）》文本内容。文本整理：余小灵。）

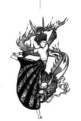

临床实践篇

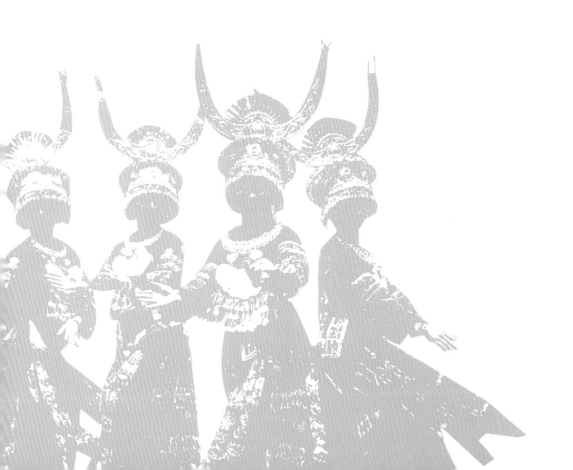

文氏苗医用药浅谈

文玉忠

本人祖上即为苗医，相传多代。本人自幼好学苗医，常常与父亲上山采药，对苗医药有些领悟，后到正规学校学习中医，掌握了一些辨证医治方法。以下是本人多年行医用药的总结，仅供大家参考。

一、病未传经先断其路，当外邪初入，及时驱出，使之不至传深入里。如：寒气之邪在体表时，急投解表，汗出即愈。

二、横暴之邪宣急驱来热凶猛，或传染性极强的时行疫疠。应急投重剂以驱除猛烈之邪，如：中暑昏版，不省人事，应急投重剂寒药，清热解暑。

三、断敌之粮，不致助邪蕴结。用药要对症，当汗则汗，当下则下，有瘀应破，有积要消。若用药不当，则支助其邪，延误病情，若体壮外感早用补药，则产生闭门留蔻，痢疾早期误用收涩，则更加腹满胀痛。

四、旧病未愈感新病，当重在治新病新感引动伏邪，旧病新病，同时出现，则重点放在治疗新病上面。如：素有支气管炎的病人又感冒风寒，应着重治外感，适当加以止咳平喘之药。

五、一病而分头治之，使邪首尾不顾。全面考虑，知己知彼，如：肺结核病人，在使用抗结核药的同时，参与补养类的营养药，以增强抗病力。

六、症杂则抓主症，在复杂的病情中视其主次抓住主要矛盾。如：肺源性心脏病在咳喘吐痰较长时，应先解决肺脏上的咳喘吐痰之症。

七、轻症不治太过，不要小题大做。如：伤风初起，只见头微痛，或时有咳嗽，只用轻微的解表药物就能解决，若用大剂量发汗，使邪乘虚而入，则变病百出。

八、虚人，扶正祛邪药不宜猛。要用药得当，不宜偏过，若其人身体虚，而扶正以祛邪，用党参、山药之类即可。若用人参、鹿茸之类反致留邪称之虚不受补。其人本来身体虚，脾胃功能就不足，倘若用大补之剂则加重了脾胃代偿功能，而不能完成消化任务，故反招其害。

九、实人，治不宜缓。临床用药要稳、准、狠，那些平素体质壮实的人，

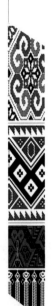

本来就不容易受邪，一旦生病，其邪定甚。故应急投重剂治之不能软手，更不能轻药小试，以免延误病情。

十、有什么病用什么药。药达病所，临症不要满河捞。如：感冒头痛，治感冒则头痛愈。痢疾腹痛，消炎止痢则腹痛愈。

十一、上取下，下取上，全面兼顾。从人体的整体观念出发，不要头痛医头、脚痛医脚，应详察病因，从整体出发，了解人体经络的上下联系。"病在上取之下，病在下取之上。"这是有实用价值的。

作者简介：文玉忠，男，苗族，苗医药省级非遗项目代表性传承人，雷山县苗医药学会会长。

苗药临床治疗骨结核

王治云

骨结核病以脊柱结核最多，髋关节结核列第二，膝关节结核列第三，其他关节相应较少。发病年龄以10岁以下儿童和青壮年为多见。总的发病情况男性多于女性。

【病理】 骨与关节结核多为血源性，好发部位在长骨端，多累及骨骺，并扩展至关节腔，除长骨外，脊椎的发病率也很高。在结核性肉芽组织有干枯样坏死。骨组织变化以溶骨为主，少有新骨形成，病程进展缓慢，病变可扩展至软组织，形成灰白色，变质性或半实质性的干枯样坏死，物质积聚在软组织内，无急性炎症表现，称为寒性脓肿。例如腰椎结核的病变开始是在椎体，以后侵袭椎间盘和邻近椎体，病变的椎体由于溶骨性破坏造成塌陷，腰椎向后成角畸形。当结核扩展到骨膜和邻近软组织时，则形成椎旁脓肿。若脓肿穿破后，可沿肌肉、血管和神经而扩散至远近。骨破坏可长期存在，愈合率较慢。结核原发病灶一般不在骨与关节，临床所见到的骨与关节结核几乎都是继发的，约90%发于肺部结核，结核杆菌由原发病灶到达骨与关节，绝大多数是通过血液，少数通过淋巴管，或由胸膜或淋巴结病灶直接蔓延到椎体边缘、肋骨或胸骨等处。通过原发病灶进入血液的结核杆菌形成大量的细菌栓子。这些菌栓通过血液串到全身各组织上去。其中绝大多数被机体的防御机制所灭，少数未被消灭的结核杆菌在有利的条件下开始繁殖，形成一些微小的病灶。但病灶被纤维组织所包围，病变呈静止状态。随着年龄的增长，有的机体免疫力的降低或其他不利因素的发生，如过劳、营养不良、跌打损伤后遗症及其他疾病等，至潜伏变口以重新活跃起来。潜伏的结核杆菌迅速繁殖，纤维组织包膜被突破，炎症病灶扩大或侵入新的区域形成病灶，临床出现症状，骨关节病灶能否形成，形成的时间，病灶的多少和范围，病灶的好发部位等都与结核杆菌的数量与毒力、病人的体质和免疫力、局部的解剖生理特殊性能有密切的关系。

我国卫生事业从新中国成立以来，发展到现在，就结核病而言，除用抗结核药物治疗和最先进的手术清除治疗、肢体切除治疗外，还没有更新的科学药

临床实践篇

物特效治疗法。因本人于1987年外出打工，当年11月不幸患上腰椎结核，经深圳、公明、松岗、沙井、宝安、丹寨等多家大医院医治，最后在黔南州医院手术治疗长达近7个小时，历经两个月仍无良效。本人原用抗结核较好的西药，如异烟肼、利福平、链霉素，对氨水杨酸、乙胺丁醇、卡那霉素，较少使用的有氨硫脲、乙硫异烟胺、紫霉素、环丝氨酸、吡嗪酰胺、卷曲霉素等，后又趋向将吡嗪酰胺与其他抗结核药物合并使用。因该药对细胞内结核杆菌有效，将其用量控制在每日1.5～2.5g以内，对肝脏影响不大，已用近两年，本人腹股沟突然形成窦道长期流液，效果不佳，医院采取手术清除后，两个月仍不好转，此时本人经济危机，无钱再交住院费，只好被迫出院。命危旦夕，巧遇神灵指点：用一副"骨仙汤"挽回性命。通过临床53例及本人病历验证，"骨仙汤"对骨结核、骨髓炎、股骨头坏死有显著疗效，患者只需服药，不需手术，可以康复，病情轻重所需服药时间长短差别，但一般需服药1～2个月，以后全靠个人营养休养则可（此病须经医院作X片或ＣＴ扫描检查为准）。

　　"骨仙汤"主要成分：佳科勤10～30克、者弱面25～100克、见弱嘎5～30克、勒夺10～20克、啰革（地方苗语）100～300克。

　　附注："骨仙汤"主药为剧毒药物，以毒攻毒为由，有理气活血、破瘀消肿散结和洗骨强骨长骨、排脓、杀菌的功效，其疗效胜过常规药物百倍。经本人长期研究，并通过临床验证：有效率达98%以上，治愈率达89.5%以上。至于每药物归经性能、功效还在研究之中。若患者从未服用中草药治疗过，敏感性更快，若患者患处疼痛难忍，可加外用药外敷。即苗药佳科勒、勒夺、哪叶、猛番、甘草各等量研末调敷，皮肤适应，可用一周，加绷带固定，干后用黄酒滴润即可，外敷一般一至两周即可止痛。

　　病案1：2000年6月17日，患上腰椎结核的王女士，女，37岁，龙泉镇医院医生，经多方治疗及都匀四一四医院住院两个月治疗无显效，病瘫7个月零10天，大小便不能自理，不能翻身。经人介绍，本人上门就诊，投入一服药煎服后，半小时后能翻身，两天后能下床解便，5天后能慢慢在屋内靠墙行走，7天后自己能上厕所，两周后能慢慢步行上街。该患者共用40天的药就获得康复，再休养两个月就回单位上班去了。至今13年多，随访无复发。

　　病案2：2007年8月16日，王先生，男，46岁，住丹寨县兴仁镇兴华（卓佐）村第四组村民，患上腰3、4骨结核。隐痛5年多，严重5个月，倒床，大小便很困难，饮食减退，进丹寨县人民医院住院治疗一个月仍无显效，医院主要负责人对其嘱咐道："此病必须开刀清除治疗，否则会导致终身瘫痪。"因患者村上有一男青年病情相似，在州医院做了消除手术5个月后，变成半个植物人，一直瘫在床上，只能吃不能下床解便。患者选择不做手术清除治疗，在未出院的前一周向所有亲朋好友四处打听，寻找民间好草医。在未出院的第三天，患者家属寻找到本宅来求医。本人问清是非速随同至县医院观看病情，医院已作CT扫描检查确诊为"腰椎骨结核"。等病人家属办好出院手续，本人对症下药，服"骨仙汤"6剂，约40天，除了近6年的痛苦，胜过手术疗效，下药前体重40.5千克，2008年5月17日追访，能犁田，走路轻松，体重为59千克，精神很好。

病案3：吴先生，男，65岁，住龙泉镇场口街112号，患"右股骨头坏死"，2003年5月4日经丹寨县中医院作X片检查确诊。因下肢瘫有6年之久，经多方治疗无显效，多位草医都以风湿类疾病进行治疗，越治越加重，饮食不进，大小便不能自理。经人介绍，患者家属到本宅求医，本人对症下药，用药一周患者病痛减轻大半，能下床解便，用药两周，病人饮食倍增，能起床坐片刻，用药3~4周，病人能用拐棍走到门口观光座谈，用药5周后，达到基本好转，3个月后就不用拐棍行走了，可慢步上菜市场买菜。年近七旬的老人，光用口服药汤，就不需切肢，照样康复。至今已有10年，随诊无复发。

病案4：乔先生，男，51岁，住河北省新乐市石家庄村，因患者经宝定骨科院做CT检查确诊为右股骨头坏死，在家乡经多家医院治疗没效果，医院建议患者切肢，患者不愿，历经五年，且向亲朋好友寻访贵州有名草医，于2003年3月15日到我处求医，本人投入"骨仙汤"6剂，用40天的时间给他治好了。2003年4月25日，患者乘班车回河北老家。至今已有10年，随访没有复发。

作者简介：王治云，男，苗族，黔东南州医学会民族医药学分会会员，丹寨县苗医药协会会长，擅长治疗骨结核等疾病。

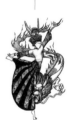

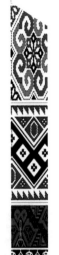

苗医药股骨头无菌性坏死疗法

何明道

股骨头无菌性坏死又称股骨头缺血坏死，症见髋关节疼痛，活动时疼痛加重，休息疼痛减轻，又称为"骨痛"。该病病发人群男多于女。股骨头无菌性坏死与创伤、慢性劳损、较长时间使用激素或用量过大、长期过量饮酒等原因有关，主要症状为髋关节疼痛，呈隐性钝痛，急性发作，可出现剧痛，疼痛部位在腹股沟区，站立或行走久时疼痛明显，出现轻度跛行，晚期可因劳累而疼痛加重，跛行髋关节变曲，出现外旋功能障碍，临床上常根据X线片进行分期治疗及复查。

治疗原则：用补骨、健骨、通经活血化瘀药等药合用达到祛风、驱寒通经、健骨、补骨之功效。

本人在2018年接诊四例股骨头无菌性坏死的病例。第一例是凯里炉山杨某，患有五年多的股骨头无菌性坏死，走路跛行，经朋友介绍，到我诊所购药。我开了一疗程的药给他回家服用。他用了两服药，给我反馈说疼痛减轻了，一个月后能开车到我诊所取药，三个月后痊愈。第二例是榕江县平油村双溪口组石某，女，患有两年多的股骨头无菌性坏死，已经半年多不能下床走路了，后来有亲戚介绍到我处取药治疗，用了两个月的药，能上坡去干农活，现在已经痊愈。第三例是永乐镇柳排村人刘某，在达地居住。患者在2016年因为干活摔倒，右臀部着地，造成右臀骨骨折，X线片显示确有轻度的骨折，所以患者不重视，没有及时治疗，一拖再拖，后来觉得病情加重，疼痛到走路都吃力，髋关节处痛感更加明显，稍活动就感觉到疼痛稍微减轻，不活动又加重，便去医院照片子复查，X线片显示右侧股骨头变形，关节间隙增宽，股骨头密度增高，边缘不整齐，跛行，右股骨大腿肌肉萎缩，确定为股骨头无菌性坏死，医院建议置换人工股骨，患者不同意手术，坚持保守治疗。后来他找到一位针灸医师给他用针灸疗法治疗，一个月后肌肉萎缩基本恢复，髋关节疼痛感依然加剧，并从右侧牵引到了左侧，双侧架着拐杖也难行走。2018年7月份来到我诊所，找我开方治疗，我便以家传秘方及我自行研究出来的辅助药方，以外敷内服共用的方案来治疗，用药一疗程，双髋关节疼痛减轻，能上下楼梯，平路只需要一只拐杖也能行走了，现在还在继续用我的方子治疗。第四例是达地乡上马路人白某，男，患有多年的股骨头无菌性坏死，经刘某介绍，于2018年11月份到我诊所求方治疗，他用药一疗程后反馈，股骨头痛感有所减轻，打算继续找我开方治疗。以上都是近来我诊所接诊的真实案例，所开处方都得到患者良好反馈。以下是本人从药书以及根据自己经验整理出来的一些关于治疗股骨头无菌性坏死的附方，仅供参考。

外用：外包药接骨木根皮，芭蕉根，骨碎补，大份药根皮，小鸡一只，诸药共用，捶烂对醋酒温热包。

方法：把捶烂的药贴在患处，外用芭蕉叶垫在上面，再用干净的布包扎即可，每三天换一次药，换药时用盐水清洗即可。

内服：红花25克，骨碎补、山辣了、水辣了根、杜仲、大小红藤、五加皮、铁蒜盘、铁郎箕、水郎箕各用150克，泡酒1.5~2.5千克。每天早晚各服50克左右，不能多服。

药方来源：家传秘方加本人研究的辅助药方。

作者简介：何明道，男，67岁，苗族，"苗医药·骨伤蛇伤疗法"州级代表性传承人，雷山县苗医药学会副会长。

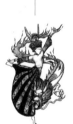

临床实践篇

骨折与骨关节系列病症的苗药治疗

王兴福

我是一个普普通通的苗族子孙，土生土长于雷山县永乐镇苗族地区加勇村排吉寨，自幼酷爱民族民间医学，平时常随祖父上山采药，下乡给寨邻亲友治病，后得祖传历代家用秘方，结合现代中医理论，经三十多来的实践和运用，对于各种病症的治疗都取得了一定的实效。为感谢党中央和各级人民政府及各有关单位对我们民族民间医学，特别是苗医苗药的大力支持和关怀，借2019年雷山县非遗中心、雷山县苗医药学会举办的学术研讨会的难得机会，略推几方最为实用的偏方和验方供同道医友和民族医学、苗医苗药爱好者共同探讨，结合运用。

一、骨折

众所周知，骨折就是指躯体某个部位的骨头被折断，中医通分为开放性和闭合性骨折两种，它们除了在患局部处理有所差别之外，内服、外敷之辅助治疗药物都是一致，都是以活血化瘀生筋（肌）长骨，消肿止痛为主治。

方药：大青刚、小青刚（不是青杠杵树）、大接骨丹、小接骨丹、爬岩姜（爬树姜）、九龙盘、观音草、酒糟、芭蕉树芯等。

用法：鲜用以上药物适量洗净，混合捣烂，用芭蕉叶将捣好的药包扎好，放进有余热的火炭灰里加热，待热透后取出解开，把药放在事先准备好的另一张芭蕉叶上推平，热度保持35℃，将药放于患处包扎，用杉木皮作为夹板固定更为适宜，一般24小时换药一次。

内服药：用九龙盘、大青刚、小青刚、川药、竹节三七、血藤、制五加、杜仲各等量，锤烂白酒煨服，不能饮酒者用水煎服。

验方举例：患者就是本方献方者，20多年前因饮酒过量，跌下高约十米的路崖，折断左肋条骨3根，要人背回家里，动弹不得，随即叫叔父取用鲜猪殃殃，锤烂外敷自行复位，12小时复位正常，即将复位药取出将患部用药水洗净，然后再用上方药物按照程序，外部包扎、内部服药，7日之内接合，14天后取消外敷药，继续服用内服药，30天痊愈，不产生任何后遗症，至今一直没有复发。

二、骨关节炎（骨痹）

民间中草医对该病的认识，一般都归属于"骨痹"的范畴，其致病的主要原因与年龄增大、遗传、关节过度劳累、磨损、骨质密度降低、肥胖以及骨质疏松等因素有关，其临床表现为关节疼痛、僵硬、肿胀、变形和功能衰退等。根据关节受累，患病的部位不同，该病可分以下四种类型。

（一）颈椎病（俗称颈脊痹症）

症状：以颈部僵硬疼痛、活动受限，一侧臂肘或手指麻木不适，握力不强，时有头昏目眩，甚则下肢麻木，难以行走。

病机：以气血亏虚，血脉运行不畅，感受风热邪气，瘀阻颈脊而发病。

治则：以清热解毒柔痉强督，软坚活血为主。

病案1：平某某，女，农民，57岁，三都水族自治县羊福乡人，患者颈部疼痛，活动受限，右侧手臂麻木不适，并伴有右则头痛难忍，于2018年元月6日至本店就诊，投以方药大血藤、水血藤、双花、虎杖、葛根、枸脊、木瓜、莪术、土元、红花、川芎、牛夕、竹节三七、姜黄、荜澄茄桂枝、甘草等嘱其水煎服，15天为一疗程，2018年元月17日初访病情好转，嘱其继续服用下一疗程，于2018年2月13日再访，已痊愈。2018年11月15日电话随访，没有复发。

病案2：林某某，女，27岁，榕江县塔石水族自治乡人，外出广东东莞打工，由于患有颈椎病，疼痛剧烈，不能工作，回乡求医。本人于2017年10月21日出诊榕江相遇，断为颈椎骨质增生病，投以方药：当归、葛根、赤芍、木瓜、狗脊、川芎、红花、虎杖、鸡血藤、桃仁、牛夕、桑枝、桂枝、地龙、蝎子、九节虫、威灵仙、续断、九龙精等适量，水煎服，每日一剂，30天为一疗程，嘱其休息服药医治。2017年11月11日电话随访，该病已愈，已能参加工作，为了巩固疗效，令其再加服一个疗程。2018年11月15日电话再访，患者述从未复发。

（二）腰椎病（腰脊痹痛）

主症：腰脊疼痛、俯仰受阻，一侧或双侧臀股部疼痛，痛引胫踵，或有麻木不适，行动不便。

病机：由气血不足，肾元亏虚，感受热毒，血运不畅，瘀阻腰脊而发病。

治则：以清热解毒、补肾强督，活血化瘀为主。

病例：李某某，女，65岁，农民，永乐镇乔洛村人。经凯里某医院CT检查诊为腰椎病，症见各腰椎体骨质疏松，1~5腰椎体前后缘上下角明显骨质增生、变尖、边缘硬化，腰椎退行性改变，住院采用西药治疗没有效果。于2018年5月26日来到我店问药，投以《木瓜芍药、威灵仙酒》方，方药为白芍、木瓜、威灵仙、当归、川芎、狗脊、五加皮、土牛夕、续断适量泡酒内服，外用自制抗骨增酒外擦，一个月为一疗程，30天后病情已经好转。加服第二疗程，附以独活秦艽、延胡索、甘草同用，病症消失，2018年11月15日电话随访没有复发。

（三）手骨关节炎（肢端痹痛症）

主症：两手指节僵硬，屈伸受限，两手远端指间关节红肿、疼痛，两脚拇指根部红肿疼痛，甚则拇指变形。

病机：气血亏虚、血运不畅、感受热毒、瘀阻肢端而发病。

治则：清热解毒、益气通脉、活血化瘀

病例：杨某某，男，36岁，农民，永乐镇高庄村人，在外务工。2018年6月30日，因肢体不适来我店就诊。症见左手指节伸屈不利，指间关节疼痛红肿，左脚拇指向内歪斜，关节肿胀疼痛，望其舌质尖红，苔薄白，脉象沉缓，断为肢端痹痛症，投以大血藤、双花、虎杖、五花血藤、九节虫、红花、桃仁（活血化瘀）、黄芪、党参（益气扶正），荜澄茄（温中和胃），甘草（调和诸药），皂角刺（引导诸药直达病灶），每日一剂，水煎服，15天为一疗程，连服4个疗程。2018年9月14日电话回访，关节红肿、疼痛完全消失，肢体活动自如。

（四）膝关节炎（膝骨痹痛症）

此病理复杂，笼统治疗往往难收到良好效果，故在医疗方面要分清病机，对症治疗方能取得良效，该病病机大体分为以下三种类型。

1. 风湿热型

主症：两腰关节肿痛，或有积液，不能下蹲，站立、行走困难，小腿酸胀沉重不适，遇阴雨冷天尤为加重。

病机：感受风湿之邪、郁火化热、攻注膝胫。

治则：清热解毒，祛风利湿，温经通络。

验证病例：

杨某某，女，62岁，农村家庭妇女，永乐镇柳乌中寨人，2017年11月9日来我店问药就诊，自诉右下肢膝关节疼痛难忍，大小腿经常抽筋、麻木，站立、行走困难，特别是在遇冷风、阴雨天气更为痛甚，并诉该关节有损伤史，负痛十二年，服了很多草药、西药均没有效果。

检查：右膝关节小腿肿胀明显，舌质尖红，舌苔黄腻，脉象滑数。断为风湿热型痹病，投以祖传风湿骨痛药酒方：大血藤100克，土牛夕100克，刺五加100克，续断100克，桑寄生100克，枫树果100克，七叶莲100克，威灵仙50克，何首乌50克、丹参50克、木瓜50克、络石藤50克、土茯苓50克、酸汤杆80克、大红藤80克、松节80克、苍术150克、伸筋草150克、舒筋草150克、杜仲80克，川芎80克、桂皮30克、狗脊80克、爬岩姜80克、三角枫80克、元胡50克、甘草30克，诸药泡40度米酒1.5~2千克，7日后服用，日服2次，每次50克。患者于2017年12月15日前来我店谢恩，诉已痊愈。2018年11月25日电话回访，愈后没有复发。

2. 寒热错杂型

主症：患者双膝疼痛，屈伸不利，压痛明显，下肢有风冷感觉，得热则舒。

病机：受风湿之邪气，郁火化热、复感寒邪、寒热错杂。

治则：以清热解毒、祛风胜湿、温经散寒、活血通络为治。

病例：李某，男，40岁，雷山县大塘镇乔王村人，打工者，因下肢双膝疼痛，不能继续上班，回乡求医。2018年8月2日，患者来我店就诊问药，肢体表现为双膝痛，按痛明显，走路必拄拐棍，下肢有风冷的感觉，遇寒加痛，经常要用温水洗而适，其舌质淡、苔薄白，脉弦数。断为错杂型膝骨痹痛症，投以大血藤、小血藤、忍冬藤、酸汤杆、地骨皮、刺五加、独活、羌活、元胡、土元全蝎、蝉脱、水蛭、制川草乌、桂枝、土牛夕、红花、王不留行、甘草、归尾、川芎、续断等适量嘱患者泡酒内服外擦，每次服用50克左右，一天3次，休息治疗，7天为一疗程，患者服用3个疗程觉得病症已愈，带着药回去广州上班。2018年11月15日电话回访，患者述身体良好，没有疼痛感。

3. 肾虚血瘀型骨痹症

主症：双膝疼痛、腰背酸痛、脚跟痛、膝骨粗大甚至变形，行动艰难。

病机：肾气亏虚，骨弱髓空、血运乏力瘀血阻络。

治则：以补肾壮骨、活血化瘀、祛风除湿为主。

病例：潘某某，三都县都江镇打鱼寨人，男，67岁，农民。2018年1月6日，本人出诊排调镇雅灰乡治病，与患者相遇。患者自诉长时间患有腰酸背痛，双膝关节疼痛，近期疼痛加剧，时而痛及脚后根部。经查：患者双膝骨粗大，稍有变形，行走困难，舌质暗红有瘀斑，苔白腻，脉沉缓。断为肾虚型膝骨痹症。投以名师方药：熟地、续断、狗脊、五味子、补益肾气为君药，九节虫、没药、牛夕、红花、当归活血化瘀为臣药，独活、羌活、桑枝、三角枫祛风胜湿、温经通络为佐药，甘草和中解毒为使药，诸药共奏，

临床实践篇

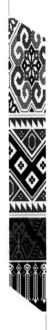

标本兼治，7日为一疗程，患者服用5个疗程，初访病情已稍有好转，10剂后二访虽膝骨粗大没有缩小，但是腰酸背痛、关节疼痛全部消失、行走自如。2018年11月15日再访没有复发。

作者简介：王兴福，男，苗族，雷山县永乐镇加勇村排吉组人，雷山县苗医药骨伤蛇伤疗法县级代表性传承人，雷山县苗医药学会会员。

苗医苗药对骨伤的疗法

杨秀奎

人体的骨头是由骨和骨关节连接两部分组成，它们能保护内部器官和支撑体重。但人们在生活中遇到各种原因造成的骨折，可分为完全性骨折、不完全性骨折、粉碎性骨折、病理性骨折。一般骨折可用西药治疗和草药治疗。西药治疗必须到医院进行，而草药治疗却有多种方法。

一、苗药的治疗方法

首先，要检查骨折的部位，诊断其属于哪一类骨折。如：严重性骨折表现为脸色苍白，出冷汗，脉搏快而弱，有时还有休克等症状，同时局部有疼痛和肿胀，外表有淤血、活动障碍、压痛、摸时有摩擦声响，有时还有肌肉收缩、肢体缩短、旋转变样等症状。

苗医苗药对骨折的治疗有很多种药物和很多种治疗方法。如：局部外包的、煎水内服的、又吃又包的、泡药酒外擦的，可分为快速治疗、中速治疗和慢速治疗，但必须上好夹板后才可以进行治疗。

快速治疗是一种疗效快的方法，大部分人都可以适用。对于快速治疗，包药24小时后，就可以不包药了，几天就接好。中速治疗可以包8天的药后2天换一次药，大概15天治好。慢速治疗一般需要30~40天就完全恢复。

二、治疗的药物与方法

要草药和动物等混在一起包扎。例如，可用草药加100~300克的小鸡仔一起捣烂，包在骨折处，两天换一次药。或用草药加3~5只螃蟹加上酒糟混在一起捣烂，包扎在骨折处。

草药用：云南叶根、葛根、九龙盘、观音草、飞天蜈蚣、血当归、野葡萄根、杉树尖、雷公杠等和酒糟混在一起，加白糖一起捣烂后包扎在患处，两天

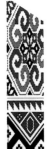

换一次药。

三、治疗的部分病例

1. 福者条，男，43岁，雷山县丹江镇羊排村人。因翻车导致膝盖破损严重，不能行走。经治疗后，20天就恢复良好，能正常行走。

2. 李某某，男，45岁，雷山县望丰乡人。在家修理屋顶时，不小心落下来，髋骨破损，不能行走。经治疗后，40天就痊愈了，能正常行走。

3. 金立春，男，21岁，雷山县丹江镇羊排村人。骑摩托时，因操作不当翻车，导致大腿骨折严重，不能行走。经治疗后，30天就恢复良好，能正常行走。

4. 金某某，男，12岁，雷山县丹江镇羊排村人。在家追逐时，不小心摔倒，导致手臂骨折。经治疗后，15天就恢复了。

5. 杨某某，男，76岁，雷山县丹江镇人。去坡上时不小心摔倒，第8根和第9根肋骨断裂。经治疗后，20天就恢复了。

总之，苗医苗药的治疗方法有很多种，但要苗医苗药治疗骨折还需要人服药，药服人，并且病人要遵照医生的嘱咐按时换药和规范饮食才能恢复得更好更快。

作者简介： 杨秀奎，雷山县丹江镇羊排村人，雷山县苗医药县级传承人。

隔姜灸治疗腰椎骨质增生

唐秀宏

近年来，笔者运用隔姜灸治疗腰椎骨质增生102例，取得较好的疗效，现总结如下。

一、临床资料

本组102例，其中男67例，女35例；年龄35~76岁，其中35~50岁17例，51~60岁38例，61岁以上47例；病程1个月至30年不等，半年以内27例，半年至1年30例，1年以上45例。

诊断标准：腰部疼痛、无力、活动受限，体检棘突部有压痛，经X线正侧位片示有不同程度骨质增生，并排除其他疾病引起者方可确诊。X线表现：生理弧度变直者58例，消失者46例；腰椎前缘骨质增生者98例，后缘增生者4例；有骨桥形成者30例，腰椎间隙有不同程度变窄（以4~5椎间隙为多见）者72例。

二、治疗方法

选穴：在腰部正中督脉线上，用拇指从上向下按压，疼痛最为明显的一点为主穴，在其上、下各2.5cm处选1配穴。

灸法：将鲜姜切成0.2cm~0.3cm厚的片，面积要大于艾炷底面。用三棱针把姜片刺数个小孔后置于穴位上，再在姜片上放柴豆大的艾炷施灸。当患者有灼热感时轻轻拍打周围的皮肤，或在姜与皮肤之间垫上纸片以减轻痛感。艾炷燃尽后换另1壮，连灸4~5壮。灸后数小时出现水泡,注意不要碰破,若水泡过大应在无菌操作下用针挑破，涂以龙胆紫。一般灸一次即可，对顽固者可在灸泡愈合后再灸一次。

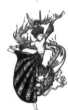

临床实践篇

·121·

三、疗效评定标准

缓解：腰痛症状消失，体检无明显阳性体征，随疗1年以上未复发者。

好转：腰部遗留轻微的不适感，但不影响正常生活及工作。或灸后腰痛消失但不满1年复发，症状较前减轻者。

无效：治疗后症状稍有减轻或无改善者。

四、治疗结果

102例中缓解49例占48%，好转51例占50%，无效2例占2%，有效率98%。

五、疗效分析

病程与疗效的关系：病程在半年~1年疗效与病程在1年以上者疗效之间差别显著。半年以内缓解18例，占66.7%，好转9例，占33.3%；半年~1年缓解15例，占50%，好转15例，占50%；1年以上缓解14例，占31.1%，好转29例，占64.5%。说明病程短者疗效好，病程长疗效则差。

六、典型病例

陈某某，女，48岁，农民，初诊于2018年10月3日。

病史：腰痛10年，曾服用过多种中、西药物，疗效不佳。此次约1个月前因受凉而致腰痛加剧，不能仰俯、坐卧不安。

体检：第4、5腰椎棘突尖部压痛明显，并以第4腰椎棘突尖部为甚。X线摄片所示，腰椎生理弧度变直，无侧弯畸形，腰椎前缘唇样骨质增生，第4、5腰椎间隙变窄。

治疗效果，经上述治疗后，当晚即能安卧，5天后腰部已无明显痛感，腰部压痛点亦不明显。X线所见腰椎骨质增生向前。

七、结论

腰椎骨质增生是机体退化性表现之一，40岁以上的人均有不同程度的骨质增生，然而在日常生活中绝大部分人并不因此而得病。从临床来看，只有在急慢性劳损或感受寒凉等情况下，增生的骨质刺激周围软组织，发生无菌性炎症、水肿而表现出腰痛、无力、活动受限、生理弧度的改变和腰部有压痛点等症状，这时才能作为一个疾病，因此笔者认为用腰椎骨质增生症来作诊断较为确切。

腰椎骨质增生症，属中医"腰病""痹证"或"骨痹"范畴。人过中年，肾气渐亏，复因劳逸不当、跌扑闪挫而致气滞血瘀或汗出当风、露卧贪凉、久居湿地、寒湿入侵、血脉凝涩不得宣通，痹阻督脉而发病。

本文所用的隔姜灸、取生姜并借助艾炷之力，以发挥其辛温解表，祛风散寒，使寒温由表而解之力效。因而寒湿得除，气血流畅。故称之为隔姜灸泡法。此灸法具有灸后治疗作用时间较长，灸泡愈后不留疤痕，患者容易接受。

作者简介： 唐秀宏，雷山县非遗苗医药传承人，唐氏苗医诊所负责人。

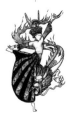

临床实践篇

医治骨质增生个案

李世俊

骨质增生是指骨关节或软骨出现异常增生的疾病，常引起颈、肩、腰、膝等疼痛酸溜的一种骨伤科常见病。这是病的疼痛点"标"。我们作为医者要找出生痛的原因"本"，才能标本兼治。

我们前辈认为产生骨质增生主要原因是肾精方虚、外邪侵袭、痰湿、瘀血等。主要治疗方法如下。

1. 对肾精亏虚采用五脏同调，补益肾精法。

2. 外邪侵袭采用体外振骨复位法，祛风、散寒、胜湿。

3. 痰浊、气滞血瘀，则软坚散结、活血化瘀、通经止痛。

例：李某，41岁，男，2018年4月10日就诊，主诉腰腿痛12年余，反复疼痛，有劳伤史，8年驾龄的土驾驶员。经多方治疗效果不理想，最近疼痛加重，活动受限，腰屈伸不利等，开不到几个小时车就开不动了。

2018年4月9日，州医院医学影像诊断：

1. 腰椎1~5椎体骨质增生。腰4~5骨椎间狭窄，腰椎退性改变。

2. 颈椎体4~7边缘可见明显骨质增质，颈4~5、5~6椎间隙稍见狭窄，颈椎病。

经检查：腰肌、项肌紧强、腰椎压痛点明显，舌淡胖、有齿印，四肢冷，脉沉细，高血压。

1. 用方：杜仲、淫羊藿、骨质增生藤、血参、十打叉、骨碎补、黑骨藤、大血藤、九龙盘、鸡血藤、狗脊、枸杞子、女贞子、白芍、郁金、勾藤、夏枯草、南方人参、阳雀花、白术、苍术、香樟根、岩马桑、乳香、没药、刺五加、甘草、红姜、鬼针草、五味子、沙苑子、菟丝子、韭菜子、熟地、生地、黄精、桔梗、车前子、勾藤根、茯苓、竹黄。

2. 配合动物药粉剂。

3. 外贴消骨膏。

治疗一个月后康复，每天可开车十多个小时。

作者简介：李世俊，雷山县非遗苗医药县级传承人，山里人苗药养生堂负责人。

治疗坐骨神经痛的体会

李金洲

坐骨神经痛是指坐骨神经通路及其分布区域的疼痛，疼痛多由臀部髋部开始。通过病理分析和认识，坐骨神经痛是由于人们在生产生活中长途奔波以及体力劳动中使坐骨神经通路区域受到损害、压迫神经，使坐骨孔点、大转子内侧神经痛蔓延向外扩散沿至大腿后侧、腘窝、小腿外侧，并向脚后跟和背部发展。有的人得了腰肌劳损，腰椎间盘突出而病情又蔓延至坐骨神经，所以病有区分，总之，坐骨神经痛是筋路损伤而不通形成的。

举例说明。乔洛村蒋某某的妻子，2018年农历八月突发坐骨孔点、大转子内侧扯筋，次日则坐骨神经痛，不能劳动，擦了我炮制的药后一星期痊愈。

也牛村的余某某，2017年农历五月，因坐骨神经痛不能劳动，拄拐杖到市场取我炮制的药擦，一星期后丢掉拐杖，痊愈。

我村的余某某，2016年6月患上坐骨神经痛，晚上睡觉时向不痛的一侧侧卧，疼痛的一侧下肢髋部大转子内侧至膝关节处呈微屈姿势，行动受限，到我家擦我炮制的药，3天后，病情好转。

患坐骨神经痛的病人擦我炮制的药，病情严重的病人用药2个星期，轻微的病人用药3~6天。

配方：虎杖、大风沙藤、八角风、土一枝蒿、铁筷子、香樟根、通筋草。

用法：将配方所需药切细晒干，用75%的酒精浸泡7天后使用，早、中、晚各擦一次。擦药时，将棉球涂上患处，用手掌用力来回搓坐骨神经和大转子内侧痛处，让皮肤与手掌心发热发烫，如此反复3~4次，使药液进入神经痛处。

作者简介：李金洲，雷山县苗医学会会员，雷山县苗医药第一批苗医药·骨伤蛇伤疗法代表性传承人。

临床实践篇

·125·

医治蛇咬伤病例简介

杨光银

医案一：1998年10月18日，雷山县方祥乡格头村一组罗某某，男，20岁，在山上劳动时被蛇咬伤，间隔两小时后找到我，病人有头晕、胸闷，局部皮肤发亮，轻度肿胀，并伴有轻度疼痛。当时，病人不能确定被什么蛇咬伤，我根据描述和症状，判断是白头蝰蛇所伤。白头蝰蛇的毒液是精神毒和溶血毒混合毒，作出判断后，我采用蝎子、蜈蚣、细辛、吴茱萸、瓜子金、兔耳风、车前草、虎杖等药材水煎服，一次服300克药，一天服5~6次；用七叶一枝花、半边莲、金猫耳草等药材混合捣碎用温水调成糊状外敷伤口周围24小时换一次药，治疗一周，该病人康复。

医案二：2010年8月11日，雷山县永乐镇乔歪村三组村民王吉中，男，60岁，在山上劳作不幸被一条3千克左右的五步蛇咬伤右手腕，当天回到家请本村一位医师治疗，到第二天凌晨1点左右症状加重，打电话找到我。症状严重必须马上治疗，我立即备药连夜请车到乔歪河口又步行3个小时，约早上6点到乔歪。现场症状比我想象中更严重，患者手掌、手臂到胸部严重肿胀，皮肤发黑，起水泡，右手手掌、手臂皮肤爆裂，胸闷、呼吸困难、精神恍惚，情况危急。五步蛇毒液是溶血毒。我采用蝎子、蜈蚣、半边莲、野菊花、虎杖、车前草、五灵脂、白茅根、大蓟、小蓟等药物煮水口服，每次服300~400克，每天5~6次；用半边莲、秤杆麻、马蹄金、七叶一枝花等药材混合捣烂，用温水调成糊状敷在肿胀部位，并在伤口周围用刀划开排毒。经过3天的治疗脱离危险期后，用黄连、黄檗、大黄等药材混合煮水清洗腐烂皮肤及伤口，约10天康复。

医案三：2016年7月20日，台江县南刀村毛某某，男，34岁，在山上劳作不幸被烙铁头蛇咬伤左腿，第二天通过方祥乡陡寨村村民联系到我，情况危急。我请车从格头到病人家，查看病人的情况，病人的左腿肿胀，伤口周围皮肤局部发黑，膝盖以下严重起水泡。根据病情和烙铁头蛇的毒性，我采用水脂押、竹叶草等药材混合捣烂用水调成糊状敷在伤口周围和肿胀部位，然后在脚掌沿边用刀划开一个排毒口排毒，用半边莲、鬼叶草、绞股蓝、黄连、黄檗等药材混合煮水口服，每天口服5~6次，每次约300克，治疗一周后病人康复。

医案四：2017年9月23日，雷山县方祥乡格头村一组村民杨通学，男，山上劳作不幸左手被竹叶青毒蛇咬伤，时隔3个小时找到我。当时他症状手掌、手指、手腕严重肿胀。根据症状及竹叶青的毒性，我采用兔耳风、蝎子、蜈蚣、白茅根、车前、草鬼针草、虎杖、黄檗、蒲公英、马齿苋等药材混合煮水服用，每天服5~6次，每次300~400克，外用兔耳风、紫花池等药材混合捣烂敷在伤口周围和肿胀部位，然后在手掌沿边划开一个排毒口排毒，治疗约10天康复。

作者简介：杨光银，男，雷山县方祥乡格头村人，雷山县非遗苗医药骨伤蛇伤疗法县级传承人，县苗医药学会会员。

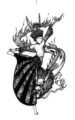

临床实践篇

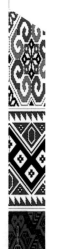

蛇咬伤的治疗体会

蒋元生

蛇咬伤是我们苗族村寨里的一种常见病。苗族村寨多在中国南方各省，蛇主要出现于其房前屋后、田野、山林、池塘边、溪沟边等，生产生活于此的苗族同胞常有被蛇咬伤的危险。所以蛇伤成为我们苗族地区常见的病种。

蛇分为两类：有毒蛇和无毒蛇。有毒蛇口内有毒腺分泌毒液，人畜被咬时毒液经过毒牙注入人畜体内，引起局部或全身性中毒反应。临床上将蛇毒分为风毒（神经毒素）、火毒（血液循环毒素）、风火毒（混合毒素）等几大类型。

风毒为被蛇咬伤后毒液浸入人体神经系统，全身症状多出现在被咬伤后1~6小时，患者初感畏风、胸闷、无力，或伴有视神经受损症状、眼睑下垂、眼球固定、瞳孔扩大、对光反应迟钝，面部表情呆滞，甚者言语不清、流口水、吞咽困难、呼吸浅慢，严重者呼吸困难以至停止，陷入昏迷，最后血压下降、循环衰竭。因被蛇咬伤后不痛或轻痛，只觉得有麻木感，伤口不红肿，牙痕小，不渗透血液，局部伤口不显著，常被忽视，所以危险性较大。

火毒为被蛇咬伤后毒液侵入人体血液循环系统，肿胀显暑，局部皮肤出现水泡，触痛，淋巴管、淋巴结发炎，1~2小时内病症性肿痛，向上蔓延，直至躯干，出现全身畏寒、发热、脉象增快等症状。严重者引起出血、流血、凝血、心力衰竭、血管内皮细胞被破坏等，以致休克，甚至死亡。一般被蛇咬伤后，不论伤口大小，失血量多少，以知痛者为轻，麻木者为重，肿势蔓延缓慢者轻，暴速者重，神志昏迷并呕吐不止者重。因火毒发病急，伤口剧痛、失血，严重者全身各处可广泛出血，所以更被重视，不运动后而恢复快。

风火毒即混合毒，如被蛇咬伤后，其咬伤部位有红肿、热、痛，其所属的淋巴管、淋巴结发炎，伤口出现水泡，重者肢体变暗红色，伤口周围组织变黑、坏死，继而引起并发症感染，组织脱腐时可深达肌腱和骨骼，愈合困难。一般被蛇咬伤后2~3小时易困倦、思睡，可伴有呕吐、腹痛、瞳孔缩小、心动过速、心律失常、血压先升后降、肝脏肿大，并有黄疸、蛋白尿等症状，严重者昏迷及呼吸衰竭致死。

我们常见毒蛇有金环蛇、银环蛇、竹叶青蛇、五步蛇、蝮蛇、尖吻蛇、蟒蛇、龟壳花蛇、眼镜蛇、眼镜王蛇等。无毒蛇有乌梢蛇、菜花蛇、大王蛇、青蛇、水蛇等。被无毒蛇咬伤，只有轻度牙痕出血，无全身不良反应，被咬伤的伤口牙痕排列整齐，有伤痛，无肿毒现象，一般不须处理，伤口自然愈合。

毒蛇咬伤的部位多在手和脚，因手和脚易先碰触蛇类，其次是头和背部，在行走、穿越树林时，因触及爬在树枝或树干的蛇而被咬，雨天在树下或岩洞躲雨也会被蛇咬伤。

治疗蛇伤可先采取紧急措施，以防止毒液扩散。第一步先用绑扎法，立即用带子紧扎蛇咬肢体上端，以阻止或减少毒素向躯干内脏扩散。一般分为三段绑扎，如小腿咬伤，则在小腿被咬伤口上绑扎两段，大腿一段，每隔半小时松开一次，以防止肌肉缺血坏死。第二步则扩创挤压毒，在较短时间内以清洁小刀或针扩大创口，由上至下挤压出血，迫使毒液随血液外泄，或用拔罐或拔筒吸拔将毒液排出。第三步是烧灼，即用火柴或小枝柴数根点燃烧灼伤口及伤口周围，以减少毒液被肌肉、血管吸收，同时也能破坏局部的毒素。第四步则用药物包扎和内服，常用的药物有对叶莲、独脚莲，此二味药取适量内服可解毒并排毒；木姜子或木姜子油外敷或涂百会穴（先用针或小刀挑破皮），能使毒液从创口排出；一支箭取100~200克两泡酒内服，可解各种蛇毒；地耳草、黄毛耳草、瓜子金、一点红、蛇倒退等随取一味，捣烂外敷可治火毒；虎杖、鬼针草、酸咪咪、黄瓜舌、旱莲草随取一味，捣烂外敷可治风毒。

医案一：杨某，男，43岁，单位工作人员，2010年6月16日晚，走在乡间小路上，不慎踩压到一条银环蛇，蛇受惊吓反咬杨某脚踝一口。因当时只看到有轻微的牙痕出血，无疼痛感，所以不在意。待一小时后回到住所，觉得怕风、怕冷、胸闷无力，膝关节下全麻木，急去县医院医治不见减轻，病情加重。后请本人过去治疗，先用自备好的对叶莲捣汁给患者灌服，再用鬼针草、酸咪咪捣烂外敷伤口及麻木处，坚持用药五天治愈。

医案二：张某，女，58岁，农民，2012年6月，上山找猪菜时，不小心被躲在朽木下的五步蛇咬伤手背，当时伤口出血，红肿剧痛，被抬回家后请本人治疗，本人先用绑扎法和烧灼法处理，再用鲜药蛇倒退、地耳草同捣烂外敷固定，坚持用药七天治愈，不留疤痕。

作者简介：蒋元生，男，国家级非遗项目"九节茶加工技艺"省级传承人，雷山县苗医药学会副会长。

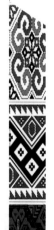

使用传统中草药治疗结核的实例

李乾隆

临床资料。患者为50岁女性，因咳嗽咳痰，痰呈黄色或白色，有时痰中带血，活动后气短5个月余就诊。初时曾经按气管炎肺部感染等给予抗感染及对症治疗，效果不佳，遂到凯里四一八医院就诊。经胸部高分辨CT检查显示，双侧肺门及纵膈淋巴结肿大，肺内可见多发结节状阴影，开胸肺活检确诊为肺结核病，给激素及疫抑剂治疗1个月余，症状无明显改善。

辨证施治。2007年8月，经人推荐，患者于我处就诊。就诊时症见：咳嗽，白黏痰，动则气喘，面色㿠白，口唇微绀紫，口苦而渴，不喜饮，食欲缺乏，舌质黯红有瘀斑，苔白，脉细弱，诊为气虚血瘀，毒热内结，宜活血化瘀、益气解毒。

处方：生黄芪30克、党参10克、金银花30克、蒲公英30克、当归10克、旋复花10克（包）、希草10克、丹参15克、浙贝母10克、皂角刺10克、紫苑10克、款冬花15克、杏仁10克、三七粉3克（冲服）、甘草5克，7剂，每日一剂，水煎服。

二次就诊。患者诉服药后咳嗽、气短减轻，痰稀易咳出，饮食好转。以上方为基础方，稍加变动共服药50余剂。患者感觉良好，咳嗽、气短症状减轻，可以自由上三层楼，亦无不适，到凯里四一信医院复查胸部CT时肺内结节状阴影消失，双侧肺门及纵膈淋巴结不肿大。

分析论治。肺结核病目前病因病机未明，无特效治疗方法。西医给以常规激素及常规免疫抑制剂，效果往往不理想，而中医药治疗有其特有的优势。本人在治疗肺结核病过程中强调辨病与辨证相结合，强化整体观念，针对其发病的关键环节给以处方用药，效果显著。肺结节病病因多为身体虚弱，脏腑功能严重虚弱，气机阻滞脏腑失和致痰聚血瘀毒结，与气血相互搏结闭阻肺络日久而成结节。肺结节病纯虚纯实之症，多见虚实夹杂正虚与邪实并见证候，治疗应根据肺虚失降、痰瘀阻肺、阴阳两虚之不同而灵活运用温补之法，单祛其邪则有伤正之弊，纯用补法势必助其邪，必须在补虚的同时兼以祛邪以益气活血解毒而收功。

常用基础方为生黄芪、金银花、蒲公英、当归、茜草、浙贝母、赤芍、丹参、三七、甘草。兼咳剧烈少痰者加紫菀、款冬花，兼咳嗽痰多痰白黏难出者加白芥子、皂角刺，兼痰黄大便干结者加虎杖、玄参，气短夜间加剧寐差者加炒酸枣仁、夏枯草，气虚明显者加党参，痰中带血者加仙鹤草，兼恶寒发热舌淡红苔黄白脉紧数者加柴胡、黄芩、连翘。

方中黄芪甘微温，补肺脾之气托毒散结，党参甘平补气健脾，遵李东垣的（脾胃论）理气必谈土，治损取其中培补中气以资生化之源之旨。补气者黄芪、党参最为常用，取补中益气汤之意，邪毒内蕴之补虚者适用生黄芪生用力专益气托毒。金银花味甘，性寒，具有清热解、清气凉血的功能，当归味辛甘、微苦，性温，具有活血养血散瘀消肿的功能。二者合用取四妙勇安汤之意，蒲公英味苦性寒清热解毒散结消肿，益气之品其性味多甘温有助火伤阴之虚，重剂或久服对热毒内盛者大有助火燎原之势，故配以金银花、蒲公英以消火。旋覆花味苦辛咸性温降气化痰。丹参、茜草、三七活血化瘀、行气生血，行瘀血而新血不伤，养新血而瘀血不滞。浙贝母、杏仁宣肺化痰平喘。紫菀、款冬花止咳化痰平喘。皂角刺活血散结，久服既不伤正又不碍邪，且大剂金银花、蒲公英有益胃健脾之功，故能获得佳效。

作者简介：李乾隆，男，雷山县非遗苗医药代表性传承人工作，雷山县苗医药学会会员，雷山苗春堂药店法人。

苗医药治疗肝癌体会

李金华

一、病症表现

一般肝癌早期无明显症状，中晚期有半数以上患者肝区疼痛，持续性肝肿大、变硬、钝痛、黄疸、门静脉高压者可有脾肿大、腹水、出血、全身进行性消瘦、发热、不思饮食、乏力等明显症状。

二、病因

肝癌的发病与乙型肝炎病毒、黄曲霉素、水源、环境污染、农药、亚硝胺、饮酒、体虚、情志抑郁等多种因素协同作用有关。原发性肝癌约4/5为肝细胞肝癌，1/5为胆管细胞癌，病理组织学分类大多数为肝细胞肝癌，其余为胆管细胞癌及混合型肝癌等。

三、治疗思路及处方

辨证论治：根据临床表现可分为气滞血瘀、热瘀结、肝盛脾虚、肝肾阴亏、右上腹刺痛、触及包块、肝之阴血亏耗等等。治法：产用针对性强的原生态苗药。药物有植物、矿物、动物药等组合。以滋补肝脏，增强肌体免疫力、软坚散结、清热解毒、活血化瘀、利水消积、疏肝理气、解郁止痛等药进行治疗。

方一：天性草（三白草）20克，野芥菜20克，为一日量，上午服天性草，下午服野芥菜，一个月为一个疗程。

方二：一枝花15克，生黄芩30克，太子参15克，生山药20克，天花粉15克，天冬15克，鳖甲35克，相斗干20克，赤芍10克，桃仁10克，焦山楂30克，白芍15克，杞果35克，猪苓10克，干讲干根40克，在斗仁40克，翁烧用（野辣子）15克，弯送调20克，半边莲18克，代赭石18克（矿物药），云七粉8克（冲服），每剂药煎服2天，一个月为一个疗程。外用：耶挡便效40克（矿物药），刚顾5条，弯榜访60克，夏枯草60克，弯巩刘60克，用火煎开后小火浓缩成膏敷疼痛肝区，疗程同上。我用本方根据患者的病情、体质等各方面来做分析研究，不断调理方药进行治疗。截至目前，已治疗26例，有效率达65%以上。

典型病例：患者系榕江县计划乡摆底村村民祝忠元，2008年病人经榕江县医院、州人民医院确诊为原发性肝癌晚期无法收治。后经病友介绍到我诊所用该药方调理治疗。一个月后，肝区疼痛明显减轻，饭量增加。三个月后，体质明显好转，体重增加，乏力消失，经不断调整药方增与减、去与用，治疗半年后康复。截至发稿患者还健在。

作者简介：李金华，雷山县县级苗医药代表性传承人，云上苗医台江县苗药回春诊所法人。

治疗肝囊肿体会

杨国庆

长在肝脏上的囊泡称为肝囊肿，最常见的就是先天性肝囊肿。先天性肝囊肿起初很小，对肝脏没什么影响，因此，也没什么症状，绝大部分是在体检时发现，当囊肿越长越大，越长越多的时候就会出现症状。肝囊肿的主要病因是肝郁气滞、肝脏外伤、胚胎发育障碍等。肝囊肿按形成原因不同可分为：先天性肝囊肿、损伤性肝囊肿、炎症性肝囊肿、肿瘤性肝囊肿、寄生虫性肝囊肿。囊肿可分为单发、多发或多囊肝兼伴多囊肾。先天性肝囊肿的主要症状有上腹饱胀、腹痛、恶心、呕吐、发热等症状，当囊肿长大到一定程度时压迫胃及肠道出现上腹饱胀感、压迫膈肌时则影响呼吸、压迫胆道时则出现黄疸。损伤性囊肿除了有外伤史外，右上腹部还会疼痛发热。炎症性肝囊肿的症状是反复发作的腹痛、发热、黄疸等。肿瘤性肝囊肿可出现膨隆、腹胀、消瘦等。寄生虫性肝囊肿有过敏反应，腹痛、腹胀、腹部包块、腹水、恶心、呕吐等。

治疗当中以：金钱草30克、茯苓18克、夏枯草10克、红花龙胆10克、厚朴10克、大腹皮10克为主方，损伤性肝囊肿加虎杖、炎症性肝囊肿加蒲公英、肿瘤性肝囊肿加重夏枯草，寄生虫性肝囊肿加红藤、仙鹤草。损伤性肝囊肿加虎杖则活血散瘀，炎症性肝囊肿加蒲公英则清热解毒，肿瘤性肝囊肿加夏枯草则疏肝解郁、散结软坚，寄生虫性肝囊肿加红藤、仙鹤草则活血、消积、杀虫，腹胀者加大腹，难消者加厚朴、茯苓以利水消肿，加红花龙胆则泻肝热、清肝热，方中以攻下消水疏肝利胆兼施在治疗肝囊肿有一定的疗效，在治疗当中以民间针挑疗法配合则效果更佳。

病案1 赵鹏云，女，41岁，新疆维吾尔自治区阿克苏市人，临床症状：吃饭的时候有饱胀感，有时乏力，睡眠特别不好，胆红素高，嗓子有痰。

药方：虎杖30克、金钱草30克、厚朴18克、大腹皮18克、红花龙胆12克、蒲公英12克，服用后症状好转。

医案2 张华兰，女，57岁，宁夏回族自治区银川市人，十几年前患有肝囊肿，就诊时囊肿尺寸98mm×74mm。临床症状：后背和下肢怕冷，多梦，大便不成形，腹胀、发热。

药方：红藤30克、金钱草20克、茯苓20克、仙鹤草18克、红花龙胆12克，服药三个疗程后囊肿从98mm×74mm变为45mm×41mm，症状改善，续服。

医案3 郑维，女，60岁，贵州省遵义市人，多发性肝囊肿，肝区有大小两个囊肿，医院说要穿刺活检，CT扫描发现多个囊肿，来回穿刺四五次。临床症状：肝区痛，腹胀，强烈疼痛，大便想解但解不出来，有子宫肌瘤。

药方：虎杖30克、蒲公英30克、茯苓20克、红花龙胆12克、厚朴18克，服药一疗程后症状好转，待查。

作者简介： 杨国庆，雷山县苗医药学会秘书长，雷山县县级非遗传承人，贵州省雷山县丹江镇西门石板街杨氏苗族医馆负责人。

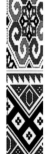
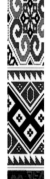

治疗肝胆疾病的个人经验

徐朝平

急性胆囊炎为外科急腹症中常见病。患者中女性多于男性，多见于40岁以上的肥胖妇女。中医学对于该病的记载，分散于"胆心痛""胁痛""肝气痛""黄疸"等病证中。急性胆囊炎多因饮食不节，寒暖失常，情志不畅，外邪内侵而诱发。肝喜条达，胆为中精之府，主疏泄。若肝胆气郁，则肝失条达，胆失疏泄，故见胁痛。日久化热，湿热蕴结，发为黄疸。煎熬胆汁则可生砂石。若湿热炽盛，气血两燔，灼伤津液，甚则发生正虚邪陷的危候。

医案1 陈某某，女，45岁，雷山县望丰乡人。症状：右胁绞痛或串痛，口苦、咽干、头晕、食欲不振，舌苔薄白。诊断为气滞型（在病理上多属于胆绞痛或单纯性胆囊炎）。治疗方法：疏肝理气，清热止痛。治疗药方：茵陈、金钱草、半夏、枳壳、柴胡、黄芩、元胡、木香、白芍、郁金等。4剂连服，煎服。本阶段以肝郁气滞为主兼见肝胆湿热，故以疏肝理气为主、清热为辅。所以药方中采用柴胡、半夏、枳壳、郁金、元胡、木香疏肝理气、散结止痛，用黄芩泄热，茵陈、金钱草清利肝胆湿热，白芍柔肝缓急。20天后随访，患者已痊愈。

医案2 李某某，女，48岁，雷山县丹江镇人。症状：胁痛还兼持续性胀痛且阵发性加剧，口苦、咽干、不思饮食，伴有发冷发烧、尿黄、便秘，舌质红，苔黄腻。诊断为湿热型（在病理上多属于胆囊胰腺炎、胆总管结石或化脓性胆囊炎）。治疗方法：清热利湿，疏肝理气。治疗药方：柴胡、黄芩、半夏、金银花、木香、连翘、丹皮、赤芍、栀子、茵陈、生军等。5剂连服煎服。本阶段以湿热为主症，故以茵陈蒿汤清热利湿为主。所以药方中采茵陈、栀子、生军清热利湿退黄，用金银花、连翘、丹皮、赤芍凉血解毒，佐以柴胡、木香疏肝理气，黄芩、半夏清热和胃。一月后随访，患者已愈。

医案3 张某某，女，47岁，雷山县西江镇人。症状：右胁持续性胀痛，口苦、咽干、寒热往来，腹胀而满，舌红有芒刺。诊断为实火型（在病理上多属于急性化脓性胆囊炎或胆囊穿孔）。治疗方法：泻肝胆火，利湿通下。治疗药方：柴胡、黄芩、半夏、茵陈、栀子、胆草、木香、丹皮、芒硝、赤芍、生军、生石膏等。5剂连服，煎服。本阶段以肝胆实火为主，故应泻肝胆实火，清热利湿。药方中采用的胆草、栀子、黄芩清肝胆实火，芒硝、生军通里攻下泻实火，生石膏清热，丹皮、赤芍凉血活血，柴胡、木香疏肝理气，茵陈清热利湿，半夏和胃消痞。一月后随访患者已治愈。

　　胆结石症与胆囊炎经常合并存在，在症状上与治疗上亦有类似之处，除按上述方法辨证施治外，在湿热消退后，或在治疗过程中，应加强排石的作用。用药排石经临床观察对于较小的结石或泥砂样结石疗效较好。

　　作者简介：徐朝平，苗医，雷山县苗医药学会副会长，徐朝平草药店负责人。

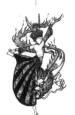

治疗结石类疾病经验总结

徐祖飞

结石类疾病属于中医学"砂淋""石淋""血淋"的范围，常以腰部绞痛，尿血，排尿困难为特征。

病因病理：结石类疾病大多由于多食肥甘酒热，以致湿热蕴积于下焦，复与尿中沉浊物互结，日积月累，遂缓缓聚成块，小者为砂，大者为石，或在于肾，或在膀胱，或在尿道，或能排除而又产生，又热伤血络，迫血妄行，小便涩痛带血。

医案1 杨某某，男，38岁，雷山县方祥乡人。症状：腰腹绞痛，痛连小腹，向阴部放射，伴有尿频、尿急、尿痛，尿有时不尽，有时尿中杂有砂石，舌红、苔黄。诊断：为下焦湿热蕴积成石。治疗方法：清热利湿，通淋排石。治疗药方：鲜生地、木通、金钱草、海金沙、冬葵子、鸡内金、萹蓄、车前子、芒硝等。5剂连服，煎服。分析：下焦湿热，积结成石，不能随尿排出，阻滞尿路，所以腰部绞痛，痛连小腹向阴部放射，同时出现尿痛、尿急、尿频、尿不尽。若砂粒较小，能够尿出，则有时或见尿中杂有砂石。所以药方中采用鲜生地凉血，木通、萹蓄利尿导热，车前子、冬葵子、金钱草、海金沙、鸡内金、芒硝利水通淋、化石排石。2个月后随访，患者已痊愈。

医案2 张某某，女，43岁，雷山县永乐镇人。症状：腰部痛而胀，小腹胀满隐痛，尿涩痛、滴沥不尽，伴有血尿，舌质暗红有瘀点。诊断：结石久停、气滞血瘀。治疗方法：理气导滞、化瘀通络。治疗药方：当归尾、川芎、桃仁、枳实、大腹皮、金钱草、海金沙、连翘、鸡内金、冬葵子、红花等。6剂连服，煎服。分析：砂石内伤血络，瘀久不能排出，从而见尿道涩痛，滴沥不尽伴有尿血。砂石瘀阻，膀胱气滞不利，则见腰疼而胀，小腹胀满隐痛。所以药方中采用桃仁、红花、当归尾、川芎活血化瘀，枳实、大腹皮理气行滞，金钱草、海金沙、冬葵子利水通淋，连翘、鸡内金消肿化石。2个月后随访，患者已痊愈。

医案3 刘某某，男，46岁，雷山县大塘镇人。症状：神疲体倦，饮食欠佳，脘闷腹胀，腰酸背痛，脚软乏力，排尿不畅，舌苔薄白。诊断：结石久停、脾肾虚弱。治疗方法：健脾补肾、利水排石。治疗药方：党参、白术、茯苓、山药、砂仁益、巴戟天、杜仲、菟丝子、海金沙、金钱草等。5剂连服，煎服。分析：石淋日久，过服寒凉等药，以致脾肾俱虚，脾虚运动无力，故神疲体倦，饮食欠佳，脘闷腹胀。肾虚则腰酸背痛，脚软无力。砂石留着不去，所以排尿不畅。所以药方中采用党参、白术、茯苓、山药、砂仁益气渗湿，巴戟天、杜仲、菟丝子温助肾气以利膀胱气化，海金沙、金钱草以利水排石。1个月后随访，患者已痊愈。

作者简介：徐祖飞，苗医，徐朝平草药店医师。

治疗肺气肿的验方

杨鸿鸿

中老年人常见的肺部疾病经常影响其身体健康与生活质量。

肺气肿常见于多年的吸烟者和长期接触被感染人群、大气污染或粉尘、有毒气体的人员等。一般男性发病率要比女性高得多。

肺气肿一般发病缓慢，多伴有慢性咳嗽和咳痰史。早期症状不明显，随着病情的发展，在劳累或运动量加大时会有呼吸不通顺，气短，气喘，严重时有呼吸困难，胸闷，气急，头昏眼花，神志恍惚，呼吸衰竭等症状。轻度肺气肿体征多无异常，肺气肿加重时有胸廓前后径增大，外观呈桶状，脊柱后凸，肩和锁骨上抬，肋间隙饱满，肋骨和锁骨活动减弱，呼吸延长，语颤音减弱或消失等体征表现。

通常，中西医治疗多以功能锻炼及物理治疗为主，如患者可作腹式呼吸，以加强呼吸肌的活动，进行一些呼吸操锻炼，或进行氧疗。还会使用一些抗生素和舒张支气管的药物等。

我在实践中使用祖传的苗药来治疗能达到很好的疗效。主要用观音草、岩浆豆、岩白菜、石菖蒲、金银花、桔梗等煎熬成汤剂，饭前或饭后半小时服用一小碗，一个疗程后病情可明显改善。

病例：吴某，男，65岁，患肺气肿3年，服药4~5个疗程后病情好转。赵某，男，67岁，患肺气肿5年，服药两个月后病情好转，能上山砍柴割草。

经过实践验方，我相信的家传秘方能够治好更多的病人，也希望更多同行及人士共同探讨和分享。

作者简介：杨鸿鸿，雷山县丹江镇羊排村人，雷山县非遗苗医药传承人，县苗医药学会会员。

癫痫病的治疗实践

杨昌远

癫痫在农村叫"母猪疯""羊癫疯"，它的主要症状表现为突然丧失意识，全身抽搐，口吐白沫，发病时声音像猪叫或羊叫。苗语称癫痫为"各先拜""各九离"。

癫痫分为原发性癫痫和继发性癫痫两种。原发性癫痫病因尚未明确，继发性癫痫多为脑部疾病的后遗症，如脑炎、脑膜炎、脑脓肿、脑外伤、脑肿瘤、脑血管痉挛或脑寄生虫病等均可引起。苗医认为癫痫病与食用不洁食物有关。癫痫发病率不高，但是给患者乃至其家庭的工作、生活都造成严重影响，带来不尽的烦恼。

癫痫病治疗以通络、醒脑镇静、补益为原则。苗族传统治疗癫痫有很多有效偏方，现献其中一方，供大家参考。处方为：南布正、海金沙、苏子、牛耳大黄、臭山羊、辰砂草及党参各30克，白术、苕叶、细辛草各10克，仙鹤草100克。用法：水煎于发病后，每日3次，连服20天。用药期间不可食用味精，因为味精有解药作用，会让药物功效减弱甚至无效。服药期间食用母猪肉能够巩固疗效，减少复发几率。

典型病例

黄某某，男，45岁，凯里市人，患癫痫病7年，2015年7—9月服此方药，治愈3年未见复发。

陈某，男，20岁，雷山县永乐镇人。患癫痫病2年，2016年5月用此药方治疗一个月后康复。

王某，女，19岁，榕江县塔石乡人，患癫痫病3年，2014年3月用此药方治疗45天后康复。

作者简介：杨昌远，男，雷山县苗医药县级非遗传承人，县苗医药学会会员，雷山县永乐镇加勇村鲁浪组苗医。

治疗痛风从调肝补肾说起

唐守成

一、病症

痛风是由单钠尿酸盐沉积所致的晶体相关性关节病，以嘌呤代谢紊乱和（或）尿酸排泄减少所致的高尿酸血症。

二、病因

1. 痛风最重要的生化基础是高尿酸血症。正常成人每日约产生尿酸750mg，其中约1/3经肠道分解代谢，2/3经肾脏排泄，任何环节出现问题均可导致高尿酸血症。

2. 随着现代生活水平的提高，人们食用过多肉类或过量饮酒也会致使肝肾功能失调而导致痛风。

三、分类

痛风依病因不同可分为原发性痛风和继发性痛风两大类。

1. 原发性痛风指由先天性嘌呤代谢紊乱和（或）尿酸排泄障碍引起的痛风，多有遗传性，临床有痛风家族史者占10%～20%。

2. 继发性痛风指继发于肾脏疾病或某些药物所致尿酸排泄减少、骨髓增生性疾病及肿瘤化疗所致尿酸生成增多等而形成的痛风。

四、治疗及分析

针对痛风，在治疗中，西医方面大多用止痛药，如：非甾体消炎药、秋水仙碱等药物。这能让患者在很短的时间内解除痛苦，但不能从根本上解决问题，几天或一段时间又会犯痛的，发病时必须再服用止痛药才行。如此长期反复，时间长了患者手脚关节会逐渐结节肿大，越来越痛苦。

结合本人多年的实践，总结出治疗痛风的一条经验，治疗效果是非常理想的。不论是什么原因引起的痛风，不管是原发性痛风或是继发性痛风，我治疗的思路是补肾—调肝—活血止痛—排泄消石。

（一）补肾

肾脏是人体的重要器官，它的基本功能是生成尿液，借以清除体内代谢产物及某些废物、毒物，同时经重吸收功能保留水分及其他有用物质，如葡萄糖、蛋白质、氨基酸、钠离子、钾离子、碳酸氢钠等，以调节水、电解质平衡及维护酸碱平衡。肾脏的这些功能，保证了机体内环境的稳定，使新陈代谢得以正常进行。一般来说，病人一旦形成了痛风，就说明其肾功能存在一定的问题，所以治疗痛风补疗肾脏首当其冲。补肾的药物一般常用山茱萸、淫羊藿、山药、杜仲、肉苁蓉、菟丝子等。

（二）调肝

肝脏是人体内以代谢功能为主的一个器官，可制造消化系统中之胆汁，是人体消化系统中最大的消化腺，是新陈代谢的重要器官。肝解毒时由于血液在流动的关系，是边流动边解毒。所以如熬夜，酗酒，服药，感染等，不仅使肝脏解毒功能受损，也会使体内毒素在血液中的含量大大增加，使血液黏稠，血流缓慢，最后停滞在人体的毛细血管中，成为"死血"。死血在毛细血管中是很难通过的，像堵车一样，时间久了，越堵越多，相互影响，交通就会瘫痪。痛风正如上面所说，是由于病人体内肝脏在解毒排毒上存在相应的问题，尿酸、死血堵于关节等地方形成痛风。所以在治疗痛风时，适当地用柴胡、茵陈、板蓝根、丹参等舒肝、活血、消炎的药物一起调理，会起到事半功倍的作用。

（三）活血止痛

素有"通则不痛，痛则不通"之说，所以治疗痛风行气活血是非常重要的一个步骤。行气活血指活血祛瘀与行散气滞。治疗中，做到气血行通，痛则自然止。常用药有香附、郁金、丹参、当归、赤芍、桃仁、红花、四块瓦、雷公藤、黄芪等。

（四）排泄消石

排泄可以简单地从利尿排毒来理解，这在治疗痛风环节中是不能忽视的。病人体内产生过多的尿酸等垃圾物不能很好地排出体外，停留在手脚关节、耳朵等部位就容易形成肿节结石，治疗中能用好泄药，就相当于给病人开通了排污大通道一样。常用的利尿消石的药有车前草、土茯苓、泽泻、木通、半边莲、大黄、火消等。

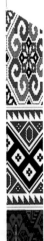

　　以上是本人在结合痛风的病因病理多年治疗中的经验，治疗中既有补又有泻，在行气活血中，达到止痛消石的目的，适合于痛风、类风湿、关节痛病人的治疗。经过多例临床治疗，效果非常理想。本人利用此疗法已经治愈痛风患者6人，类风湿患者11人，关节痛患者13人。

　　痛风病人不管是在服药或不服药期间都应该合理膳食，苗医一般称为"忌口"，一定做到不吃高嘌呤食物，如各种动物内脏、各种海鲜、各种酒类等。此外，如果能坚持适当的跑步锻炼，更好地增强血液循环和汗液排泄，病症恢复会更快、更彻底。

　　作者简介：唐守成，男，苗族，苗医药县级传承人，县苗学会会员，西江鼓藏堂苗药店负责人。

中草药治疗肾盂肾炎的体会

李 东

关键词： 摸凸凹（肾盂肾炎）；本土中草药疗法

肾盂肾炎是一侧或两侧肾盂肾实质受非特异性细菌直接侵袭而引起的炎症性疾病，临床表现主要有发热、腰痛、排尿异常等。肾盂肾炎分急性和慢性两种，属于中医学"淋症""腰痛"等范畴，主要由于受湿热之邪，注于下焦，蕴结膀胱，熏蒸于肾所致。初起以邪实为主，呈现湿热之象迁延失治，湿热滞留，耗伤气阴，而致肾阴不足，脾肾两虚，多现虚实夹杂之症。

肾盂肾炎，各医学家论说医方众多，但治愈较为缓慢。笔者根据多年的临床实践经验认为，采用本地纯中草药，结合中医辨证施治理论，比较准确、快捷、便利。1999年—2000年，3例病人，女一人，男二人，年龄22～28岁，患肾盂肾炎（全身浮肿），本人采用中草药治疗，获得满意的效果。

一、典型病例

杨某，男，22岁，雷山县西江镇水寨村人，1999年12月15日来本处就诊。自述：一个月前，前往昆明打工途中，下火车后发现双脚浮肿，腰和四肢疼痛，疲乏无力，饮食无味，腹胀闷，小便赤黄，便后微有刺痛感。而后感到双腿特别沉重，阴囊肿大，步行艰难。用手指压脚踝处凹陷一厘米之深，焦急于医院诊治。

经昆明市某医院检查：全身严重水肿，体温37℃，血压15/12Kpa，心率整齐，心率每分钟95次，心电图正常。尿赤黄，尿常规检查显示蛋白定性（+－），定量156mg/24^，白细胞定性（－），蛋白质（PRO）定性（+－），颗粒管型（－），血红蛋白（HGB）测定100g/h，面色苍白，舌尖两侧有瘀斑，脉沉细。诊断为双侧肾盂肾炎（水肿）。病人经昆明某医院西医治疗2个疗程，水肿大部分消除，但无法支付高昂的医疗费用出院。回家几天后再次复发。

病人持化验单于本门诊就医。按中医辨证为脾肾阳虚型，治以宣肺逐水，补益脾肾，活血通淋。

按标本兼治，急则治标，缓则治本的原则，采用本土中草药治疗。首先用自拟排毒利水汤。方法：窝干乃便（车前草）、弯干立社（石韦）、弯干脑涛（扁蓄）、弯壤麻（木贼）、弯扁粉边（金钱草）、弯广梁（虎杖）、在道免（路路通）等各30克，水煎服，日服3次（忌盐），服用二周后浮水肿消除大半。该方疗效凸显，病状大大缓解，排泄畅通，进饮增加。

二诊：病人仍有肾阳虚，气化无力之症状，脾阳虚，精神萎靡，面有浮肿。为使元气恢复，笔者借鉴他人之验方（炒白术20克、茯苓15克、苍术10克、菟丝子15克、续断15克、秦艽10克、威灵仙10克、海金沙10克、怀牛膝20克、乳香12克、没药12克、鸡内金12克、车前子10克、瞿麦10克、王不留行15克、甘草10克），加入党参20克，杜仲、熟地各18克，以增强补肾健脾之力。连服15天后，患者完全康复。

二、体会

笔者通过本土中草药和中医辨证理论治疗的医理，确实收到了意想不到的效果，方中白术、茯苓有健脾益气之功，能促进血液循环并有利尿作用；怀牛膝利腰肾淋痛血尿；续断、菟丝子温而不燥以助肾阳；秦艽、威灵仙通利宣湿化浊；王不留行、车前子、瞿麦除下焦湿热；乳香、没药行气活血化瘀。笔者添补党参以补脾健胃，熟地、杜仲以壮肾阳，治本复原。经上方治疗本病3例，治愈率达到100%。

作者简介：李东，西江千户苗寨人，非遗国家级骨伤蛇伤疗法县级传承人，雷山县苗医药学会会员，雷山县西江镇西江苗医堂法人。

过敏性鼻炎的论证与治疗过程

杨裕航

变应性鼻炎及产生原因。变应性鼻炎也就是过敏性鼻炎，是一种由基因与环境互相作用而诱发的多因素疾病。变应性鼻炎的危险因素存在于所有年龄段。变应性鼻炎患者具有特应性体质，通常显示出家族聚集性，某些基因与变应性鼻炎相关联。

变应性鼻炎的典型症状主要是阵发性喷嚏、清水样鼻涕、鼻塞和鼻痒。部分伴有嗅觉减退。

打喷嚏，每天数次阵发性发作，每次多于3个，多在晨起或者夜晚或接触过敏原后。清涕，大量清水样鼻涕，有时可不自觉从鼻孔滴下。鼻塞，间歇或持续，单侧或双侧，轻重程度不一。鼻痒，大多数患者鼻内发痒，花粉症患者可伴眼痒、耳痒和咽痒。

变应性鼻炎的调理治疗方法。变应性鼻炎，属肺脾气虚，表卫不固，营卫不和，津失固摄者。应用补益肺脾，祛风固表，调和营卫，收涩敛津的药材治疗调理而愈。

2016年11月18日，陈某，男，25岁，贵州天柱人，患者自述发作性鼻痒、喷嚏、流清涟涟2年有余。初步诊断：鼻痒喷嚏，清涕涟涟，情绪紧张时症状加重，头向前下倾时，清涕成线状直流，头胀痛，夜寐欠安，饮食，大小便正常，舌淡红，苔薄黄。此症状乃是肺脾气虚，津失固摄，治拟益气固表，补脾摄津。

针对病情，使用了此处方：黄芪30克、党参12克、白术10克、当归身10克、绿升麻8克、豆顿（苗名）10克、软柴胡6克、嘎都摘给里（苗名）10克、羞扎呐（苗名）15克、丹参20克、煅龙骨30克（先煎）、煅牡蛎30克（先煎）水煎内服，一日2次。共配7剂。

服完7剂后，第二次望诊，症状减轻，感冒又复加重，清涕直流，头胀痛，咽红，舌淡红，苔薄黄腻。再补气摄津，清热解毒，标本兼顾。使用以下处方：黄芪30克、党参12克、白术10克、当归身10克、绿升麻8克、嘎都摘给

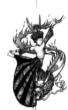

临床实践篇

·147·

里（苗名）10克、苍耳子10克、香白芷12克、别你金（苗名）30克、连翘壳16克、黄芩15克、乌梅肉10克、甘草6克。水煎内服，一日2次。

二次方服了14剂，第三次望诊，头胀痛、流清涕症状均见减轻，近来遗精较频，咽红，舌淡红，苔薄黄，根微腻。继续服用上方再加益肾固精的药材。方子：黄芪30克、党参12克、白术10克、当归身10克、绿升麻8克、嘎都摘给里（苗名）10克、苍耳子10克、香白芷12克、别你金（苗名）30克、连翘壳16克、黄芩15克、乌梅肉10克、潼沙苑12克、扎博裹（苗名）30克、板蓝根30克藿香10克、甘草6克，水煎内服，一日2次。

第四次望诊，鼻涕已转稠，唯独头向下俯时还有清涕流出，遗精减少，舌淡红，苔薄黄。再益气固表调和营卫，补肾固涩，加以巩固治疗。使用：桂枝6克、黄芪30克、党参15克、白术13克、青防风9克、香白芷12克、辛夷花15克、别你金（苗名）30克、扎博裹（苗名）30克、嘎都摘给里（苗名）10克、煅龙骨30克（先煎）、煅牡蛎30克（先煎）、五味子15克、细辛3克、水煎内服，每日1剂。

治疗结果：四诊方服28剂，喷嚏少发，倾头时清涕已不流，唯有头胀，原方再加益智仁10克，再服14剂，症状消失。随访1年余，平时无症状，只有感冒时易发鼻塞流涕。

作者简介： 杨裕航，男，贵州天柱人，雷山县江氏苗医诊所医师。

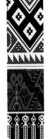

多囊卵巢不孕症的辨证医治

江 鑫

多囊卵巢不孕是生育年龄妇女常见的一种复杂的内分泌及代谢异常所致的疾病，以慢性无排卵（排卵功能紊乱或丧失）和高雄激素血症（妇女体内男性激素产生过剩）为特征，主要临床表现为月经周期不规律、不孕、多毛或痤疮，是最常见的女性内分泌疾病。患者卵巢增大、白膜增厚、多个不同发育阶段的卵泡，并伴有颗粒细胞黄素化，可遗传给后代。

一、多囊的分类

1型：超声卵巢多囊样改变及高雄激素的临床表现或高雄激素血症。2型：超声卵巢多囊样改变及稀发排卵或无排卵。3型：高雄激素的临床表现或高雄激素血症及稀发排卵或无排卵。4型：同时具备超声卵巢多囊样改变、高雄激素的临床表现或高雄激素血症及稀发排卵或无排卵。

二、多囊的表现

多囊卵巢不孕症表现为月经紊乱、高雄激素性痤疮、女性型脱发、皮脂溢出、男性化表现。肥胖、不孕、阻塞性睡眠窒息、抑郁是多囊最明显的症状。

三、治疗与处方

患者因多囊卵巢引起的不孕，应用草药补肾。因脾肾不足，冲任脉虚，血海不盈，胞脉失养，难以摄精成孕，给予补脾肾、益气血、调理疗效良好。多囊，因湿热蕴结，导致气滞血瘀冲任不通胞脉阻滞导致的不孕，治疗以清化湿热，涤痰化瘀调经标本兼治，疗效极佳。

蒋某，女，21岁，2014年10月9日到本诊所望诊，描述其读书时月经正

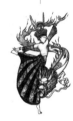

常，毕业后开始肥胖长痤疮，与男友同居一直未孕，结婚后月经一月一次，经量很少，发黑，婚后闭经，B超显示多囊卵巢。初步诊断：同居未孕，月经不调，时间延长甚至有闭经现象，8月份来潮，末次月经9月24日—10月1日，量较少，色暗，经检为多囊卵巢，白带不多，舌淡红，苔薄白，乃是肾虚冲任失调，兼有痰瘀内结，以补肾调经，涤痰化瘀。处方：黄芪20克、党参12克、全当归10克、大熟地10克、仙茅15克、阿那变里（苗名）30克、豆顿（苗名）10克、枣皮20克、丹参15克、三棱15、莪术10克、白芥子10克、道伯裹（苗名）15克、夏枯草10克，水煎内服，一日2次，服15剂。

二次就诊，带了医院的B超报告，报告显示卵泡渐趋成熟，月经颜色开始偏红，偶尔觉得有少许腹胀，舌脉如前，治以主治月经不调，血气刺痛，头晕恶心，赤白带下，子宫虚冷，久无孕育来调理。处方：黄芪20克、党参12克、全当归10克、大熟地10克、仙茅15克、阿那变里（苗名）30克、豆顿（苗名）10克、道伯裹（苗名）15克、桑寄生12克、菟丝子15克、白术10克、巴乾天12克、甘草6克。水煎内服，一日2次，服10剂。三次就诊，告知月经正常，脸上痤疮消失，肥胖少许改善，多毛症状减少，白带增多，患者开始备孕，近日体温基本维持在37℃。继续服用上方，服法同上，15剂。四次问诊，告知停经42日，B超显示子宫增大，月经量增多，检查六项激素除黄体酮偏低外，余项均为正常，舌淡红，苔薄白。以补肾气，益气血，调理备孕。处方：黄伯15克、党参12克、全当归10克、熟地15克、白术10克、黄芩15克、桑寄生10克、豆顿（苗名）10克、续断20克、菟丝子12克、香附6克、川芎5克、白芍6克、木香6克、生地200克、炒白术10克、黄芩10克、阿那变里（苗名）30克，水煎内服，一日2次。

治疗结果：四诊药方服到10服，发现已经怀孕，医院B超检查显示为宫内早孕，胚胎存活，大小便和饮食均正常。草药马上停服。2015年8月16日，蒋某告知产下一名女婴，身体健康。隔一年后，又述诞下了一名女婴。截至发稿，第三胎已经两岁。三个孩子身体都非常健康。

作者简介：江鑫，女，雷山县非遗传承人，县苗医药学会会员，雷山县江氏苗医诊所医师。

治疗妇女痛经验方

胡腾松

处方：柴胡10克、炒白芍15克、当归20克、枳壳10克、制香附12克、川芎10克、白术12克、茯苓15克、炙甘草6克。用法：每日一剂，水煎服，于经前1周开始，每日2次分服。功用：疏肝健脾，理气调经。主治：痛经。症见：月经前或月经期小腹胀痛或刺痛，经色紫暗，有瘀块，伴胸胁乳房胀闷，善叹息，舌质淡暗或边有瘀点，脉弦细。方解：柴胡味苦性平，入肝胆经"宣畅气血，旋转枢机，畅郁阳而化滞阴，乃能疏肝解郁"，故作为行滞调经之主药；当归、白芍、川芎、香附补血活血，调经止痛，皆为妇科要药；枳壳、白术、茯苓、甘草理气调中，健脾补虚，以开气血生化源，诸药相伍，可使肝得疏，滞得行，瘀得化，脾得健，血得生，经得调，共奏疏肝健脾、理气调经之效。

病例：患者，女，25岁，农民，已婚，2014年4月29日初诊。自述16岁月经初潮，周期27天左右，经期5天，规律行经，21岁结婚，因情志抑郁，于婚后3个月出现月经错后，经量减少，色黯有块，小腹胀满刺痛，痛胁乳腰骶，其则疼痛难忍，痛不欲生，面色苍白，冷汗淋漓，四肢厥逆，头晕恶心呕吐，心烦急躁，经后疼痛渐减以至消失。经妇科检查诊为"原发性痛经"，给小檗碱、吲哚美辛、维生素C等内服，只能暂时止痛。婚后同居5年未曾受孕，诊见面色黄黯，表情痛苦，懒于言语，体倦形瘦，舌淡红，舌下有瘀点，苔薄微黄，脉弦。此属肝气郁结，气滞血瘀，克犯脾土，郁久化热。治宜疏理气，化瘀通经，健脾养血，兼清郁热，原方加元胡12克、丹皮10克、紫丹参20克、三七粉15克，另包备用。水煎服，每日一剂，在月经来潮前大约一周开始服，痛剧时加三七粉，每次2克，汤药冲服。服六次后，月经来潮，量中等，色黯红，血块明显减少，未出现剧痛，仍痛胀，食欲增加。上方去元胡、丹参、三七粉，加党参15克、益母草15克、建曲20克，续进至下次月经来潮停服，经净后再服1个月经周期，后行经正常，家庭和睦，翌年五月本院顺产一男婴。

作者简介：胡腾松，雷山县永乐镇柳乌村人，雷山县苗医药学会会员。

苗医药治疗慢性直肠炎的临床验证

江文武

一、 慢性直肠炎病症

直肠炎是指在某些致病因素的作用下，直肠黏膜发炎，重者累及黏膜下层、肌层。慢性直肠炎是慢性溃疡性结肠炎中的一类，是肛肠科的常见病，病变部位主要在直肠的黏膜层，主要临床表现为排便不畅、血便以及腹痛等，对患者的日常生活和睡眠造成不良影响。其病情复杂，病程冗长，多发难愈，是临床上较为难治的疾病之一。慢性直肠炎可由急性肠炎迁延或反复发作而来，病程多在2个月以上。长期过度疲劳、情绪激动、过度精神紧张，加以营养不良，都可成为慢性直肠炎的诱因。

二、 发病病因

慢性直肠炎一般有两种，直肠黏膜及其下层肥厚者，为慢性肥大性直肠炎，直肠内的肠腺及其间质萎缩改变者，就是慢性萎缩性直肠炎表现。常见疾病如下。

1.肠息肉：直肠炎5年以上的，肠道溃疡面在炎症的长时间刺激下容易异常增生，形成肠息肉，1厘米以上的直肠黏膜表面向肠腔突出的隆起性病变，诱发癌变率极高。

2.肠狭窄：多发生在病变广泛、病程持续长达5~25年的病例，临床上通常没有任何症状，严重时可引起肠阻塞，在本病产生肠狭窄时，要防止肿瘤。

3.肛窦炎：如果直肠炎没有及时进行治疗时，可并发肛窦炎等肛肠病，并有继发肛周脓肿的危险。

4.肛管炎：这是直肠炎的并发症，一般与直肠炎并称为肛管直肠炎，肛管炎久拖不治也可有癌变的危险。

5.缺铁性贫血：便血是直肠炎的主要临床表现之一，便血的多少也是衡量病情轻重的指标，长时间慢性出血会诱发缺铁性贫血。

三、典型病例的治疗与处方

辨证论治：慢性直肠炎应用清热、利湿消炎、理气健脾之汤药内服，配合清热解毒，保护肠道黏膜之药物保留灌肠，使药力直达病根，达到治标治本的良好效果。

付某，男，53岁。2007年4月9日，病人到本诊所就医，自述：小腹胀痛，肛门作坠2月有余。初步诊断：病延2月有余，下腹胀痛，肛门作坠，大便日行3~5次，大便不尽成形，舌偏红，舌苔薄黄。乙状结肠镜检查示直肠炎。按病症配药。治清热，利湿消炎，调气健脾。

处方1：葛根15克、淡黄芩18克、黄连8克、白头翁30克、木香9克、白术11克、厚朴10克、甘草6克，水煎内服，一日2次。7剂。

处方2：淡黄芩15克、黄连8克、黄柏15克、苦参15克、石榴皮15克、白及15克，浓煎成200毫升，保留灌肠，一日1次。7剂。

二次就诊，患者自述用药后症状明显好转，后重感轻微，还有小腹隐痛，大便有些软稀，一日两次，便数减少，舌头偏红，舌苔薄白。上方再加延胡索15克、白芍15克，服用方法同前，7剂。灌肠方同上，用法同前，7剂。第三次诊，经内服及灌肠治疗2周，病症消失，大便正常一日一次，舌头舌苔正常。前方再加健脾之药以断根善后。处方：党参10克、白术12克、茯苓15克、黄芩15克、黄连15克、白头翁15克、秦皮10克、倒疙香（苗名）10克、给基叩（苗名）15克、窝给叠（苗名）12克、白芍15克、甘草6克，水煎内服，14剂。此药方药材看患者的病情好转来加减。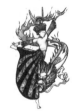

经治疗，病症消失，调理后大便正常，复查乙状结肠镜显示直肠炎已消失。2007年5月29日，患者来告知，病症无反复。

作者简介：江文武，男，雷山县苗医药骨伤蛇伤疗法县级代表性传承人，雷山县苗医药学会副会长，雷山县江氏苗医诊所法人。

临床实践篇

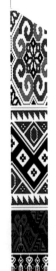

慢性结肠炎一例验案

王永贵

　　慢性结肠炎也叫慢性非特异性结肠炎，是一种原因尚未阐明的炎症性肠炎。病变以溃疡为主，多累及远端结肠，也有遍及整个结肠者。主要症状有腹泻、腹痛、粪便中含有脓血和黏液，病程缓慢，病情轻重不一，有反复发作的趋势。本病可发生于任何年龄，但多在20~40岁，男女都可发病。本例在长期治疗无效的情况下，前来我中医诊所诊治，按常规辨证施治，取得较好效果，故予简介。

　　病例：欧某，男，24岁，农民，反复腹泻3年有余，白天4~5次不等，鸡鸣时必泻一次，曾服用多方中西药（药物不详），治疗效果不佳。欧某于2018年8月13日在某医院X线检查显示结肠炎。于2018年9月9日到我中医诊所就诊。患者面色泛黄、腰腿酸软、身体消瘦、畏寒怕冷、纳呆神疲、小便清、舌苔薄白、少津质淡、脉沉细而迟、大便稀，此因命门火衰，不能温暖脾胃以腐熟水谷。诊为脾肾两虚久泻。治宜温肾健脾，涩肠固脱，自拟固肠汤治之。固肠汤的主要功效是益气健脾、温肾化湿、止泻。

　　处方：党参10克、当归10克、白术10克、莲子10克、补骨脂10克、五味子10克、乌梅（醋）10克、焦山楂10克、神曲10克、炮姜10克、木香6克。水煎服，14剂。

　　2018年9月23日，二诊，大便已成形，食欲增加，各方面已经处于正常状态。续服上剂以巩固疗效。

　　按：慢性结肠炎缠绵难愈，易于复发，临床治疗颇为棘手。其病理，既有湿毒滞肠的一面，又有久病入络脾虚的一面。故治疗应扶正，又当祛邪，本方即为扶正祛邪并施的方剂，故用于临床能取得疗效。

作者简介：王永贵，男，40岁，雷山县苗医药学会会员，雷山县永乐惠民中医诊所医师。

带状疱疹的苗医治疗方法

李飞龙

带状疱疹，苗语叫"gangb eb vail nangb"，翻译为"蛇尿疮"，也叫蛇串疮，苗家理解为上山被老蛇尿感染而起的小疱疹，疱疹像蛇身模样绕着人体上身，一旦身体被这种"蛇身"围成头尾相连的一周，人就会死亡。这是一种常见的皮肤疾病。

蛇串疮是带状疱疹病毒引起的皮肤疾病，以簇集性小水疱及剧烈神经痛为疾病特征，是由水痘带状疱疹病毒经呼吸道黏膜进入血液形成病毒血症，发生水痘或呈隐性感染。病毒可长期潜伏在脊髓后根神经节或者颅神经感觉神经节内。当机体受到创伤、疲劳、恶性肿瘤或病后虚弱等刺激，导致机体抵抗力下降时，潜伏病毒被激活，沿感觉神经轴索下行到达该神经所支配区域的皮肤内复制产生水疱，同时受累神经发生炎症、坏死，产生神经痛。此外，外伤手术、过度疲劳、传染病、经期、化疗放疗、恶性肿瘤等也是带状疱疹诱因。带状疱疹不仅可在腰部出现，同时还可能见于腿部、眼睑处、外耳郭处、胸处等，甚至可能患于内脏器官表面。外部表征为红紫色含脓疱疹，疱疹一旦破掉就会感染到健康皮肤产生连锁感染，大约在一周后达到顶点，此时患处会有很强的疼痛感。实践中常用抗生素阿昔洛韦结合维生素B_1、维生素B_{12}。西医对此病还没有非常有效的治疗方案，没有特效药物能够迅速解决这个问题。

中医认为，带状疱疹又叫蛇盘疮、蛇胆疮、缠腰疮、过腰疮、蛇缠腰，这类症状是因"气不顺"所导致，如愤怒，抑郁等消极情绪沉郁在心而诱发的疾病。用中医理论来讲就是因"肝郁"而表现在皮肤上。中药服用黄连、菊花、板蓝根、败酱草等疏肝类药物外加针灸。饮食方面：忌油、辛、腥、辣，宜多吃中性偏凉食物。

苗族对"带状疱疹"的理解是另一种思维。"带状疱疹"的苗语读音是"gangb eb vail nangb"，直译为"蛇尿疮"，在户外、野外、山林里吸入不干净的空气，接触带病菌的物体传染得病，表现为水疱，泡口为红色，患处瘙痒、疼痛、热辣。人体的各个地方都容易出现疱疹，但是出现在腰部的带状疱

临床实践篇

疹最危险。带状疱疹的水泡成饼连串，形如一条老蛇，起眼的地方叫蛇头，蛇在吸收人体营养后不断长大，当蛇形带状疱疹在人的腰部连成一圈后，人就会死亡。

苗族对带状疱疹的认识是朴素的，带状疱疹形如老蛇，老蛇缠身，就必须要蛇伤药来治疗。本人在治疗带状疱疹病例时就是使用蛇伤疗法来治疗该病的。主要使用的药方如下：七叶一枝花、蛇倒退、四轮草、黑老虎、杜仲、黄檗、钩藤、雄黄等。使用方法是也煎水服用七天，把"蛇"毒从里面赶出来，然后再用煎水的药物外涂五天，在体外提"蛇"。十余天，疱疹成皮脱落，病就治愈。

雷公山区，瘴气缭绕，患带状疱疹的病例较多。本人从医30年，累计治疗带状疱疹病例76例，治愈率达到91%。

典型病例：

王某某，女，75岁，永乐街上人，2010年3月患带状疱疹。在雷山县医院中西医结合治疗一个多月未愈，找到本人。我用苗医治疗方法治疗，仅用7天，病情好转，12天治愈。

李某某，女，永乐棉花坪人，2013年7月患上带状疱疹，直接找本人，经用苗药医治，7天治愈。

潘某某，男，62岁，永乐街上人，2017年6月患带状疱疹，到雷山县医院治疗没有效果，回家又找民间医师用草药治疗仍然没有效果，之后找到本人。经过我使用的苗医药疗法治疗，半个月后康复。

作者简介：李飞龙，雷山县永乐镇桥歪村人，从医30年，擅长治疗骨伤、蛇伤、带状疱疹、痛风等疾病。

苗医药治疗白癜风的体会

李　彪

白癜风，苗语叫"jangx gangb nangl"，翻译为"鱼疮病"，就是脸上、身上患有白色斑块的皮肤病，因为像鱼身上的白鳞，故得名"鱼疮病"。白癜风是一种染色体显性基因异常所致，同时皮肤感染、外伤、晒伤、外界洗浴等也会导致白癜风。发病基础从机制来看，它是黑素细胞产生黑色素能力的减少或消失，肌体气血损伤而造成；另一方面，长期的心理压力和负面精神状态也导致机体内分泌功能失调而造成。患上了白癜风，会严重困扰患者的正常生活。因此，我们要合理饮食，规律作息，护肌卫肤，养成卫生、规律的生活习惯，科学地预防白癜风。治疗白癜风应用杀菌解毒、活血化瘀、生肌收敛的外用药物和活血、消炎的内服药物。

病例　尹某，女，57岁，2016年6月8日，登门求治。可见上额大面积白斑，左手背有5厘米直径圆圈状斑块，周围现零星白点。外用处方：蛇莓、生魔芋、石硝、百合根、七星鱼、浮萍各用鲜品100克混合捣研成浆，然后用成浆的药汁涂擦白斑，每天涂3次。内服处方：黄连根20克、艾叶50克。连续外涂内服3个星期后，患者述全身白斑已消去2/3。续用上方2个月。2016年9月上旬，治愈，患者皮肤红润有光，色形复原，已健康如常。

方中使用七星鱼，是因为七星鱼能吃田中的小鲤鱼、小鲫鱼、小草鱼，苗医治病理念为"以形治形，一物降一物"，实践的结果是有效的。如果有水獭，将其内脏清洗后一并捣烂外用，效果更好。

作者简介：李彪，雷山县方祥乡平祥村人，雷山县苗医药骨伤蛇伤疗法县级代表传承人。

临床实践篇

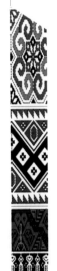

游走性风湿关节炎的苗医治疗实践

杨光福

症状：关节炎就是骨关节发炎引起的疼痛，也叫骨关节炎。风湿是指以肌肉关节疼痛为主的一类疾病。游走性风湿关节炎是风湿关节炎的一种，炎症表现为关节疼痛，从一个关节游走到另一个关节，疼痛时非常剧烈，有时伴有关节肿，具有游走性及游走的规律性（痛处按身体的关节顺序游走）、对称与不对称性（左右脚关节或手关节有时痛得对称，有时不对称）、彼消此起性（一个关节处痛好，另一处又开始痛）。该病通常是慢性持续性的疼痛，起初患者有一定程度的耐受，但急性加重发作的时候，疼痛往往难以忍受，动弹不得。

病因：西医认为骨关节炎、类风湿关节炎和痛风是引起游走性风湿关节炎的三大常见原因。骨关节炎为局部关节的退行性病变，以滑膜关节的关节软骨的进行性损害为特征。类风湿关节炎是一种免疫系统紊乱的慢性全身性疾病，以周围关节滑膜的持续性炎症为特征。痛风则为尿酸在关节组织内沉积而引起的一种炎症性病变。

中医认为，风湿关节炎是气血行痹，即气血在身体运行不通畅而导致的，有冷风湿关节炎和热风湿关节炎之分。游走性风湿关节炎是气血运行到某处停滞淤积而产生的疼痛。苗医认为游走性风湿关节炎主要是因为长期在山高水冷的田间地头从事农业生产，脚长时间触碰冰凉的冷水，劳动出汗后马上脱衣吹凉风，或者居住地潮湿过度等冷热湿浸入身体导致的。

治疗方法：西医采取手术、关节注入胶质药物和使用止痛性激素药物、神经性免疫药物等治疗。中医则根据中医痛则不通，通则不痛，治风先治血，血行风自灭的理念，当以行气活血为主，治疗药物以海风藤、宽筋藤、忍冬藤、丁公藤、石楠藤、鸡血藤等藤本植物活血为首选，以川芎、羌活、独活、桂枝、防风、秦艽、当归、乳香、木香等祛风药物配伍。

苗医治疗游走性风湿关节炎的理论是"以形治形"。苗医认为，人是大自然的组成部分，人体的每一种疾病都体现在大自然中，大自然的动植物可以用于治疗人体疾病。大自然中的浮萍漂浮而随风游走不定。本人根据浮萍的这一特性，大胆用于治疗因寒凉湿引起的游走性风湿关节炎，起到意想不到的效果。对于现在因痛风引起的游走性风湿关节炎，本人先用野生樱桃树根排尿酸，然后配合使用浮萍酒，效果也不错。

浮萍的使用，为内服外用，内服是用酒炮制，比例大约1：2，即1千克干浮萍泡2千克高度苞谷酒，一星期后可以服用，每日3次，每次50~100克，不饮酒的人用开水冲淡饮用，量可多一点。外用则把泡酒的浮萍捞出，用铁锅焙热，涂抹于的痛处。

病例1 本人在55岁时，因从事农业生产的繁重劳作，患上游走性风湿关节炎，因当时还没有新农合，没钱去医院治疗，多方使用草药治疗无效，根据苗医古老治病理论，考虑到浮萍无毒，于是大胆使用浮萍治疗，20余天治愈。

病例2 杨某某，方祥乡陡寨村人，患游走性风湿关节炎数年。2017年冬天病情加剧，下不了床。我去他家串门唠嗑，看到他的病情，便介绍了我的病历及曾经使用的方法。他第二天如法炮制，一个月后治愈，现在正常生产生活。

今天，我献出此方，供大家参考，但愿更多的游走性风湿关节炎患者早日康复。

作者简介： 杨光福，男，62岁，雷山县方祥乡陡寨村人，雷山县苗医药骨伤蛇伤疗法代表性传承人。

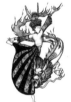

临床实践篇

常见疾病治疗三例

杨昌德

一、常见疾病及其治疗案例1——肾结石

龙合六，男，67岁，黄平县苗陇乡双下村民三组人。

初诊：2014年8月，患者腰痛数年，时发时止，近来疼痛较剧，日夜烦躁不安，经某医院多次检查，从肾脏造影发现右肾下有苞谷大结石多粒，尿短而赤，淋漓不畅，兼有血尿，病情颇急，入我处就诊治疗。脉象沉细而紧，左尺尤甚，舌苔黄燥少津。症见头痛耳困，腰部偏左剧痛难忍，呻吟嚎叫，饮食不下，大便燥结，小便短涩。三昼夜不能入睡，面黄肌瘦，呈现急性痛苦病容。证属肝肾阴虚，湿热滞于腰络，日久未散，凝而成。

治疗：先宜除湿化热，排石利尿，继可养阴固肾。处方：细生地15克、赤芍药9克、木通9克、草解9克、茯苓2.4克、猪苓9克、翟麦9克、扁蓄9克、滑石9克、通草6克、海金沙9克、车前子9克。

二诊：上方服2剂后，脉急如前，舌苔黄燥稍退。仍感腰痛难以转侧，嚎叫不休。再用原方加金钱草30克、广地龙9克、川牛膝9克。上方服2剂后，患者于天明时如厕，自觉尿道中有物欲排下，用手接住，即发现结石随小便而出，一粒如苞谷大小，用小瓶装好，给经治人员和同员观看。

三诊：自结石排出后，患者痛苦情况若失，只精神倦怠，因无力而已。诊脉转现弱细缓和，舌苔薄黄，渐思饮食，是晚即能安静入睡，续用下方调理3日回家。

处方：干地黄（窝哈）15克、淮山药12克、茯苓15克、粉丹皮6克、小萸肉6克、泽泻9克、薏仁15克、红饭豆12克、窝翔略（苗名）4克、豆窝刚茄讯尤（苗名）12克、甘草2.4克。

肾结石一症，我是本着草医"通则不痛，痛则不通"和"留者攻之"的原则来治疗的。由于患者通过多次的科学诊断，已经确诊是肾结石症，所以，我在治疗当中，就有了比较可靠的用药经验，使用"通"的方法，把结石排出，

因而解除了患者的痛苦。

二、常见疾病及其治疗案例2——痰阻眩晕（高血压）

赵德芬，女，68岁，雷山县丹江镇脚雄小寨村民。

初诊：2013年8月，患者素来体丰腴，喜食腥腻，多疾。花甲后，常现面浮，肢体麻木、浮肿，且感胸闷气真，痰多泡沫，纳呆，多梦。进而头晕目眩，脑转开鸣，心悸诸症悉增，甚则不能行步。医以归脾养心，朱砂安神，治之无效。再投以八味地黄之类，症候反剧。乃专程至昆，寻余诊治，脉象关上浮大而滑，寸口濡弱，舌质淡胖，苔白腻而滑润。此丹溪所谓"无症不作眩也"。日常恣食肥甘，伤及脾胃，运化失司，湿聚痰盛，水谷不能化精，肝失所养，风从肉生，风痰相助，上扰清空，发为是症。法宜化宣络，额疾理气，兼镇道平肝。

处方：明天麻9克、法半夏9克、白蒺藜9克、黑芝麻12克、化橘红6克、茯苓神15克、代赭石9克、炒枳壳6克、桑枝15克、白檀香4.5克、生甘草3克、竹菇6克。

二诊：上方服4剂，顿觉头目清爽，眩晕得减。略出风沫痰涎甚多，胸膈舒畅，稍思纳食。仍浮肿，心悸，夜寐不宁。耳鸣，神倦，肢体觉麻。脉象滑大较平，风痰渐化，乘势再进下方：明天麻9克、半夏9克、生尤齿9克、石决明9克、茯神木15克、酸枣仁15克、炙远志6克、沙蒺藜12克、化橘红4.5克、白檀香4.5克、桑枝木12克、荷叶顶2枚。

三诊：上方连服5剂，眩晕若失，浮肿消退，痰涎渐少。行动自如，纳食增加，仍时感肢体麻木，神疲，能眼而梦境尚多。脉缓微滑，舌质淡，苔薄润。此风痰化除，续宜滋血养肝安神之品。

处方：当归身12克、炒抗芍9克、酸枣仁15克、茯苓神15克、明天麻9克、桑寄生12克、黑芝麻12克、法半夏9克、化橘红6克、石决明9克、白檀香4.5克、生甘草3克、荷叶顶3枚。嘱服5剂后，配10剂制为丸，早晚各服6克，戒荤腥。

本案紧和"痰湿"治眩。以祛风额痰，兼佐柔镇。风痰即化，再益肾柔肝，养心安神，避辛燥及滋腻，用药从轻灵处下功夫。

三、常见疾病及治疗案例三——脓胸积液（热郁于肺）病症

文晓秋，女，苗，19岁，学生，雷山县郎德镇老猫村四组村民。

患者于2016年1月畏冷，发热、咳嗽2个月。病程与治疗：患者于2个月前

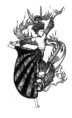

临床实践篇

·161·

感右胸不适，疼痛、咳嗽多有黄色脓痰，多次医治，未见好转，发热仍持续不退，咳痰不已，但无咯血。全身骨节酸痛，食欲不振，大小便正常。2017年1月26日，患者到我处诊疗。问诊显示，右胸积液（包衰性）听诊及脉，右肺少许湿性啰音。曾用过止咳药等。发热仍不退，咳剧、所喘、咳吐脓痰。于草药治疗，服过银翘散、小陷汤、加鱼腥草之类，有时因盗汗而用秦艽鳖甲散加减，有时因吐脓痰带腥臭而用千金苇茎汤。但病情仍反反复复，缠绵不愈。至3月6日，本人察其发病以来一直发热不退，时常午后发热较甚、咳嗽不已，咳吐多呈黏稠的脓痰，咳剧则感胸不舒，神疲乏力，而色无华，舌苔薄黄，脉细数，思之病久邪稽不解则邪盛正必有虚，攻扶除邪清涨热。

处方：蒲公英25克、败酱草15克、鱼腥草25克、银翘15克、冬瓜仁10克、桔梗15克、甘草10克、黄芩15克、萌仁25克、太子参50克，一剂。

3月7日复诊：服药后热较退，咳痰减少，舌苔薄黄，脉细略数，仍宗上法，原方再服2剂。

3月9日再诊：热退，咳痰效少，脉细数，原方萌仁50克，一剂。

3月11日又诊：咳嗽大减痰极少，稍盗汗，良纳较差，原方加茯苓15克，3剂。

3月13日又诊：稍咳一二声，盗汗止，食谷转佳，睡眠尚可。舌苔薄微黄，脉细略数。原方再2剂，诸症渐除，病遂告愈。

按《草医》风伤皮毛热伤血脉，风合于肺……热之所过，血为之凝滞、蓄洁痈脓，这是说明肺痈的病机，而本例发热已2个多月，咳吐脓痰不见，但未成肺病，其原因有二：一是肺病将成，已用药抚控制。二是病人脉细数有虚象而数实者才为肺病。所以患者面色不华，神被乏力，发热2个月不退，时常午后热甚，时有盗汗，咳吐脓痰，久而不净等，为正常虚邪恋之症。故采用补气养阳，以太子参扶正。但邪热游阻郁恋于肺，故配合蒲公英、鱼腥草、冬瓜仁、桔梗、薏仁等，清热解毒，排脓之品，从而得到痊愈。治法有"虚者补气，实者泄气"，而病有虚中夹实，实中夹虚，则应灵活应用。

作者简介：杨昌德，男，雷山县丹江镇脚雄村苗医，雷山县苗医药学会会员。

苗药贴敷与穴位贴敷

余福文

贵州苗药是中华民族的一块瑰宝。苗医苗药源远流长、博大精深，有悠久的历史，民间有"千年苗医，万年苗药"之说，其苗族医药体系，尤其内病外治的方法，闻名中外，是民族医药的一枝奇葩。发展至今，苗家医药已经有三四千年的历史。苗族的医药常常与神秘、神奇这样的词汇联系在一起，它对疾病的认识和对疾病的命名分类等具有鲜明的民族特色。苗族医药贴敷和苗药穴位贴敷疗法是其中的一部分。

一、贴敷疗法

贴敷疗法，也叫透皮贴敷疗法，简便易学，作用迅速，容易推广，使用安全，副作用极小，患者乐于接受。它不仅在外伤骨、皮肤、五官、肛肠等疾病的治疗方面表现出色，而且对内科、妇科疾病也有显著的疗效，尤其对老、幼、虚弱群体在攻补难施、不能服药、不愿不肯服药时具有内服法所不具有的诸多优点。因而民间医药贴敷疗法受很多苗医医者以及患者的广泛关注。

二、贴敷原理以及给药特点

（一）贴敷原理

1. 经皮给药系统

药物→角质层、真皮层→毛细血管→体循环→毛囊→皮脂腺、汗腺→体循环。

2. 入药药效的效应流程

标准诊疗穴位贴敷→药物对穴位的刺激作用→皮肤组织对药物有效成分的吸收→发挥明显的药理效应。

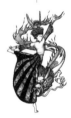

临床实践篇

·163·

（二）给药特点

（1）避免肠道消化酶的灭活。

（2）避免肝脏的首过效应。

（3）持续给药，维持恒定的血药浓度。

（4）局部疾病起到靶向给药的作用。

三、穴位贴敷原理和特点

穴位贴敷既有穴位刺激作用，又通过皮肤组织对药物有效成分的吸收，发挥明显的药理效应，因而具有双重治疗作用。经皮肤吸收的药物极少通过肝脏，也不经过消化道，一方面可以避免肝脏及各种消化酶、消化液对药物成分的分解破坏，从而使药物保持更多的有效成分，更好地发挥治疗作用，另一方面避免了因药物对胃肠的刺激而产生的一些不良反应。所以，此法可以弥补药物内给的不足，除极少有毒药物外，穴位贴敷法一般无危险性和毒副作用，是一种较安全、简便、易行的疗法。对于衰老稚弱者，药入即吐者尤宜。

四、贴敷治疗操作方法

（一）方药的选择

凡是临床上有的汤剂、方剂，一般都可以研末、熬膏用作贴敷来治疗相应疾病。但与内服药物相比，贴敷用药多有以下特点：

应有通经走窜、开窍活络之品，常用药物有冰屯、麝香、丁香、花椒、姜、葱、肉桂、细辛、皂角、穿山甲。气味俱厚有毒攻毒之品，常用药物有生南星、生半夏、川乌、草乌、巴豆、附子，毒角连。补法可用有营养之佳品，如羊血、动物内脏、鳖甲、蜂蜜、蛋清、蚯蚓等。

选择适当溶调和贴敷药物或熬膏，以达药力专、吸收快、收效速的目的。醋调贴敷药起解毒、化瘀、敛疮等作用，用药猛，可缓其性。酒调贴敷药，则起行气、通络、消肿、止痛等作用。虽用缓药，可激其性。水调贴敷药，专取药物性退。油调贴敷药可润肤生肌。常用溶剂有水、酒、醋、姜汁、蜂蜜、蛋清。此外，还可针对病情应用药物的浸剂作溶剂。

（二）贴敷治疗选择

（1）选择痛点。哪里伤痛就贴敷哪里，药物直接，药铲快速，部位易掌握。但注意有伤口或感染时选用无刺激或性温缓的药物。

（2）选择离病变器官、组织最接近的穴位贴敷药物。

（3）选用经验穴贴敷药物，如吴荣黄贴敷涌泉穴治疗小儿流涎；威灵仙贴敷身柱穴治疗百日咳等。

（三）贴敷方法

根据病情，选择贴痛点或病变对应的穴位，使药物能敷贴稳妥。贴药前定准穴位，用温水将局部洗净，或用酒精棉球擦净，然后敷药。

一般情况下，刺激性小的药物每隔1~3天换药，刺激性大的药物应根据患者的反应和发泡程度确定贴敷时间，数分钟至数小时不等，如需再贴敷，应待局部皮肤基本正常后再敷药。

（四）常见病药物贴敷治疗

感冒：柴胡、苏叶、甘草、姜汁，贴神阙。

咽痛：山豆根、板蓝根、大黄，贴天突。

胃痛：陈皮、元胡、香际、神曲，贴神阙。

面神经瘫痪：全蝎、蜈蚣、地龙、蜜蜂，贴颊车合谷。

扁桃腺炎：大黄、吴茱萸，贴天突。

慢性肠炎：五停子、本香、吴茱萸，贴神阙。

高血压：川牛膝、钩藤、生姜汁，贴肝俞。

糖尿病：天花粉、麦冬、石斛、黄芩、葛根，贴降糖穴。

哮喘：麻黄、干姜、细辛、半夏，贴神阙、肺俞。

乳腺炎：蒲公英、全瓜蒌，贴痛处。

腮腺炎：蒲公英、青黛，贴腮腺。

蛇串疮：环留行、大黄、雄黄、冰生，贴患处。

跟骨病（骨质增生）：骨碎补、肉桂、细辛、威灵仙，贴患处。

外伤血肿：散血草，贴患处。

外伤骨折：骨碎补、续断、螃蟹、散血草，贴患处。

作者简介：余福文，苗族，雷山县苗医药县级传承人，雷山县苗医药学会会员。

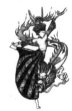

神奇的化水疗法

杨秀标

　　化水疗法是达地地区水族、苗族、汉族等民间医治骨伤的特殊疗法。这是从古至今代代相传的奇方异术，它具有化骨、接骨、消炎去肿、生长肌肉等功能。这种医术是民间流传尚久的传统医术，它不仅为民间患者治疗减少痛苦，节约费用，而且还能水到病除，比其他方法治愈快。2018年，化水疗法被列入为黔东南州第四批非物质文化遗产代表性项目名录。

　　我叫杨秀标，是达地水族自治乡民间中草药医师杨胜和之子。家父杨胜和以祖传医术在民间医治了上千例绝症和大病患者。先父1926年7月11日酉时生，至2017年2月10日下午3时35分在家高老，享年91周岁。先父生前传授医术于我及几位兄长，共培养了近20个学徒。如今他的学徒均能为他人治病。我于1965年2月14日生，现年53岁，13岁随父学医，掌握了民间一些病理及治疗方法，主要擅长接骨、蛇伤、结石、脑梗死、脑出血、脑萎缩、肝炎、腰椎、颈椎等病症的治疗。一般接骨可用草药，也可直接用清水化水接骨。化水接骨治疗效果比植物接骨快一倍。我每年都有数十个骨折病例使用化水疗法治疗。

　　医案一　我曾经医治过一个县级医院认为完全失去生活自理能力且危及生命的人。他是黔南州三都县羊福乡羊甲村下从寨的杨国良（至今还健在）。1997年，患者在砍一棵大水青树时，被大水青树夹在悬崖近6个小时，经邻里老少搭建抢救台，把大树砍断后，才把人救下来，之后几次休克。三都县医院的医师赶到现场检查后，宣布已经没有生命价值了，即使把大腿截肢治疗也将是残废之人，没有治疗意义。事发第三天，病人家要求我帮助治疗。我认为，在炎热季节里，必须使用化水疗法才能够治好这个病人，并打算亮一手给三都县医院看看。当时病人受伤的部位已经腐烂，大腿筋已断，大腿至小腿粉碎性骨折。病患者家属一再要求保守治疗。我当时用手术刀切除了病人近2.5千克的伤处烂肉，取出一大碗粉碎骨片，用药水泡擦伤处，后用竹筒夹紧，再用线绑住，把断的筋接起来，然后一边化水服用和喷擦，一边用药换药，内服外敷。10个月后，杨国良恢复了正常。现在他可以肩挑50千克左右重担正常走路，打破了三都县医院医师说该病人救治了也无意义的说法，兑现了我"一定要把病人治疗好给你们看"的承诺和誓言，挽救了一条医院认为已经没有生命价值的生命。

医案二　三都县羊福乡羊甲村下从组杨老小之妻。2007年不幸患病，一夜之间，疼得眼珠子跳出眼腔外，送往贵州省人民医院检查，急需换眼珠，需要8万元手术费，患者已经是60多岁的老人，家属坚决不同意做手术，强烈要求返回老家找草药医治。当病患家属登门求药时，我认为应以消炎为主，治疗为辅，把眼珠在包药两个小时内放回眼腔内，然后用化水疗法治疗，成功为患者挽回了眼睛，现病人还健在。这种病理在民间尚未遇见，也是一种疑难杂症。但化水疗法却解决这个疑难病症，真是个奇迹。

作者简介： *杨秀标，达地水族自治乡人，"水族医药·化水疗法"县级代表性传承人。*

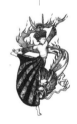

临床实践篇

·167·

非遗产业篇

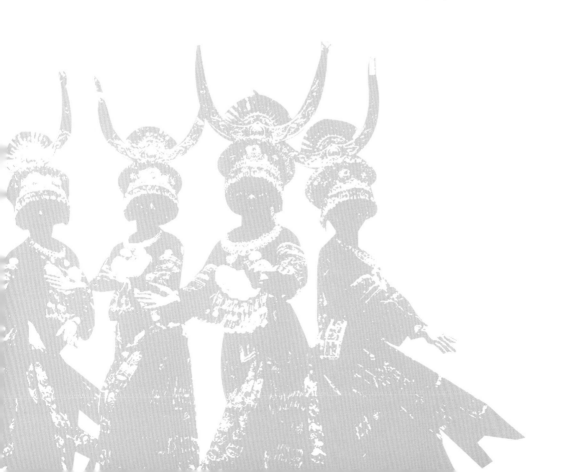

印牌支系苗族苗医药传承现状

王丽琴

印牌支系苗族，主要聚集在龙里县摆省片区、花溪区高坡乡、惠水县大坝乡三地的交界处，自称"摩若"。由于历史原因，印牌支系苗族拥有悠久的历史，而人口不多，长期生活在较为偏僻的高冷山区，经济水平发展受限。

天下苗族是一家，印牌支系苗族和其他地方苗族的用药方式一样，都以单方为主。传承方式以家传为主，传男不传女。

据本支系老人们回忆，在现代医疗卫生技术不发达的时代，人生病了就只有三种方式解决：一是硬撑，撑得过就战胜病痛，恢复健康，撑不过就只有回去见祖宗。二是找鬼师，找神婆。鬼师或神婆会对症用一些草药治疗。三是请不起神婆，却又不想硬撑认命，就出走去山上"尝百草"，抱着死马当作活马医的心态，乱吃野草也许运气好会吃到救命草。于是乎在这个过程里有人会死去，也有人会发现有药用价值的草。

这个支系的苗药不集中于哪一个人的手中，也不集中在哪个家庭。几乎家家都有一两个家传秘方，一副家传秘方药也就只能治疗一两种病，有什么病就找会治疗该病的家庭。老人们身体还健朗时有人到家里寻医问药，采药、用药都是老人亲自到位，并且将药捣烂或者切细晒干，让患者认不出来，以达到保密的效果。家庭药方的传承一般都是传给儿子，传承方式都是声口相传，前辈带着晚辈亲自去采药，告知药效、使用方法、治疗病理。而在前辈准备交给晚辈时，大都是前辈知道自己身体状况不好，怕离世后药方失传才传的。幸运的，长者还能坚持拖着年老的身躯去教会后人。不幸的，长者还没来得及传给后人就离世了。这种"不幸"导致许许多多的苗医药失传。

鬼师和神婆掌握的苗医药比一般家庭多。鬼师和神婆看病遵循"神药两解"，增加了苗医药的神秘色彩。大部分鬼师和神婆的医药知识来源于师传，有较强的用药经验。

苗族在治病时，一般先看病后采药，上山采药，下山治病，现采现用。苗族人认为鲜药的效果好于干药，鲜药药力猛，用量小些。对于一些不易采摘而又有特效的药，或采集晾干备用，或将草药种在自己家房前屋后、田间菜园，这样急用时能够快速找到。使用过的药渣要扔到干净的地方，不能随便乱扔，不能投入火里烧掉。烧药渣，是烧了"药根"，这样会影响药效，甚至直接无效。

当下，学习苗医药的人极少。一方面是由于用草药的人少了，有病都去西医院治疗。这个社区的苗族后生看不到学习苗医药的价值，也就没有了学习的动力。除此之外，还有传承效果不佳，没有接班人，多为失传。懂苗医药的老人自己也认为，草药已经被西医药替代，没有心思再传给后人。

希望更多的年轻人看到本民族传统医药的价值，拾起自己家的点点知识，积少成多，让苗族医药在各个苗区得到传承，让苗医药的价值最大化。

作者简介：王丽琴，苗族，女，青年苗医，黔东南民族职业技术学院药学专业毕业生，长沙医学院药学专业函授生，黔南州龙里县苗学会会员。

苗族护肤膏研制开发的必要性

杨光才　蒙星光

苗族护肤膏是雷公山地区的苗族制作并用于护肤的膏药。其制作技艺叫"苗医药·苗族护肤膏制作技艺",已经被雷山县人民政府列为县级非物质文化遗产代表性项目名录,并于2018年公布为州级非物质文化遗产代表性项目名录,2019年公布为省级代表性项目名录,更名为"肤裂收敛膏"。同时,在中医执业医师、雷山苗医药学会会长文玉忠的技术指导下,由雷山县天虹苗族文化发展有限公司成功申报为专利产品。

一、膏方生境

雷公山位于贵州东南部,地跨雷山、台江、剑河、榕江四县,总面积47300公顷,是典型的山地森林生态系统,属中亚热带季风山地湿润气候,冬无严寒,夏无酷暑,温暖湿润,雨量充沛,岩石中节理十分发育,风化壳疏松深厚。风化壳下部密集的网状裂隙带强烈地吸收着大气降水,形成一个埋藏极浅、储量丰富、动态稳定的潜水层,致使其上部土层侵蚀微弱而又常年处于湿润状态。加之地形破碎、土壤物理性能良好,从而导致了在同一气候带里杉木林的速生丰产,成为一种宜林宜杉程度极高的土地类型。雷公山境内阴、冷、烂、锈田占40%,雷公山海拔高,腐质土壤丰厚的优环境良,利于草本植物及药物的生长,且药物质量高。

苗族是一个有几千年农耕文明的民族,迁徙到雷公山后,他们仍然继续靠农耕维持生活,因雷公山沟壑纵深的环境使得农业环境恶劣,上山下坎,肩挑背扛是经常的事情。过度的劳动强度,日晒雨淋,特别是在冬天的山上劳动,使手脚皮肤粗糙,甚至皲裂。为避免皮肤开裂和太阳暴晒,雷公山麓苗族经过反复多次实践,总结出了一套护肤膏药的制作技艺,为雷山县境内的个别苗医师和少数妇女掌握,现主要传承在雷山县的西江村、龙塘村、白壁村、乌尧村、黄里村等,方祥乡的格头、雀鸟、陡寨、平祥、水寨,郎德镇的朗德上下村、报德村，丹江镇的南猛村、固鲁村、羊排村、白岩村、乌东村等也有涉及。辐射雷公山周围的榕江、台江、剑河、丹寨、凯里等市县。

二、历史渊源

据《西江的历史与文化》记载，唐宋时期苗族进入雷公山麓。根据当地草药和气候环境，结合实际研制了护肤膏。开始使用的多是单方，例如茶籽油，茶籽油是当时护肤的首选。后来，增加了一些药物，在不断实践的基础上总结、丰富了膏药制作技艺。

明代药书《外科正宗》载，在明代初期，苗药已经盛行民间。天顺五年（1461年），朝廷下令"凡生擒苗人一名赏银五两，杀一苗人赏银三两"，对苗族进行大规模的军事征剿和屠杀，使苗药配方濒临失传。苗草起源于贵州，最早出现在明崇祯九年（1636年），至今已经有将近四百年历史，被公认为植物护肤始祖。到了清代，苗草成为皇宫后妃以及达官贵人的美颜御用品。

三、制膏工艺

苗医药·苗族护肤膏主要成分有白及、当归、金银花、白蜡、茶籽油等。加工过程为：（1）将按克数称好的白及、当归、金银花置于砂锅内；（2）往砂锅倒入茶籽油，浸泡24小时；（3）把浸泡有药油的砂锅置于炉火上，文火煮熬2小时；（4）取锅，过滤药渣；（5）把过滤好药渣的药油重新置于文火上煮沸；（6）放入白蜡，搅拌；（7）待白蜡融化，取锅；（8）冷却成膏药。

苗族护肤膏实际为膏药，经过多代人的发复琢磨和实践，技术渐渐成熟。苗族护肤膏的配方科学，工序不复杂，材料都是雷公山上常见的植物，就地取材。苗族护肤膏不易变质，易于保存。

四、功能效用

苗族护肤膏主要由白及、当归、金银花、白蜡、茶籽油等制作，这些药物具有清热、解毒的作用，能祛黄褐斑、晒斑，可除细纹，减轻深纹，能防止皮肤损伤和衰老，增加皮肤光泽。对手足皲裂、水火烫伤有较好的疗效。此外，该膏药对痈疽疮癣、小儿头疮也有较好的疗效，对护肤美容、去斑除皱、防晒起一定作用。

五、研发意义

苗医药·苗族护肤膏制作技艺是在雷公山环境下，农民在艰苦的环境里，根据自身需要，通过反复实践，总结出来的具有实用性的传统膏方。该膏方配方合理，具有治病和美容等多种功效。同时还具有以下意义：

一是实用价值与美化生活的需要，劳动中出现的手脚皲裂，必须解决，护肤膏就是常用产品。冬春干燥时也可用于预防手、脚、面部的干裂。爱美之心、人皆有之，苗族也不例外，以此可以帮助我们研究苗族美学心理。

二是"苗医药·苗族护肤膏制作技艺"是一个反复实践的膏方技术，具有一定的科技内容，这是苗族医药传统科技的个例。研发生产，可以使该技术得以传承发展和改进提高。

三是研发生产苗族护肤膏并把它推向市场，可助力当地村民增加就业、增加经济收入，对脱贫攻坚具有积极的社会意义。

作者简介：

杨光才，雷山县非物质文化遗产保护中心工作员，雷山县摄影家协会副主席。

蒙星光，雷山县非物质文化遗产代表性项目"苗医药·苗族护肤膏制作技艺"县级传承人。

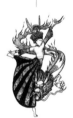

非遗产业篇

《苗医药·肝炎马蹄金疗法》
申报文本摘要

杨证超　袁涛忠

一、概述

　　"苗医药·肝炎马蹄金疗法"苗语称Hmub jib vob bib seix bil diot mongb hfud nais jongt，是黔东南苗族历经千百年探索治疗肝炎疾病的实践总结，经过苗族医药直观思维、取象比类思维的"加工"，建立了以形治形的理念，后逐渐形成卓有成效的治疗肝炎的方法。这是黔东南苗族先民在长期的生产生活中，在人与自然长期斗争、适应中，凭借实践经验积累起来的方法，并一直沿用至今。

　　"苗医药·肝炎马蹄金疗法"的苗语名称以《苗汉词典·黔东方言》《汉苗词典·黔东方言》为语音及文字书写标准，进行规范。

　　"苗医药·肝炎马蹄金疗法"主要分布在黔东南清水江、舞阳河流域的苗族居住区，辐射至都柳江流域的苗族居住区域。

　　"苗医药·肝炎马蹄金疗法"源于黔东南苗族迁徙到南方的探索实践，历经历代的传承与发展。20世纪70年代前，mongb hfud nais jongt（肝炎）是苗族地区的常见疾病。据20世纪60年代后的资料记载，黔东南州肝炎的年发病率为2.3/10万～94.4/10万，一些村寨HBsAg携带率达8.98%～14.66%，肝炎流行的疫情区患病率为13.3%～26.6%。在没有现代医药的干预下，控制疫情、治疗病人都依靠苗族自身的医药。苗医通过苗族传统的直观思维、取象比类思维的"加工"，逐渐确立了"以形治形"治疗理念，建立了利用马蹄金治疗肝炎的方法。创于何年，由何地区、何人（群）所创？难于定论。但本项目传承人之一李东家族使用马蹄金治疗肝炎已经有5代人，按照人类学一代人平均为25岁的通说，可见马蹄金治疗肝炎方法形成年代已在百年以上。

　　2011年，黔东南州民族医药研究院参与贵州省中科院等对凯里苗药 vob bib

seix bil（马蹄金）的药物研究，证明了苗医用马蹄金治疗乙型肝炎的科学性，也说明了马蹄金是安全有效的治疗HBV的药物。

"苗医药·肝炎马蹄金疗法"是苗医药创新的精神源泉，彰显了苗族医药的重要文化价值。它是传承苗药的风向标，有明显的科学价值，同时具有安全、有效、人群可及性、可获得性高，简、便、廉、验，易于推广的实用价值。

二、地理环境

黔东南苗族侗族自治州位于贵州省东南部，地处云贵高原东南向湘、桂丘陵过渡的斜坡地带，海拔137米～2178.8米，辖1个市15个县，总面积30337.1平方公里，是我国最大的苗族侗族聚居区。境内地貌特征属复合山地地貌。河流主要有属长江水系的清水江、舞阳河及属珠江水系的都柳江，三条主要河流平行贯穿中、北、南部，在主干河流流域常见峡谷地貌和河谷盆地。境内总体地势北、西面高，东、南面低，北部为武夷山脉的东延部分，中部是苗岭山脉的主峰——雷公山，南部是九万大山山系。土壤类型众多，有红壤、黄壤、黄棕壤、紫色土、黑色石灰土、红色石灰土、粗骨土、山地草甸土、水稻土等。境内最高点为雷公山主峰黄羊山，海拔2178.8米，最低点为黎平县地坪井郎村水口河出省处，海拔137米。境内有雷公山、云台山、佛顶山、弄相山、朱家山、月亮山等原始森林、原始植被保护区与自然保护区27个。黔东南的气候属亚热带湿润气候，年平均气温14~18℃。最冷月1月平均气温5~8℃，最热月7月平均气温24~28℃。由于地理位置和地势的不同，各地气温有一定差异。南部气温高于北部，东部气温高于西部。境内年日照时数为1068~1296小时，无霜期270~330天，降雨量1000~1500毫米，相对湿度为78%~84%。境内层峦叠嶂，山深林密，沟壑遍布，地质独特，地形地貌奇异复杂，气候条件优越，土地肥沃，是中国多种植物区系成分交叉荟萃的地方。得天独厚的自然条件孕育着丰富的生物多样性，培育出丰富的中草药资源和民族医药资源。黔东南州保有中药、民族药药用物种资源2800余种（约占全国药用物种种类的21.9%，约占全省药用物种种类的65.3%），其中：药用植物2700余种（约占全省药用植物物种的67%，约占全国药用植物物种的23.6%），苗族药用物种1100余种。丰富的药用物种资源为苗族等少数民族医药的形成和发展奠定了物质基础。

三、主要分布与相关工具

马蹄金主要分布在黔东南清水江、舞阳河流域的苗族居住区域，辐射至黔东南都柳江流域的苗族居住区域，包括凯里、黄平、雷山、台江、剑河、麻江、丹寨、镇远、三穗、锦屏、施秉、岑巩、天柱、从江、榕江、黎平等地苗族居住区。

采药用具：采药工具、切药刀、石擂砵，煎药陶瓷罐。

治疗工具：拔罐、梅花针、酒精灯等。

药物：袋装药材饮片（400～500克/袋）、袋装药粉（15克/袋）、瓶装药粉（50～100克/瓶）

四、主要特征

本项目"Hmub jib vob bib seix bil diot mongb hfud nais jongt（苗医药·肝炎马蹄金疗法）反映了苗医对用苗药" vob bib seix bil"治疗肝炎的深刻认识，是苗族治疗肝炎的经验结晶。苗医通过望、问、闻、触的方法，将急性起病，有畏寒、发热、腹痛、腹泻、腹胀、消化不良、食欲减退、疲乏、乏力、畏食、恶心、厌油、右肋部隐痛，或伴有黄疸和肝肿大症状的患者视为肝炎患者。确诊后，用马蹄金鲜药捣烂敷于已经清洁、消毒后的肝区皮肤表面，用马蹄金、活血丹、黄栀子、虎杖、田基黄、积雪草、鸡苦胆等苗药煎水内服。半月左右患者症状消失，身体恢复健康。目前，从苗药研发的衍生物替芬泰已进入国家一类新药的临床研究，科学证明了马蹄金对抗乙肝病毒的治疗有良好的效果。

五、重要价值

1. 医药价值：苗医药·肝炎马蹄金疗法是黔东南苗医在应用苗药 vob bib seix bil（马蹄金）治疗肝炎时，经过反复的治疗实践，成千上万病例的临床应用，一代又一代的感悟、总结，形成的有独特的理念和技术，强调了苗族重视人与自然的联系，具有鲜明的苗族传统文化特征。其蕴含的直观思维、取象比类思维、"以形治形"的治疗理念，是苗医药创新的精神源泉，具有实际的医药价值。

2. 科学价值：本项目保护、传承的苗医药·肝炎马蹄金疗法已为现代科学验证，证明马蹄金是安全有效的治疗肝炎的药物，有保肝降酶、利胆退黄，以及抗HBV、抗HBV耐药株的作用，有明显的科学价值。

3. 实用价值：苗医药·肝炎马蹄金疗法具有安全、有效，人群可及性、可获得性高的特点，同时具有苗族的简、便、廉、验的文化特征，易于推广，具有很强的实用性。

4. 文化价值：本项目对提高传统文化的认同感，保护苗族医药文化资源，确保该非物质文化遗产得以传承发展具有重要的意义。同时，起到示范作用，可以鼓励和带动其他"非遗"项目的保护工作，为苗族医药文化的传承保护和社会主义文化繁荣作出积极贡献。

作者简介：

杨证超，雷山县非物质文化遗产保护中心工作员，雷山芦笙研究学会副会长。

袁涛忠，汉族，男，黔东南州民族医药研究院退休职工，副主任医师。

传统医药与现代科技有机结合的典范

——记雷山县福源民族医院的发展

白跃东

由于执业门槛较高，很多民间医生都还处在无证行医的尴尬状态。很多民间医生对行医资格梦寐以求，一旦有机会就抓住不放。尽管如此，大多民间医生未能如愿，这给他们的事业带来了障碍。很多民间医生难以设立合法诊所。但是文玉忠作为一个来自大山的民族医生却能够开设医院，并且做得很好，不得不让人钦佩。

由于种种原因，老百姓对医院有天然的信任，对医院的认可高于普通门诊，对门诊的认可高于游医。但是开设医院绝非易事，必须有相应从业资格、技术资本、物质资本。而且老百姓最终认可的是疗效。有很好的服务技能和诊疗条件才是医疗机构发展的根本。因为民办医院是自负盈亏，所以必须有一套科学的管理制度，才能够实现可持续发展。医疗行业竞争越来越激烈，经营成本也不断上升，尤其是房租费用猛涨，给经营者带来不小的压力，只有靠提高服务水平、树立医院形象、提高知名度来缓解。

文玉忠同志在民族医学界有较高知名度，他所创办的福源民族医院在县内外有很好的美誉度。2001年文玉忠创办福源民族诊所。经过多年的实践形成了一定的经济积累和技术积累。2008年，他获黔东南州卫生局颁发的《民族医师执业证书》。2009年，他参加全国中医医师考试并获得《中医执业证书》。2012年，他被命名为苗医药·骨伤蛇伤疗法州级代表性传承人。2014年，他担任雷山县苗医药学会长。2016年，他被命名为苗医药·骨伤蛇伤疗法项目省级代表性传承人。2017年6月22日，文玉忠投资200余万，成立福源民族医院，购置B型超声诊断仪、碎石机、四维牵引机等设备。医院占地面积1000平方米，有56个床位。设立民族医药科（苗医）、中西医结合科、中医科、碎石科等专科。

福源民族医院的人才结构合理。人员构成主要有中医主任医师1人，中医执业医师1人，中西医结合医师1人，中医医师1人，苗族医师1人，B超主管技师1人，主管检验师1人，碎石主管（操作员）1人，检验员（检验师）和住院医师（医士）11人，理疗师1人，药师1人，护士13人，理疗员2人，共36人。有完善的消防设施和应急预案。按物价部门核定的标准收费。2018年4月13日，福源民族医院成为新农合定点单位。

有人会问，使用现代科技设备的民族医院还是民族医院吗？其实，现代科技设备是古代诊断方式的延伸。再说科技没有国界，也没有族界。任何民族都可使用。只有传统医药与先进科技有机结合，才能给患者带来最大的福音。患者对现代科技普遍认可，所以引用现代设备是提高综合服务能力、扩大业务范围的重要途径。

福源民族医院的患者来自全县各乡镇及周边县市，还有部分来自省外。住院便于定期观察，采取科学的治疗方式，提高康复率。2018年就诊情况：门诊，每月300人次左右，住院120人左右，治愈率70%，好转率90%，取得很好的社会效益。我们在调研过程中发现，很多老百姓对福源民族医院认可度较高。曾有老百姓向笔者咨询走该医院的具体路线，也有边远山区村民向我反映该医院治疗一些疾病较有特色。

雷山福源民族医院成立和正常运营有以下几个意义：一，为广大民族医生树立榜样，让民族医药步入正轨。经营标准化，是传统医药与现代科有机结合的典范，促进民族医药事业的发展。二，方便群众就医，尤其是可以进行医保报销，这对患者而言是一大福音。三，带动就业。每一行业，每一家单位发展过程中都会遇到一些问题，福源民族医院同样如此。由于该院知名度不断提高，前来就诊的患者逐年增多，现有业务人员和床位都难以满足现实需求，但是招聘优秀的医务人员和增设床位绝非易事，涉及很多问题。希望有关部门鼎力支持，有识之士积极支招。

作者简介：白跃东，男，雷山县非物质文化遗产保护中心副主任。

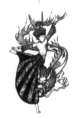

雷山苗医药中药材产业发展的思考

李青松

　　雷山县地处云贵高原东部，属亚热带湿润季风气候区，气候温和，雨量充沛，地貌以高山为主，平均海拔1500米，森林覆盖率达72.5%。境内由黄红、黄棕、山地灌丛土，三个土质带，构成灌丛、山地常绿落叶混交林、常绿阔叶林三个植被形态，孕育了丰富的药用植物资源，是地球北纬26度上为数不多的绿色宝库之一。中药材是中医药事业传承和发展的物质基础，是关系国计民生的战略性资源，大力发展苗药中药材的种植对提高雷山县农村贫困人口的收入和促进生态文明建设具有十分重要的意义。

　　目前，富山县苗医药中药材种植产业的发展，其势已成，其风正劲，但当前政府引导扶持工作困难，扶持资金不到位，加上对中药材市场行情难以把握，存在跟风种植和盲目种植的问题，造成产销脱节。如果相关部门鼓励或发动农户种植中药材，一旦出现市场价格下跌后，产品卖不出去或亏本现象，种植户会上门讨说法。如2016年和2017年，政府相关部门发动农户种植太子参和丹参，结果价格下跌，农户不愿采收，任其烂在地里，产生了"太子参、丹参"种植"害子孙"的怨言。为了全面贯彻党的十九大精神，深入推进生态农业供给结构性改革，把生态农业产业结构战略性调整与脱贫攻坚结合起来，按照"一乡一特、一村一品"的要求，遵循"政府引导，市场主导，科技支撑和龙头带动"的原则，因地制宜，选好选准主导产业。

　　为此，2018年，雷山县青松中药材基地结合实际情况，采取订单式基地+农户计划种植的模式，着力推行"春吃叶，冬吃果"药食两用药材——虫草参的种植，带动全县精准扶贫20户，种植虫草参40多亩，产量80多吨，保底回收4600.00元/吨，产值合368000.00元，每亩平均产值9200.00元。给种植户带来了效益，提高诸多贫困户对苗医药中药材种植的认识。

　　当前，苗医药中药材产业的发展仍然面临着诸多的制约因素和挑战：随着工业化和城镇化的快速推进，土地资源减少；生态环境恶化，部分野生中药材资源流失，枯竭，苗医药中药材供应短缺的问题日益突出；苗医药中药材的生产技术相对落后，注重产品产量，轻视产品质量，滥用化肥、农药、生长调节剂的现象较为普遍，导致苗医药中药材品质下降，影响了药物质量和临床疗效，损害了苗医药的声誉；供需信息交流不畅，价格起伏幅度过大，打击了苗医药中药材种植的积极性。但自全面深化农村土地制度和集体林权制度改革以来，给雷山县苗医药中药材产业创造了更大的发展空间，特别是《中药材保护和发展规划（2015—2020年）》的出台，为苗医药中药材产业的发展指明了方向，奠定了基础，提供了强有力的政策支持，为促进雷山苗医药中药材产业发展提供了难得的历史性机遇。

对雷山苗医药中药材产业今后发展的一些建议：

一、必须坚持市场主导与政府引导相结合，整合社会资源，突出苗医药中药材产业在发展过程中企业的主体作用和药农的参与作用；发挥政府职能部门的规划引导，政策激励，组织协调的作用，营造规范有序的市场环境。

二、必须坚持资源保护和产业发展相结合，大力挖掘传统技术，加强科技创新和转化应用，促进苗医药中药材的科学种养，减少对野生中药材资源的依赖，实现苗医药中药材产业持续发展与生态环境保护相协调。

三、必须坚持提高药品产量和提升药品质量相结合，强化药品质量优先的意识，完善苗医药中药材标准体系，推进中药材的生产规范化、标准化、规模化发展，不断提高中药材产业化水平。

四、必须结合雷山县林多地少的状况，进行林下抚育和林下种植，减少对基本农田及土地的占用，提高林地的利用率，利用生物多样性来增加药农的收入。

五、在重点发展道地药材外，必须结合雷山县旅游客流量不断增加的趋势，应鼓励和推动以药食两用为主的健康类产品的产业化开发生产。虫草参就是最好的推广典范，因它生长周期短（一年一收），人工工时少，产量高，市场前景广，药用价值与冬虫夏草相同，种植成活率高等特点。

六、推动产业与生态融合，开发一批具有地域特色的中医药健康旅游产品，推动中药材种植基地建设与乡村旅游、生态建设、健康养老等产业的深度融合。将中药材产业化发展与精准扶贫衔接起来，力争实现户户有增收项目，人人有脱贫门路，助力苗医药中药材产业种植户如期"减贫摘帽"奔小康。

作者简介：李青松，西江长乌村人，雷山县苗医药非遗县级代表性传承人，县苗医药学会会员。

关于苗医药产业化的几点思考

姚　辉

苗医药产业具有很好的发展前景，并取得一定的成绩，但仍然存在一些问题。笔者从苗医药产业发展、苗医药知识产权保护、人才队伍建设等方面谈几点看法，仅供参考。

一、苗医药产业化，前景美好，意义重大

苗医药产业是世界公认的十五类产业的朝阳产业之一，即使在世界经济金融危机的大背景下，发展速度仍然较快，市场拓展能力强劲，是世界最具有拓展市场和发展空间的产业之一。其特点是科技含量高、经济附加值大。近年来，国际市场对传统及天然药物的需求量快速增长，作为其中一个分支的苗医药产业，发展空间与远景更具优势。苗药具有味数少、服量少、用途广、毒性小、治难症、效果好的特征。认真开发苗药可以造福人类社会，给患者带来福音，同时可以解决就业问题，提高财政收入，发展民族经济，提高民族自信心。这对于经济落后、产业单一、很多县市财政收入刚好上亿的苗族地区作用十分明显。总之做好苗医药产业化前景美好，意义重大，影响深远。

二、开发苗族传统医药产业的有利条件

（一）丰富的药物资源

苗族大多居住在亚热带山区，气候温和，雨量充沛，所以药物资源十分丰富。仅是黔东南州就有药用植物2624种，占全国药用植物的23.5%，全州种植中药材近30万亩，种植品种近80种。苗岭主峰雷公山被誉为中国中亚热带极为珍贵的物种基因库，弄相山被誉为天然药园，月亮山被誉为天然药库。

（二）丰富的传统医药知识

苗族生活在药物资源十分丰富的地区，较早地了解和掌握了植物知识和药

用价值。在苗族地区，几乎每人都认识、掌握几种甚至几十种药物的应用，具有"百草皆药，人人会医"之称。苗族医生会治多种疑难杂症，如脑创伤、脑萎缩、骨髓炎、白血病、前列腺肥大、肝胆肾结石、糖尿病、慢性胃肠炎等。很多尚未进行大规模商业开发的苗药比目前市场上热销的药品、保健品功效显著。据我们认真调查得知，很多苗族补脑药物的功效远比市场上畅销的保健品好很多，且所选用的原料更丰富，更易于培植。如果开发补脑苗药，前景应会非常可观。

三、苗医药产业化存在的问题

虽然苗族地区具有很好的天然医药产业发展条件，也取得了一定成就，但是仍然存在很多问题。

（一）企业规模小，竞争力不强

在苗药产业建设方面，现还存在着企业规模小、投入资金少、知名度不高、缺少"龙头"企业等问题，缺乏行业竞争力。单就种类而言，贵州苗药以70∶40大大超过了藏药。而从企业规模上看，藏药之一的"奇正制药"，2010年产值高达7亿多，而贵州省苗药企业大多徘徊在1亿左右。与国内的很多医药企业相比，黔东南州的情况更加不尽人意。造成这一状况的总体归因是起步太晚。

（二）开发力度小，苗药产品有限

很多疗效较好、剂型稳定的苗药产品没有得到开发，造成这一问题的因素有：

1. 开发门槛高。药品审批高门槛，程序多，费用昂贵，使有意涉足民族医药行业者望而生畏，使不少有志振兴民族医药的创业者望而止步。

2. 组织开发难。药方持有者的很多苗医都来自农村，他们行医时，要么是无偿服务，要么仅收取少许费用，根本不具备开发苗药所需要的经济能力，再加上他们文化低，信息闭塞，与外面沟通少，不知如何合作开发。

3. 没有苗药开发的具体措施或因领导更迭而使苗药开发难以为继。地方政府对苗药的开发虽然很重视，但真正实施的措施却少之又少。因苗医药开发投入大、有风险且周期长，难以在某一届领导的任期内解决开发的一系列问题，也就难以在任期内看到政绩，因此谈重视的多，而真正落实措施的少。即使已经进行了苗药的研究与开发，因领导岗位的变动而难以为继。如贵州省某地有一位领导曾非常重视苗医药的研究与开发，在任时做了许多具体工作，解决了很多具体问题，打下很好的基础。很多业内人士也认为，该地民族医药产业将会更上一层楼。但是该领导任期一满，被调到其他单位任职去了。而新领导上

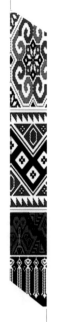

任后，虽然也谈苗医药产业化的问题，但没有在前任的基础上加以巩固，故苗医药又失去几年了的发展机遇。

四、助推苗医药产业化的措施

（一）加强苗医药知识产权保护，助推苗医药产业发展

苗族医药知识是苗族人民在长期的生产生活中使用药用资源方面积累和创造的医学知识，它属于应受保护的民族医学文化。但因为缺少保护苗族医药知识产权的有效措施，导致侵权事件比比皆是，令人痛心。一个苗族药方开发出产品后可以有几百万、几千万甚至上亿的经济效益，但是企业未考虑给予苗族社区和提供苗族医药知识的人相应的报酬，至多是出于道义给予微薄的一点劳务费。苗族传统医药知识像一座丰富的矿山，但矿山主人的权益没有得到应有的保护，所以很多苗医不愿把珍贵的药方交给科研单位和企业的心情是可以理解的，也是正常的。现在很多珍贵的治疗疑难杂症的药方散布在民间，有失传的危险。所以应当加强苗医药知识产权保护，规范苗族医药开发利用行为，有效地防范和打击对苗医药知识产权的剽窃行为。只有保护发苗族医药知识产权，那些珍贵的药方才有可能得到开发，有了更好的药方，企业才能生产出更优质的产品，创造更好的经济效益和社会效益。值得一提的是，黔东南州科技局和黔东南科技协会的领导曾经多次呼吁要保护传统医药知识产权，在很多重大场合提醒广大民族医生要学会保护自己的知识产权，并告知在现行体制下的应做的保护措施，尽可能防止侵权。

（二）加强苗医药人才队伍建设

1.规范考核标准，让苗医有证行医。让所有的苗族医生都去开公司、办工厂是不可能也不现实的。苗医是苗医药的主要传承者和创新者，如果他们没有一个很好的发展空间，苗医药的发展必然受到限制，而离开了苗族医生谈苗医药产业化简直就是空谈。但是现在苗医基本是处于无证行医的状态，属于违法行为，其处境尴尬，使苗医传承艰难。长此以往必然严重影响苗医药产业化，因此，国家相关部门应制定符合现行苗族医生实际的技术职称评定标准，使之有别于现行的中、西医标准，才有利于掌握家传秘方和实际医技但汉文化水平不高者的生存与发展。上级卫计部门应建立专门的苗医评估监督机构，组织专家对苗医的医术进行考核和考试发证认可，在保护苗医的合法权益的基础上促进苗医的发展。

2.建立传承基金，保护传承苗族医学。有诸多因素导致很多老苗医不愿传授自己的苗医药、医术，再加上许多青年不愿学习传统苗族医药知识，从而使苗医出现了上不愿传、下不愿学的窘境，给苗医的传承带来了危机。对此，建

议政府出台政策，从苗药企业上缴的税金中提取一部分作为基金，对那些传承苗医药知识的苗医予以奖励，对那些热爱学习苗族医药知识的青年予以鼓励，物质奖励和精神鼓励相结合，为苗医的传承和发展创造一个良好的环境。

3. 加强业务培训，促进苗医的传承发展。培训苗族医生尤其是有一定文化的青年苗医，提升其业务素质，学习企业管理与经营知识，帮助和指导他们创办苗医药企业，形成苗医药企业家培养机制。

（三）提高苗医的社会地位

让广大苗医合法行医之后，提高苗医社会地位是推动苗医药产业发展的一项重要举措。2007年1月18日，黔东南苗族侗族自治州人民政府召开了黔东南首届优秀民族医生代表大会，表彰全州100名优秀民族民间医生，并颁发了《黔东南优秀民族民间医务工作者》荣誉证书。此举反响强烈，广大民族医生深受鼓舞，表示要好好工作，力争取得更好的成绩。如果各级政府多举办这样的活动，会取得事半功倍的效果。2011年，雷山县人民政府投入资金出版了《雷山苗族医药》，此书不仅介绍了很多苗族特色药方，而且还介绍了雷山县48位苗族民间医生的行医事迹。2016年，雷山县在举办的"苗年节"上举行了非物质文化遗产巡游活动，组委会专门设置了苗医药方队，邀请全县各乡镇近40位苗医参加。这不仅丰富了"苗年节"的活动内容，也让苗医们感受到党和政府对苗医的重视而深受鼓舞。建议在各级政协委员和人大代表中，分配适当名额给苗医，让他们参政议政，会取到更好效果。苗医有社会地位了，会更积极地做好本职工作，也令后人重视苗医药事业，形成推动苗医药产业发展的动力。

（四）为苗医药产业化提供原料保障

由于受市场经济的影响，苗药资源乱采乱挖的现象日趋突出。发现一味苗药，不管大小统统采挖。用途越广，疗效越好的药越贵，越贵就越有人采挖，越挖就越少，恶性循环，使一些苗药资源日渐枯竭。很多民间医生都感叹，很多好药越来越难找了。如独脚莲，它清热解毒、消肿止痛的功效很好，医生们广泛应用，药商疯狂收购导致人们疯狂采挖，现在已难觅其踪影。竹节三七、八角莲、雷公藤等药物的命运也同样如此。若不加以保护，所涉及的药种会面临枯竭。每一种药物的功效是不一样的，自然也是其他药物所不能代替的。而枯竭的药种往往又是用途广泛、功效独特的药种。这些药种的枯竭，既影响苗医药的产业化，更会严重影响人们的健康。而保护药种，就是保护医药产业，更是保护人类的健康。所以必须要保护药源，建立药种保护区。

除了要保护现有的天然药源外，还要调动一切积极因素对濒危药种及时进行科学栽培。这既能形成可让一方百姓致富的产业，也为苗医药产业化提供原料保障。如大黄藤属多年生高大攀缘藤本植物，其根茎入药，能治疗多种炎症和外伤感染。从中分离出的黄藤素有增强白细胞吞噬能力的作用，对多种细菌性和流感性病毒均有抑制功效，对妇科炎症、外科感染、菌痢、肠胃炎、呼吸道及泌尿系统感染有良好疗效，且无副作用，被誉为天然中药抗生素。由于人们无节制的采挖，使野生大黄藤资源已面临枯竭。又如野生天麻因其价格昂贵，人们疯狂采挖，一度面临绝种。庆幸的是，经过科研人员和种植户的不懈努力，其保护培育工作已取得可喜成绩。雷山县天麻培育与种植取得不错的成绩，方祥乡天麻种植达200多户，天麻种植面积6万多平方米，天麻种植已成为特色产业之一。

苗医药产业具有很好的发展前景，如果我们充分利用当地的有利条件，认真研究和开发苗医药，并采取相应措施，有效保护苗医药知识产权。重视人才队伍建设，做好传承工作。积极保护苗药药种资源，科学培植濒危药种。就会迎来苗医药产业美好的明天。

参考文献：

［1］杨耀奎.雷山苗族医药［M］.北京：中国文化出版社，2011.

作者简介：姚辉，男，苗医，雷山苗学会会员，雷山县非遗中心工作人员，雷山县永乐镇第八届人大代表。

浅谈黔东南州民族民间医生医德医风

姚　辉

摘要： 文章从六个方面对黔东南民族医药界的医德医风进行探讨，旨在抛砖引玉。

关键词： 民族；医德；医风

一、救死扶伤、无私奉献

对于民族民间医生的医德医风有人褒之有人贬之。我作为业内人士，就根据自己掌握的情况直言不讳，传播正能量抵制负能量。有医德医风的医生在传统民族民间医生中人数最多，涉及面最大，几乎每一个村庄都有这样的代表。如雷山县大塘镇乔兑村杨应生，雷山县方祥乡水寨村李茂忠，雷山县永乐镇乔配村李忠和，永乐镇排告村杨昌木，杨昌敏，永乐镇长坡村余光学，永乐镇和平村杨绍禹、杨胜荣，永乐镇加勇村余光仁、王文付、杨醉玛，丹寨县排调镇高峰村龙绍福等。他们有高超的医术但是行事低调为人谦虚，不向他人宣扬自己的才能，也不以医为主业，医是他们普济世人的方式。当有病员上门求诊时，他们不主动向患者索要财物，还免费给患者提供食宿，热情地为患者服务，及时认真诊断。若他们不会治疗的就告知患者，让患者另请高明。若能治疗的，就制定治疗方案攀山越岭挖药，然后对患者进行治疗。患者康复后才向医生退药根，赠送公鸡、糯米饭和一点肉等。有的患者康复后也不给医生礼信，不了了之。

二、合理收费，认真工作

有些黔东南州民族民间医生或设立诊所或到集市摆摊设点，为患者进行有偿服务，对于自己没有把握的疾病不接诊，对于自己能够治疗的疾病也向患者说明不是百分之百有疗效，并让患者作出是否治疗的选择。他们诊断几乎不收费，只是治疗收取合理费用，费用大多远远低于西医。收费因药物成本、医技水平、疾病种类、医生知名度、地理区域等而有差别。同样疾病，有的医生一服药几十元、一百多元，有的医生三五百元。而一服药的分量也各有不同。同样一个医生在出名前和出名后收费也是不一样的，这倒是符合市场规律。如有一位医生刚开始在乡镇摆摊设点时，一服药二十元，但没有多少业务，后来医技高后移至县城设立诊所，每服药为五十元。两年之后，医技再提高，每服药为二百四十。四年后，声名鹊起，在业内有很高的知名度，加上房租上涨，每服药价为四百五十元。患者少有怨言，因为同一疾病若去医院就算是有各种报销也要比大部分民间医生收费高很多。况且有的是在大型医院治不好才向民族民间医生求诊的。医生们为了把患者的疾病治好，往往综合采用几种治疗方法，如针灸，火拔罐，刮痧等。

三、有的民间医生为了招揽生意，夸大宣传

如有一个医生的广告上宣称能治疗一百三十六种病，有骨折、骨髓炎、癫痫、脑瘤、脑梗死、阴道炎、肺炎等。另一个医生则在其广告上宣称能治一百二十多种病，如鼻炎、疝气、骨结核、糖尿病、白血病等，差不多知道病名的就写上了。真的是全科医生？有严重夸大宣传的嫌疑。有的医生则来者不拒，你有什么病他都治，只要你给钱，胡乱开药。你问他某某病你会治吗，他都说会治。但是连那种病的症状他都不知道，一头雾水。甚至有的医生知道某些病中草药治不好或者见效慢，就采用西药，但为了能够多收钱，就放一大把中草药进去。这种情况虽然少有，一个县一两个，但影响恶劣。正是由于一些医生夸大宣传，让外界产生怀疑从而影响他们的业务乃至整个行业的形象。于是另外的一些医生在一些场合就不愿意透露自己的身份。

四、打着苗医药旗号行骗

打着苗医药旗号行骗的，基本上不是黔东南州的人，却损害黔东南州的形象，给黔东南州的民族医药事业造成不良影响。这些人不一定是苗族人，学的也不是苗医药，但是却打着苗医药的旗号，给苗医药和苗族的形象造成负面影响。这样的例子不少。2012年7月，有一伙人（四五个，操外地口音）在凯里牛场坝行骗。他们说是苗医药宣传，免费擦药。有十多个老年人在那里擦了又擦。后来，骗子又说要收成本费，不交钱不让走，并威胁说擦的药里含有毒药，开钱就给解药，不开就不给解药。那十多位老人无可奈何把钱交了。有的

交几十元，有的交了一两百元。2016年，黔南州龙里有一个微信号自称是王姓医生，系黔东南州从江县王姓医生的孙女，声称会治疗很多种疑杂症，但是认真看其图片却漏洞百出。其盗用雷山县王增世采药的图片和王增世家陈列锦旗的图片。可笑的是该微信还有模有样地声称"版权所有，盗版必究"。有一自称是石医生的微信号，声称是雷山苗医药传承人，专治皮肤病。但从有关部门公布的资料上来看，查无此人。该微信号也盗用了王增世和另一位著名老中医的图片，虽声称在雷山开有医馆，但发货地点却是湖北武汉。河南省有一个专卖壮阳药的公众号，不仅有黔东南元素的图片，还杜撰了一个黔东南苗王吃壮阳药的故事。其微信文章利用黔东南的地名对药方中药物的名字进行命名，如香炉五加、云崖枸杞等，以显示其真实性。很多苗族青年看到这个广告后十分愤慨。杜撰故事以苗王的名义宣传壮阳药严重损害苗族的尊严，伤害苗族人民的感情。这是党的政策和国家法律所不允许的。苗族组织应进行维权。

五、民族民间医生们为了提高医技水平不断学习，认真实践

有的医生为验证药物的安全性，亲自尝药，以身试药。有的医生虚心向比自己名气小很多的同行学习。如雷山县公统村的王增四医生坦言，他曾向外村一位智障老太太学过几个药方。中华人民共和国成立后，黔东南州的民族民间医生曾多次响应党和政府的号召，配合调研，积极献方。贵州中草药、苗族医药、侗族医药等方面的书籍的顺利出版，有他们的功劳。

六、社会上的每个行业都存在交流与竞争，团结与排斥的现象

民间医生友好交往，互相交流，提高知识。民间医生们常在从业之余，或相约一道上山采药，互相识别药物，交流使用方法，或三五人聚在一起探讨遇到的难题，寻求解决办法，互通工作进展情况。2009年，雷山县科协举办了全县苗族医药学术交流活动，旨在提高苗医们的理论水平。2010年，在雷山县委、县人民政府的关心和支持下，雷山县举办苗药药名识别交流活动。全县各乡镇各支系苗医一同上山共同识别药物，医生们真诚沟通，全心交流，并用苗汉双文记录下来，苗族医药会留下了宝贵的资料。2014年，在党和政府的关心下，雷山县成立了苗族医药会。苗族医药会常组织会员进行交流，旨在增加感情，提高会员们的医技水平。民间医生也会互相排斥。有的医生自高自傲，存在嫉妒心理，喜揭他人之短，甚至不惜造谣中伤。举几个事例。2016年，黔东南州民族医生培训会期间，为了便于大家传递信息建了一个QQ群。有一位在苗医药产业化进程中做出很多努力并取得不俗成绩的同志在群里发布他的产品

获得国家批号的消息。有人称赞有人羡慕。但有几个对该同志进行围攻炮轰。同样在这个群，有人声称非物质文化遗产项目是没有用的。只要看到谁是代表性传承人就炮轰谁，不惜使用恶毒下流的语言。2016年，雷山县有关部门举办了一个民间医生培训会，很多医生踊跃参加。因有一位医生的企业办公条件很好，举办单位再三权衡后决定把会议地点确定在这家企业。有两位医生说不想参加，说去那里参加培训是给那位医生添光，故不去。我知道后对这两位医生晓之以理，他们才准时参加培训。2016年，在黔东南州非物质文化遗产传承人培训班上，来自全州的九十余名各民族医生参加，互相交流不亦乐乎。然而有一丹寨籍医生在会上公然宣称"以前得的非遗传承人全是造假得的"，会场一片哗然。这位医生不去调查不去核实就胡说八道，引起公愤。这是嫉妒心理作怪。他的一番言论让他的形象一落千丈。丹寨另一资深苗医说丢了丹寨的脸。当有人以局外人的身份说某位医生的好话时，可能会有另外的一些医生不高兴，并当面说那个医生的坏话。民族民间医生主流是团结的，但存在一些不好的现象让人深思。互相排斥互相拆台对这个行业的整体形象和长远发展都有负面影响

七、结语

黔东南州民族民间医生队伍的主流是优秀的。他们医德高尚，医术精湛，兢兢业业，为人类健康作出了不可磨灭的贡献。但是每个行业都有害群之马，数量虽少，却不能轻视。由于苗族医药名声在外，于是就有不法分子不择手段侵权。我们不能等而视之，要采取相应措施维权，否则苗医药就毁在这些人的手上，万劫不复。民族民间医生队伍基本上是团结的，但也有不和谐的现象。

作者简介：姚辉，男，苗医，雷山苗学会理事，雷山县非遗中心工作人员。

放弃年薪几十万　甘当米酒传承人

——记李国元的苗家本草曲米酒梦

吴兴权

在贵州雷山的莽莽大山中，有一个美丽的苗寨——报德。在报德苗寨里，有一个"傻子"做出了上等的好米酒，完全颠覆了传统上对米酒的认知。其米酒成为非遗传承产品，被专家称为米酒中的茅台。笔者是一个米酒的忠实拥趸者，对米酒还是略知一二的，起初认为是商业炒作，禁不住好奇，去做调查。2019年2月，我去报德调查，步入山清水秀、古朴沉静的报德。沿河转过一道道弯，一道急弯后，对面山坡上出现一片黑色的屋檐，密密麻麻如同蓑衣，间隙中泛着金黄的是层层梯田，便是报德村。可见村东山坡上有朴实无华的吊脚楼，山下小河流水，绕寨而去，环境优美如画，一路风光让我心旷神怡。

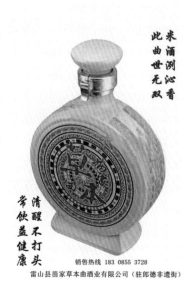

米酒冽沁香　此曲世无双

清醒不打头　常饮益健康

销售热线 183 0855 3728

雷山县苗家草本曲酒业有限公司（驻郎德非遗街）

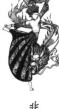

相传苗族米酒酿造已经有数千年的历史了。这从出土文物、相关古代文献及苗族古歌上都能够得到印证。可以说人类酿酒最早就是从米酒开始的，而高粱酒、玉米酒酿造还是相对晚一些的事情。

米酒是苗族传统产品，有数千年发展史。草本酒曲及其米酒酿造技艺是苗族对人类文明发展的重大贡献。苗族米酒具有独特的香味，又有优良的养生保健功能，深受人们喜爱。它是苗族人民日常生活、待客聚会的必备饮品。在苗族地区，几乎家家户户都有酒甑设备，每个家庭妇女都能够自酿米酒。因而形成了独特的民族餐饮礼仪，有深厚的民族文化底蕴。苗族米酒酿造技艺于2016

年被列入黔东南苗族侗族自治州非物质文化遗产名录，雷山县还于当年苗年节期间举办了苗族米酒酿造技艺的评比大赛。

正是从这个比赛中，本文的主人公——李国元看到了苗族米酒酿造技艺作为非物质文化遗产，具有非凡的传承意义，也具有极大的商业开发价值，同时也看到了长期以来苗族米酒的品质总是不能尽如人意，始终无法建立良好的口碑和品牌。这对作为从事几十年化学工程专业工作的高级工程师和具有高级企业管理经验的李国元产生了极大的刺激，他对此产生了浓厚的兴趣，义无反顾地投入到苗族酿造米酒技艺开发中去了。

但是，这个决定遭到了的全家人的激烈反对。为了能够全身心投入，为了不拖累家庭，他居然离婚了，然后一个人回乡，一头扎到苗族草本酒曲及米酒的研发之中。在制曲的关键阶段，一个月不出家门，也不煮饭吃，就靠一袋红薯维持了一个月。因为传统米酒一般只做到30~40度，很难做到50度以上，即使做到，酒的产率也极低，口感也较差，根本没有经济价值。

回乡之初当烤酒汉，乡里人说李国元，放弃年薪几十万，回乡来当烤酒汉，这是一个"傻子"。研制两年，烤又烤不出来卖，乡里人又说他两年都烤不出，这不是实实在在的"傻子"又是什么？说他是书读得太多变傻了。这样一传十，十传百，"傻子"烤酒的名声传遍了一条报德河。

2019年初，在经历了无数次失败之后，李国元终于试制出了颠覆传统认知的56度米酒，品质和产率都非常优良，且能够做到品质和产率的兼顾。乡里人又刮目相看。他们来买李国元的散装酒去办喜事，个个饮后都认可，说这个酒比市场出售的同价米酒好喝！

湘西吴兴源是一个苗学研究专家，也是一个酒的爱好者和收藏家。他品尝了李国元的酒后对酒的品质非常认可。56度苗家草本曲米酒经贵州省轻工科学研究所国家级评酒师吴广黔老师品鉴。吴广黔老师对其作出高度评价，说它在米酒系列里位居贵州省第一位，是典型的米酒香型，酒体饱满，饱满度超过桂林三花酒，比较柔和，感觉酒度50多一点，但实际超过56度，醇甜，而不是糖甜、爽净、甘冽、无杂味，香甜协调，酸酯平衡，香味优雅，口感舒服，找不到明显的缺陷，是一款有前途的酒。

雷山县非物质文化遗产保护中心瑶东方品尝该酒后，特意作诗赞苗家草本曲："米酒洌沁香，此曲世无双。清醒不打头，养生益健康。

那为什么李国元能够做到重大突破而别人做不到呢？通过和李老师深入的交谈，笔者慢慢悟出了，这是多种历史机遇和资源在一个时间节点上碰撞之后凝练出来的结果，绝非纯粹运气。首先，李老师是化学工程高级工程师，具有深厚的化学工程专业基础，酿酒也属于化学工程的一个分支。他曾经担任贵州省某一大型国有化工企业的总工程师，对物性的变化有深刻的理解，尤其擅于将理论与实际结合起来，抓住问题的本质，找到高效的解决方法。其次，苗族传承草本曲配方本身具有独特的科学依据，经历了数千年的考验。第三，能够将传统酿酒工艺和装备与现代最优酿酒工艺和装备完美结合起来。第四，李老师具有执着追求、用心做事、甘心付出的精神和气质。第五，有一个综合能力出众的团队支撑，有米酒研究的资源优势。第六，准确把握和解决传承与创新的矛盾，抓住传承的内核而不是对传统的全盘照搬，融入现代科技元素又不是改得面目全非。第七，是时代发展的机遇，有市场需求，有政府重视等等。

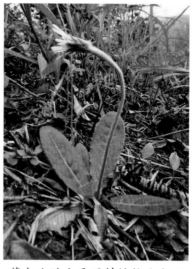

草本曲的主要原料植物毛大丁

为什么做出了被专家称为米酒中的茅台的上等好米酒，李老师却被周边的老百姓认为是"傻子"呢？问到这个问题，李老师也是一脸的无奈，表示认可这种看法。他反问道，放着几十万年薪不挣，回老家啃红薯烤米酒，两年了不但不赚钱，还天天往外掏腰包，那不是傻又是什么？笔者及时问，既然这么难，又不见效益，是有价无市，不如咱们撤了吧？不料李老师突然激动起来，说就是失败了，就是快死了，也要坚持下去，因为……因为……一向沉默寡言的他连续说了足足半小时。看得出，苗家草本曲米酒已经是他生命的一部分，已经不是他个人的荣辱问题了，说小了是投资团队的前途问题，说大了是民族的进步问题，是地方经济的发展问题，苦点累点算什么，即便前路大浪滔天、荆棘密布，他一如既往地走下去，八匹马也拉不回来了！在笔者看来，那是曲高和寡，自然不易得到家人和周边人的理解，真难为了他。

李老师认真向笔者介绍了他的苗家草本曲米酒。该米酒出产于苗疆腹地巴拉河右支流的报德。从河床砂石中散布的众多火山灰岩来看，这里是雷公山地质板块中最早形成的一块土地，地质构造元素多样化。雷山县非物质文化遗产保护中心主任侯天江说："是报德这方水土提供了酿造高档米酒的自然环境，就如同赤水河的那一段河流才能出产茅台酒一样。"

李老师酿造的米酒，酒体醇和，绵甜爽冽，回味怡畅，香味淡雅而纯正。较之市售米酒，其具有突出的特点：第一它是用苗家草本酒曲酿造的高度米酒，从严格意义上看，它超越了市售麸曲酿造的米酒。第二它饮后不打头，沁香感，口不干，身体不燥热。第三它具有深厚的苗族文化底蕴。

报德属于雷山县。雷山县位于雷公山区。这里丰富的自然条件给这位草本曲"酒痴"准备了制酒的原材料。李老师说，苗族古歌《酒药歌》唱道："粘

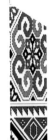
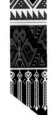

稻早成熟，用来制酒曲。哪个和哪个，腰箩背在后，扛把小锄头，挖草根作药，她俩来制曲？嫂嫂和娘娘，挖草根哒嗒，看见报德方，报德在里边，下层簸箕垫，上层蓑衣盖，才成报德寨。"这是先民在秋季稻熟挖草根制曲的形象赞颂。细品这首歌，好像草本酒曲是报德人的发明，是报德地方的古老专利，也好像因团团酒曲专利才有报德的名称。苗家草本曲米酒出自报德，但核心技术却在草本酒曲上。苗族人民经过几千年的选择和积累，选用8~12种草本植物来培植酒曲，用稻米和糯米作原料，经蒸煮、拌曲、发酵、蒸馏等工序酿制得到米酒。该酒体清澈透明，香味优雅，没有其他类似酒那样强烈的中药味和黑红色。它富含多种中草药成分和葡萄糖、维生素、氨基酸等营养成分，有活气养血、活络通经、补血生血以及清热润肺之功效，是中老年人健身、养生的上乘佳酿。从本质上讲，苗家草本曲米酒既不属于药香型酒，也不属于标准的米香型酒，而是自成一体，我们自己鉴定为沁香型。它是苗族祖先对人类作出的重要贡献，我们仅仅是进行了总结、整理、优化和提升，让其适应现代饮酒的人们对优质米酒的渴望而已。

为了传承、发扬苗族传统的独特制酒技艺，走乡进寨搞调查，收集传统技术，跋山、跨沟、入林、下溪，走在雷公山这个美丽而富饶的地方，这位"酒痴"收获了酿酒的秘方。李国元对苗族草本曲米酒产生了一种发自内心的敬畏感，赋予了它神圣的生命，所以对酿酒的每个工序都严格把控，严格遵守。如果不小心洒一滴酒到地下，心中都会感觉到大不敬。

李老师说，芦笙响彻村口，十二道拦门酒端起来，牛角杯迎上去，明晃晃的银饰丁零响，杯里的米酒爽入喉，飞歌酒歌绕亭台；千人长桌宴上，丰盛的苗家地方菜肴和自酿的香甜米酒，欢聚的客人举杯对敬，开怀畅饮，热闹非凡的情景让人难忘。苗族人民在长期的饮酒历史中形成了独特的饮酒礼仪文化，饮酒之前要先敬天，后敬地，再敬祖先，如果在座的有德高望重的老前辈，还要先敬到，然后才能开席。其中，敬祖先是苗族最独特的开席仪式，体现着苗族人民对祖先的怀念和崇敬。喝到兴起时，大家还对唱酒歌助兴。在重大的待客场合，还设置有十二道拦门酒来迎接和招待，等等。

我也在不知不觉中，对李老师的印象从"傻子"到李师傅，再到了现在的李老师了。

都说"万事开头难""高楼万丈平地起"，创业就是这样。李老师说，现在最难的是发展资金问题。最初的定位是散装的、小打小闹的经营，不需要太多的资金。可现在品质出乎意料的好，想做品牌，想做高端产品，想做产业链开发，资金不足的问题就凸显出来了。在外人看来，自己原在外面挣年薪，应该有几十上百万的积蓄才对，可是因为想做自己的事业，不得已离婚时，几乎是净身出户，自然就囊中羞涩了。

李老师也向笔者描述了企业发展的思路和目标，笔者深有感触的是制曲原料、黑糯米原料供应与酒糟副产消化产出，产业链集约化协同发展的理念，是力求发展具有本地特色的"一村一品"精准扶贫项目的那一分渴望。

我们一边聊着，一边喝着苗家草本曲米酒，不知不觉中两人喝下了一大瓶，却仍然神清气爽，沁香味，口不干，不打头，身体清凉舒服。笔者着实体验到了苗家草本曲米酒的甘甜爽净和优雅芳香，体验到了那沁人心脾的愉悦！更体会到了李师傅传承苗家技艺的执着追求和把苗家草本曲米酒事业当作自己生命的一部分来呵护的精神和境界，初来时的那些疑问抛到九霄云外去了，反而产生了些许的惭愧和自责。

在酒足饭饱之后，我们又品尝到一顿文化大餐。李老师送我们步行下山。我心中默默为李师傅祝福，但愿这个当年集高考状元和倒数第一名于一身，如今已五十开外，仍初心未泯的苗族汉子再开启新的成功模式，为落后贫困的家乡人寻找一条脱贫道路，一个致富的产业，为人们再树立读好书才能更好建设家乡的典范！

回到家后，我品读李老师写的《苗家草本曲米酒植物化学成分对人体的养生保健作用》《对振兴民族非遗工艺的实践与思考》以及《米酒产业链项目策划方案》三篇文章，油然心想，李老师名国元，富藏有为国家创造财富的"元"动力；油然预见，他是未来中国米酒产业集团军的司令员。因此，他是未来的中国米酒元帅！

作者简介：吴兴权，雷山县摄影家协会主席。

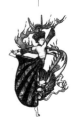

非遗产业篇

·197·

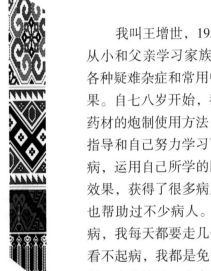

传承民医文化　弘扬传统医德

王增世

　　我叫王增世，1957年出生在雷山县望丰乡公统村。我出生于苗医药世家，从小和父亲学习家族医术，家族医术传至我已第八代。父亲医术精湛，对于各种疑难杂症和常用中药有自己独到的见解，特别是骨折方面有很好的治疗效果。自七八岁开始，我父亲便常带我上山采药，教我辨识药材，向我讲解各种药材的炮制使用方法，病人体质不同要如何使用，剂量有何区别。在父亲细心指导和自己努力学习下，我很快就掌握了家族医术，20岁就开始独立给病人看病，运用自己所学的医学知识和治疗方法，帮助很多病人康复，取得了良好的效果，获得了很多病人的好评。这几十年来，我在行医道路付出了不少心血，也帮助过不少病人。回想起刚行医的时候，因为道路不通，病人不方便来看病，我每天都要走几个小时到病人家里给病人看病。以前条件困难很多病人都看不起病，我都是免费给他们治疗。治好了的，他们凭自己心意来感谢。就这样一直维持了二十多年。

　　因为治疗效果好，治疗方式不同，慢慢地我在当地的影响力也越来越大，接诊的病人也越来越多，在2007年被推荐为黔东南苗州优秀民族民间医务工作者。2008年，我参加黔东南州中医研究院进修学习中医结业，取得民族医师职业资格证书。2009年，我获得黔东南州人民政府"黔东南州民族民间文化优秀传承人"称号。2009年，我被命名为州级非物质文化遗产项目苗医药（骨伤蛇伤）代表性传承人。2012年，我被命名为非物质文化遗产项目苗医药（骨伤蛇伤）省级代表性传承人。2014年，参加山东潍坊市举行的第二十届鲁台经谈会海峡两岸非物质文化遗产联展。2018年，我被命名为国家级非物质文化遗产项目苗医药（骨伤蛇伤疗法）代表性传承人。

　　为了方便为更多的病人服务，2013年我自办了回生苗医堂诊所。2014年，将自建面积2000多平方米的房子设为医院，设有药房、病房，有30余个床位等。现在外省来的病人越来越多，由于交通不方便、路途遥远，当天来看病无法回去的病人，所以我们免费提供吃住。家庭条件特别困难的病人，我们一般收费减半，有的甚至免费治疗。这几十年来我帮助过的人不计其数，以下人是免费治疗的病例。

1. 1986年，王某某，男，雷山县望丰乡甘益村3组人。患者在砍树的时候不幸被倒下的树压了胸口，瞬时造成胸部多处骨折、口吐鲜血，失去意识。当时患者受伤严重，大量出血，抬回家时已卧床不起，生命垂危。患者兄弟来我家请求救治，用药7天后，患者就能下地，因其当时生活条件差，没有收取任何费用。

2. 2005年，王某某，男，雷山县望丰乡甘益村9组人。患者上山砍柴时不幸被五步蛇咬伤。经人介绍立即找到我帮助治疗。用药3天后，患者病情得到缓解，可以下地走路，7天后可以拉牛洗澡，半月后基本康复。

3. 2012年，舒某某，男，贵州省遵义市播州区洪关乡洪关村人，患者被毒蛇咬伤，中毒一个星期，四处寻医，没有效果。后到我处医治。当时患者因被毒蛇咬伤后神志不清，因患者生活条件比较艰苦，我没收取任何费用。用药7天后患者精神有所好转，脱离危险期，再用药7天后痊愈，还特送锦旗一面以示谢意。

4. 杨某某，男，凯里市三棵树镇棉席村9组人。患者上山劳动，不幸从10米多高的树上摔下来，双手粉碎性骨折。经当地草医治疗16天后，骨头未接上，双手已无知觉且腐烂发臭，后又到黔东南州医院进行治疗，医院诊断病情严重，只能截肢，否则会感染危及生命。患者及家属不同意手术，只能回家。经人介绍来到我处治疗，23天后骨头已经接上，患者能用手端碗吃饭，用药4个疗程后患者双手康复，能够进行劳动。

5. 杨某某，男，凯里市舟溪镇营排村人。患者在10岁那年不幸患上类风湿性关节炎。那时候患者母亲为给孩子治病四处求医，看了不少的中医和西医，但病没有治好，反而更严重，瘫痪在床。来到我处医治时，因为长年看病求医，欠了很多钱，根本没钱看病。我了解完情况后，不收取任何费用，接他到我处就诊，一边治疗一边照顾其生活起居。那时患者瘫痪在床，我每天都用草药给患者泡脚。经过2个月的治疗，用了3个疗程的药，患者可以拄着拐杖走路，半年后脱离拐杖，正常走路。

6. 杨某某，女，2岁。一岁的时候到贵阳妇幼保健院检查，诊断为郎格罕组织细胞增生症，发烧4个月，脾胃肿大，肺部感染，骨头每天都在变化、在增长，很多医生都让他们放弃治疗，后通过邻居介绍来到我处治疗。到我处的时候孩子全身无力，吃东西困难。女孩父母很绝望地说："让我不要放弃，一定帮他们治疗，他们已经没有其他办法了。"看着他们，我也不忍心。因为孩子病情特殊，这种病是这几十年来第一次遇到，我也不知道效果如何。但是我还是给他们抓了一个疗程的药让他们带回家。让我想不到的是，孩子才喝了半个多月，就有很明显的好转，可以下地和其他小朋友玩了。虽然没有完全好起来，但是父母扶着可以慢慢走路了。安琪的妈妈为了感谢我们，亲自给我们打了12双鞋子。一年多后，孩子完全康复。治疗期间我没有收取任何费用，治好的时候，他们送来了一面锦旗向我表示谢意。

7.余某某，女，重庆市江北区人。患者半边瘫痪，10年不能出去走动。后经过朋友介绍，来我处治疗。因为行动不方便当时是让朋友来给她带药的，喝完一个疗程后效不明显。由于家里条件困难，没有钱继续治疗。我了解后，主动和她联系，让她继续吃药，不收任何费用。病人慢慢好转，现在还在继续治疗。

类似的情况很多，比如我们当地的父老乡亲来拿药，只要认识的我都不收费，现在病人越来越多，药量增加，需要请人到山上帮忙采药，有的药需要购买，所以收费方面有所调整，但是收费标准并不算高，希望有病的患者都能够得到治疗，不会给患者带来太大的经济压力。

作者简介：王增世，"苗医药·骨伤蛇伤疗法"国家级代表性传承人，回生苗医堂负责人。

加快以苗医药为支撑的民族医疗生存和发展大健康体系建设

杨昌洲

雷山县地处以苗族为主体的少数民族边远山区，包括苗医、苗药在内的民族文化在这里世代传承和发展，在还没有西医这个概念之前，苗医、苗药作为苗文化的重要组成部分为社会的文明与人类健康作了突出贡献。即便是现在，西医难以有效解决的许多疑难杂症仍然依靠民族医药，其治疗的有效性世人公认，其发展潜力巨大。然而，长期以来，由于历史和客观条件的制约，苗医、苗药的潜在价值和作用并未引起足够的重视，民间许多医疗绝技大量失传，极大地阻碍了它的生存和发展，令人心痛。目前，国家提出了大健康、大医疗这一关乎民生的大事，不能不说是历史使然、民族使然，责任使然。在这个大背景下，如何认真贯彻落实省、州、县关于大力推进医疗卫生事业改革发展的政策，加快苗医药医疗服务健康、养生养老医疗服务体系建设，抢抓大健康发展机遇，充分发挥雷山县苗医苗药独特优势，化解雷山县在苗医苗药保护、传承和发展过程中存在的困难和问题，为苗医苗药提供良好的生存和发展环境，并制定与之相应的措施已成为当务之急。

从民间医疗机构、药材种植场、药材加工企业进行了解的情况来看，目前，苗医药传统医药的保护和抢救力度不够，措施不力，资金、人才、政策和机制不到位。因此，雷山县苗医药基本现状是名医消逝、名方流失、名药遗失，苗医药事业后继乏人，苗医药继承缺失，发展迟缓，民间医药人员在执业医师"规范化"管理过程中没能得到应有的重视和保护，正在失去继承发展民族医药的基础。主要表现在：

1. 中央相关医疗改革政策难落地。为推动我国的医疗改革，继国办发〔2010〕58号、国发〔2013〕40号之后，国家发改委、卫生计生部、人力资源和社会保障部三部委又联合下发了〔2014〕503号文件，继而《中华人民共和国中医法》出台，并于2017年7月1日全面执行。系列法律法规、政策文

非遗产业篇

件就如何推进医疗改革、鼓励民间资本投入，提供形式多样医疗服务，医疗收费由市场调节，并将其服务纳入职工医保与新农合报销范围，建立政府与医疗机构谈判机制以及下放审批权限等都提出了全面、明确的要求。但时至今日，整个管理方式基本维持原状，就是会上做了一些宣传，也是雷声大雨点小。

2. 完全套用西医管理办法管理民族医疗。西医与中医、民族医在药物使用和治疗方法上有着本质的区别，而现行的医疗管理，完全套用西医标准管理中医和民族医，包括许多民族医药未列入医药报销范围。用什么药、治什么病，不是以治好病为前提，而是人为地将用药范围加以限制，让有望康复的患者得不到及时有效的医治，让从事中医、民族医的医师哭笑不得。在医护人员的配置上也要按西医标准，而不管民族医疗是否用得上。由于诸多条条框框的限制，不仅民族医疗效果得不到充分发挥，而且人为加大了民族医疗的成本，也增加医保、新农合补贴的开支。

3. 只论执业资格，不讲民间医术。不管是申办民族医院还是医保、新农合报销都强调医师的执业资格，而中医与民族医本身就是历史形成的产物，中医尤其是民族医的医务人员有的行医几十年，有的是数代祖传，能治病，却没有证，行医不具备合法性，加上长期重西医而轻中医和民族医，许多民间医疗绝技大量失传。这一问题长期得不到有效解决，严重制约了民族医药的生存和发展。

4. 民族医疗经营成本太高，与公立医疗不在同一起跑线上。民营医院的土地、房屋、设备、人员工资都是自己承担，而公立医院有政府支持，人员工资由国家发放。而针对同类病人，公立医院收费标准有时反而比民营医院高，致使民营医院与公立医院在竞争力上存在一定差距。管理模式、收费标准、政策扶持等都极大制约了民营医疗的健康发展。

5. 药品报销不考虑民族医药价格差异，使用药品强调生产厂家标签，忽视药效。民族医疗大量使用动植物药，不同地区、不同季节，采购的药物，价格、药效千差万别，培植药物和野生药物价位相差数倍，经生产厂家炮制后的药效远不及自然状态下采摘加工的药效，但自己采摘加工的成本高，价格无法界定。而现行的管理是只认标签，不讲药效，忽略了医院是治病，不是卖药这个根本，以致在报销上存在厂家购价和自行采购加工价差异；另一方面，医师掌握的药方，特别是家传秘方，一般情况下都不愿示人，他的价值可能不是药物本身，更多的是知识产权，谁都不愿公开，不公开又不符合报销手续，这些也成了民族医疗难以跨越的一道门槛。

6. 对患者过度强调检查。医保、新农合都有一个相应的规定，即使知道患者的病症，也要有检查报告。由于民族医疗检查设备受限，有的检查也没必要，而报销补贴资料需附有设备辅助检查，甚至要有二级以上医院检查的报告单，形成治不了这类病的医院为能治病的医院为患者检查，忽略中医和民族医诊断靠的是望、闻、问、切，设备检查只是辅助这个基本常识。通过民族医师的检查，明知道患者是这个病，硬要多此一举，不仅增加患者的经济负担，也加大了医保、新农合的开支。

7. 民间医技人员逐年减少，民间医技大量失传。从2010年调查统计的数据看，雷山县掌握各类民间医技的人员共257人，其中50岁以上的人员占总数的79.5%，35岁以上49岁以下占16.7%，34岁以下仅占3.8%。到2014年止，这一数据每年以6%的速度在减少。导致这一结果的原因有三个，第一，掌握和学习民间医技的人员无法获得合法执业的机会，就业难，主动放弃；第二，掌握较高技艺的人员年龄普遍偏高，有的已去世，有的因年迈体衰而不能正常行医；第三，民间医技人员对现行医疗管理模式有畏惧心理，学习的人员越来越少，放弃这一职业的人却越来越多。

8. 患者选择医疗机构权利受限。一些地方和单位人为地为患者指定医疗机构，一方面是对其他医疗机构的歧视，另一方面是限制患者选择权利，破坏了平等竞争的原则，对全面提升医疗服务水平有百害而无一利。病人不能根据自身需要选择就医地点，不仅延迟了治疗时机，也给患者增加了痛苦和经济负担。

针对上述问题，为认真贯彻落实省、州、县关于大力推进医疗卫生事业改革发展的政策，现就加快雷山县以苗医药为支撑的民族医疗生存和发展大健康体系建设呼吁：

1. 将苗医医疗机构纳入全州卫生规划统筹布局。认真贯彻落实省、州、县关于大力推进医疗卫生事业改革发展的实施意见和落实国办发〔2010〕58号、国发〔2013〕40号和发改价字〔2014〕503号文件精神，严格执行《中华人民共和国中医法》，并制定相应的措施，按照国家政策取消价格审批，民营医院、公立医院享受同等待遇，建立谈判机制，全面实施政府购买服务。在卫生部门指导下，符合条件的获得县级以上颁发医疗执业许可的医疗机构，纳入全州统一的医保与新农合定点医疗机构，积极推进苗医药的发展。

2. 创造条件培养苗医药人才。有关部门要设立苗医药人才培养专项基金，用于培养高层次的苗医药学科带头人，切实解决苗医药后继乏人的问题。建议组建"全县民族医药专家指导委员会"，并负责对苗医药进行调研及工作指导。在全县开设民族医技人员培训班，提升民间医师的医技水平和服务能力，对掌握一定医技的人员发放在全县范围内行医合法化的执业证，使民族医药得到更加有效的保护、挖掘和传承。为民间医技人员提供更加规

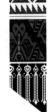

范的就业机会。切实解决民族医师执业资格，支持民族医药进入药品市场主渠道。允许参照《中华人民共和国民族区域自治法》和《中华人民共和国中医法》《黔东南苗族侗族自治州苗医药侗医药发展条例》等有关法规，不套用中医、西医模式与标准，不拘泥于外语、医古文、发表论文等指标，对符合条件的在民间从事医疗工作15年以上，祖传从医10年以上，跟师学技并有临床经验8年以上的民间医技人员，经用人单位考察，并在卫生部门登记，县内医疗机构均可聘请从事适合本人特长的医疗工作。也可以比照《乡村医生从业管理条例》有关规定注册为乡村医生，限定执业地点和提供服务的技术方法、病种，使他们具备行医资格和行医条件，保障民族民间医药人员及有"一技之长者"的合法权益。目前，城市医院能开民族药处方的医生不多，民族药尚未进入医疗市场主渠道，进入国家基本医疗保险药品目录的民族药数量很有限，应切实加以解决。

3. 有效保护民族民间医技人员的合法权益。加强对苗医药发展的引导，鼓励在国家法律法规允许的前提下结合雷山县实际出台促进苗医药发展的政策。2003年，国务院颁布的《中华人民共和国中医药条例》明确了民族医药有自己独立的学术地位，享受与中医药相同的政策。2014年7月，贵州省第十二届人民代表大会常务委员会第十次会议批准实施的《黔东南苗族侗族自治州苗医药侗医药发展条例》，进一步对苗医药侗医药的发展与保护作出规定。但由于民族医药鲜明的民族性和地域性，学术体系的多样性和复杂性，现有的法律法规还很难覆盖和保障民族医药发展，特别是在民族自治地区，还需制定因地制宜的保护、继承、发展的具体措施。要把抢救和保护民族医药作为保护非物质文化遗产的重要内容，采取有力措施，出台政策法规，加强对苗医药的抢救和保护工作。加大收集、整理和研究民族医药古籍文献、文物等工作力度，有计划、有步骤地完成一批苗医药文献的校勘、注释、出版工作，并将其重要著作汉译出版。进一步加大对历史上无通行文字的苗医药深入发掘整理力度，充分利用现代信息技术收集此类民族医药资料，加快将口传心授的医药资料编著成书的步伐，实现保存保护目标。同时，设立苗医药开发研究中心，把苗医药市场化。切实保护苗医药专业技术和科研成果，提升苗医药研发能力，打造一批具有影响力的知名苗医药品牌。

4. 民族医疗的医保、新农合报销补贴实现包干制。针对苗医疗用药的特殊性，从现在起，应对中医院、民族医院实行单病种、单疗程费用包干制，价格实行市场调节，以政府购买服务方式就包干费用对等谈判，从根本上解决中医药、民族医药无标准可循和有效保护民族医药知识产权的问题。

5. 鼓励和支持以苗医药为龙头的企业发展。设立苗医药发展专项资金，鼓励、提倡以合资、合作、独资等方式参与苗医药的产业开发，简化民族医药发展的审批手续。

6. 倡导大健康、大医疗服务理念。出台具体措施、解决苗族医疗服务跟不上的问题。

第一，积极向上级主管部门提出取消各县市、各部门为患者指定医疗机构就医的规定，允许患者根据自身的病情跨医院、跨县市、跨地区治疗，并按照全州各县市的报销比例给予报销。

第二，将医疗保健纳入医保、新农合报销范围，真正让民众得到未病先治，小病快治，全面提高大众的健康水平。

第三，为推动民族医疗的发展，要根据中医、民族医的医疗特点，重新建立一套适应民族医疗的管理模式，以适应中医、民族医实际需要。

第四，制定符合民族医药实际的新药评审标准。对确有疗效和安全保障的民族医药新药要放宽审批条件，下放审批权，经审批的民族药允许其在本地区流通。尽快制定民族药医疗机构制剂审批使用管理实施办法，使民族药医疗机构制剂，在指定的民族医疗机构和综合性医院民族医科之间使用。

第五，对今后新建立的民族医疗机构减免3年税收，同时对民营医院经营成本高的问题，建议在民营医院用水、用电、税收、国家补贴包括政府无偿提供的设施配置方面要与公立医院同等对待，逐步建立和完善平等的竞争机制，把民营医疗机构纳入扶持范围，建立资源共享机制。

7. 建立保障机制。

第一，人民政府应当将苗医药事业纳入国民经济和社会发展计划，使其与经济、社会协调发展；在制定本县卫生规划时，根据本地社会、经济发展状况和居民医疗需求，将苗医药纳入公共卫生服务体系、医疗服务体系、医疗保障体系和药品供应保障体系建设，统筹规划布局苗医医疗机构，逐步增加对苗医药事业的投入，扶持苗医药的发展。

第二，逐步增加对苗医药事业的财政投入，设立促进苗医药发展的专项资金，用于苗医药的基本医疗、培训、科技以及科普工作。

第三，鼓励和支持社会资本投入苗医药事业，建立民营、股份制和公益性苗医药多元医疗机构，积极推动苗医疗事业的发展。

第四，建立对公立、民营、股份制和公益的苗医机构的资助补偿机制，重点支持公立、民营、股份制和公益的苗医机构基础设施、重点学科和重点专科建设，及苗医药人才的培养，支持苗医药特色服务。

第五，鼓励具有资源优势、疗效确切、原创性强的苗医药大宗品种的开发，鼓励药用动植物人工饲养和栽培技术的研究、开发与生产，鼓励药材示范基地和生产基地建设。

第六，奖励对保护、传承、发展苗药做出贡献的单位和个人，特别是奖

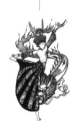

励向国家捐献诊疗方法、文献、秘方、验方的行为。

第七，人民政府应当依法加强对苗医药知识产权的管理和保护工作，组织、指导、帮助申请专利、地理标志产品、植物新品种。

第八，卫生部门要将符合条件的苗医药服务纳入城镇职工基本医疗保险、城镇居民基本医疗保险和新型农村合作医疗报销范围，将苗药纳入医疗保险药品目录和诊疗项目。

第九，对权利人利用秘方、验方、专有技术和未经公开的科研成果治疗疑难杂症，又难以核定价值的，收费标准可实行单病种费用包干制，并纳入医疗保险和新农合报销范围。

第十，对涉及苗医事故需要进行技术鉴定的，苗医药和中医药专家不少于专家鉴定组成员的二分之一。

8. 建立促进机制

第一，鼓励和支持公民、法人和其他组织参与苗医药等民族医疗非物质文化遗产的保护、传承、传播；对在非物质文化遗产保护工作中做出显著贡献的组织和个人，按照有关规定予以表彰、奖励。

第二，实行苗医执业注册制度。

卫生行政主管部门应当根据国家及贵州省的有关法律、法规的基本原则，结合雷山实际，建立苗医从业人员资格认证体系，组织以临床效果和工作实际为主的专门培训及考核，对苗医从业者实行资格认证，县级人民政府卫生行政主管部门负责苗医执业注册。经县人民政府卫生行政主管部门资格认证的苗医从业人员，依法执业注册后，方可在本县内从事苗医药医疗服务。

第三，鼓励和支持社会资金开设医疗机构。

第四，鼓励与扶持申报苗药传统制剂批准文号；鼓励使用、推广和保护苗医药验方、秘方以及苗药协定处方；鼓励开发苗药创新药物、功能性食品、保健品。

第五，医疗机构依法取得批准文号的苗药传统制剂，经县人民政府卫生行政部门以及食品药品监督管理部门批准，可在本州行政区域内医疗机构之间调剂使和。审批办法由自治州人民政府制定。

第六，鼓励符合条件的医疗机构成立苗药制剂室，开发苗药天然药物和具有知识产权的创新药物，开发苗医药的功能性食品及保健用品。

第七，鼓励苗药技术的合作与交流，推进科技成果的商品化、产业化。

第八，县人民政府建立苗医药教育培训和临床教学基地，加强苗医药人才培养和学术经验继承工作。

第九，应建立苗医药非物质文化遗产传承机制，鼓励和资助非物质文化遗产代表性传承人开展传承工作。同时，卫生行政部门应制定民族医药和民族医传承人传习人标准，建立完善传承教育制度。

我认为，政府和相关部门只要能充分听取各方意见，并逐步推进，雷山县苗医药一定会迎来前所未有的发展，为大健康做出更大的贡献。

作者简介：杨昌洲，原雷山县广播电视局、文化局、旅游局局长。

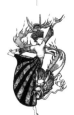

苗药医方篇

苗族草药医方218例

（苗语·中部方言）

1. Jab Xit Lob Xit Bil

Ed：Longs maix bieeb（xeef saib qenf）hxat jait mongl.ib mail nongd；
ed liab lot xuk mongl dios dail jab deis hul，dad bob seix vut.

2. Jab Dait Hxangd

Ed：Vob hxub gaib bangf ghab jongx.ed lot xuk mongl，
dad bob ghax dait hxangd.

3. Jab Hsenk Hsngd

Ed：Dend yeef lieef，ghab jongx hfib，ghab nex det diel.Liul mongl hul，
xuk hul dad bob gax vut.

4. Jab Kib jid（gax maod）

Ed：Vob qut mal，zend liul diel bad，ghab jongx ghab nex xit yangx，
dad pib hxed，ed lol mok jok diot dail naix jox ghab jid ghax vut.

5. Jab Zal Ghad

Eb：Vob gut mal，zend liul diel bad，ed ghab jongx，dad liul niul，
mongl yangx ghax dad ghox niox diot，laib dit eb senl hek seix vut.

6. Dail Naix Jab Ghangb Ghaid

Ed：Seix yangf liux，（dail jab nongd，dios naix lul，ed zab senx leit
diut senx，daib yut ghax ed xus naf）qenb tenf xangb ed ib liangl，
xeef sab qenf，jul caid xitsul dad qib hxed，ib hnaib hek bib hnaib
hek bib dias，hsat not leit ob hnaib ghax tongb vut yangx.

7. Dail Naix Yis Jab Dios Yis Jab Git Jab Nangb.

Ed：Mangl lieex，seef hab lieef，ed ob diel nongd bangf ghab jongx lol gik，
ghax vut.Yis jab gangb ned，sul jab gangb ninl ed niaf nios bat jab
nangb yut，ob diel nongd dad gik ghax vut.

8：Niangb Weid Bid

Ed：Ghongs dail hfib nox，lus maix beeb ob diel nongd xit sul gik niul，
ed eb dad hlad.

9. Jab Jangx Dix

Ed：Vob nail bangl，ghab jongx det nos，zend bux dlux ghab，
dad liul niul bob.

10. Jangx Dix Ghab Dlangb Dios Dix Ceit

Ed：Seef hab lieef ed eb xid xit sul liul dad bob，ghax vut.

11. Jab Dib Jenf

Ed：Vob zas was，ed ghab jongx dad lol xut jud，dad lad ghax lut.

12. Jab Dib Duf，dios pob xut diod，mongb dax

Ed：gad senl，ed lot xuk mongl bob.

13. Jab Fongb Sif Bid

Ed：Ghab bet eb hlieb dib lal lol，ghab liut pat det sab gof fongb，eb det
mangx（dios dail det mangx niangb xut diod dlax khod，gid niangs
maix eb，ed laib eb id lol）jul caid dad xit sul，hot ait jus wil eb，bex
lux dot ib zas，heik dot ib liab gik sad lot，ait lob sangt diot ghab lot gik，
ed ghab liut bib mes vut，dlongt bongt dax qub，ngit laib eb jab nongd
senl naf yangx，mongb bet deis，ghax hlat tot sad bet id，sad ob bib
dias ghax vut fangx.

14. Jab Mongb Hmid

Ed：Ghab jongx vob zas was，liul mongl，hnangd diux hmid deis mongb，
dad lid diot laib ghab ghongs hmid id，jus zas ghax vut yangx.

15. Jab Mongb Seid Yeeb

Ed：Longf dax caox，kod bil，sab wub geib，qenb teif xangb，
xit sul dad qib eb，ed jud xit sul haib hek.

16. Jab Xuk Niuf eb Jut

Ed：Hlat qongd（dios laib hlat，lul，niongs diot ghab dab，zant
ghab bod），hlat hmub nox，zend liul diel bad，wux qik fongb，
xit sul hot eb hek.

17. Jab Los Lieff Ghongd

Ed：ghab nex dliek.dad lol dliat ngas，niul jangx ghab pangb，
ed diongx det hlod，cob deix diot bet id.

18. Jab Kib Dul

Ed：Qenb dmeif sud，sab kox zeib，sif dad gongb langf，vob git xok， vib hab sul menf yuf, ed det mangx xit sul lad.ngit laib ghab hsangb qid

vut dax yangx, ghax ed ghab ot bux dux dak,

dad lad hsat ghangb jef maix dld.

19. Jab kib dul, ax baib dus pot

Ed: Git gheib niul, eb ghab lix ongt, ghab vangx diux, diex mongl diex

lol bangf ib bet ghab dab, deif yis id, ed diod id lol lad, ib mail nongd

dad lad hsat deix, ghax ax dus pot.

20. Jab mongl gux hxit

Ed: Kid hend bat ghab jongx, dad gik niul, jab mongl gux dlaib.ed hlait

ghad dud dlaib ghab jongx.ait ngas vut, dad xut jud, dad hek ghax vut.

21. Jab hnangd bet deis mongb hul

Ed: Kod bil seix yangf liul, jab mangl lieex, xit sul xut jud,

baid zab hnaib, ed lol, hnaib hek bib dias.

22. Jab mongb wend

Ed: Yeex sab qenf, dad xut jud, bad zab hnaib, dad hek.

23. Yis jab

Ed: Vob gangb ned ghab jongx, dad zab hnaib hvid ngas,

dad xax mongl mongl, dad lol qib jud hek.

24. Jab dus pot lot, dios ghab nif

Ed: Ghab nex pot dud yut（xaox paod yeef）xuk lol eb dad lad.

25. Jab laib lot jangd ghab bod hxangd

Ed: Ghab nex det dangd, dad xuk laib lot, mangd eb.

26. Jab dail naix jangt jaib ghangb ghaid

Ed: Vob jex bil nangl, vob hab vud, dad pib jud hek.

27. Jab dail mais yos jib daib, ax hvit dait hxangd.

Ed: Ghab liut det zend sif liub, dad pib jud hek.

28. Jab dail mais yangl jib daib ax dlongs

Ed: Gangb hlod nail, ait ngas, dad xut jud hke

29. Jab dus zaid wail eb jut

Ed: Gangb niongs niax, dad pib jud hek

30. Jab hangb gid dol lol, mongb job ax hvit vut

Ed: Ghaid liod, dad pib hxed dad lol bob

31. jab dasib hangb jid （bad bieeb fongb）

Ed: Gib bod xax mongl mongl dad pib eb kib hek

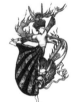

苗药医方篇

32. Jab mongb hsongd lob hsongd bil（fongb sif）

Ed：Ghab ghongt det nail，ghab ot bux dux deik，gak hxit xit sul pib jud hek.

33. Yis jab gangb ned

Ed：Ghab liut det jongx，dad pib hxed dad lad ghab jid.

34. Yis jab gangb nos

Ed：Det zend lel vud，sul ghab dab fangx，pib hxed dad lad ghab jid.

35. Jab xit lob xit bil，ed hvit longl ghab ngix.

Ed：Ghab hmob det jenb，liul mongl dad qut ghab hsangb.

36. Jab hsak hxud

Ed：Jox vob tiet bais，gol hot，ghab gib guk，liul dad bob.

37. Jab hsak hsongd

Ed：Ghab jongx det gheid，ghab jongx hlat hfib，liul xit sul bob.

38. Jab daib yut yis gheb

Ed：Sab laf bat，dliab dliuk bat，xit sul liul mongl，pib eb hxed hek.

39. Jab hniub mais dios hxib hmangt ngit ax diangl bongf id

Ed：Vob gait xok，sul lob bil bat，dad dlongb nongx.

40. Jab hniub mais dios hxot seix hxid ax bongf id

Ed：Vob jex bil nangl，dad xut jud hek.

41. Jab mongb jid，dios jox jid hnangd hvuk hxud，juk jetnk id

Ed：Jenl zat，dad pib eb hek.

42. Jab hfad hfad hvab buk

Ed：Det xit hsenb ghab liut，det khab bongk ghab liut，xit sul pib eb hek.

43. Jab diub mongl fal xud wal not dias

Ed：Ghab jongx vob gangb dlek gangb dlek zaid xit sul pib eb hek.

44. Jab dail naix hangd tingd ghab dliub hfud，axniangb ves not

Ed：Det xub sul ghab hsad，dad hot nongx.

45. Jab deix hangb，nongx tod gangb jongb

Ed：Ghab nex det dlef diangx liod xit sul hot ghongd nongx.

46. Jab lol hxangd nais

Ed：Ghab liut det pot dud，dad liul mongl dad lid diot.

47. Jab jangx dix gangb xaib

Ed：Det zend ghad nangl ghab jongx，liul mongl dad bob.

48. Jab jangx dix mongk

Ed：Vob ghab nex kab，jab hfud nangl xit sul liul bob.

49. jab jangx dix hlet

Ed：Ghab jongx zend ghongs mongs hxit，dad liul bob.

50. Jab mongb qub mongl gux（zal ghad）

Ed：Ghab jongx zend liul niaf jangs，ghab ot det lil ghab ot det mangx，

　　ghab bangd jud，ib mail nongd ghax dios dad gik ngangl.ed ib gid，

　　dad ed eb congt sul git gheib dad gib，hxangd lol nongx.ax dot ghax

　　ed jud hot bex lux，dit laib git dad hot cat ghax hek.

51. Daib yut xud ghaid ax lol

Ed：Fenf zaod dad diangb sat qenk，hlieb liek jil died bil id，

　　dad gul lenl nenx bangf laib khod ghaid，ghax xud lol yangx.

52. Nongx jenb det dod，ait gid dad dail

Ed：Henk ghaid lul，zat diot laib lot，ngangl mongl angd cat ghax vut yangx.

53. Nongx yis gangb mongl，dios naiangb jab xenb id

Ed：Ghab liut det vax，dad pib eb hek ghax vut.

54. dliangd bil wongs hxud

Ed：Ghab jongx vob niux，vob hvad，xit sul liul，

　　ed jud pib hxed dad bob ghax vue

55. yens jab，jangx ves dot jox jid yangx

Ed：ib laib git gheib ed diangb jul cot dlax khod，dad hfab jaib diot jox

　　ghab jid，ib hnaib hfab bib dlod dias，ib hnaib waf ib laib.ob gid

　　diab ib dail gheib，dlius ghaid ghok，ed dol xangb liangd hsat vut

　　dliat diot gid niangs，jaib diot ghab lot xat，dad mes dot laib vut，

　　dliat diot gid niangs，jaib diot ghab lot xat dad mes dot laib lot dad

　　diangd jaib diangd dad mes dlob zab dlas

56. Jab jangx dix nangl niangb diot jil hniub mais

Ed：Maix ed jab yel，tid ib diangb heid deit，ed ib hfud hxik khad gad

　　dad mes jil hniub mais ib diangb heid deitjus bangd yis yangx，

　　dail naix jangx dix id，enax genx dax hot seid leid seid leid dax ghax vut.

57. Yis zend hed

Ed：Hek ghaid yenb，ax dot ghax liangb jus hsongd guf，

　　lol mongl jus diot，liab khod ghaid dot waix nongd，jus zas ghax uvt.

58. Kid dul

Ed：Meif yuf meif tad diangx lad bieed yad qend

59. Jangx gangb liax lob

Ed：Ghab nex det jiel，ghab nex zend bel khok liul mongl dad bob.

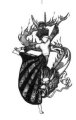

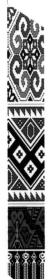

60. Jangx gangb xut guk （ghib geef laod）

Ed：Hot ghab liut det linf, ed jab heid, gait hnangb leif yangx, ed dad lad.

61. Yens jab qeb

Ed：Seix yangf liux, pit wof sob ghab hmiud, ed dad lad.

62. Yis hsak （hsens）

Ed：Ghab nex vob bangf, liul dad lad.ed laib kib tot gheib id dad sad.

63. Yis ghab jed def

Ed：Ghab jongx vob ninx liul dad mongf jof.ed ghab kxud dul dad put, ed ghab hxub dad qib.

64. Dlad gik

Ed：Gad dile xuk mongl dad bob

65. Jangx dix

Ed：Jongx det ngus ghab jongx vob hab, dad liul hiul bob,

66. Jeit hfangd lid dax

Ed：Ob bangb vod ghab jongx vob fangf, liul niul bob.

67. Jangx hxongb nangl

Ed：Dail det jenb bangf ghab hmob, pib ganmgt gangt, xax mongl, ed diangx jenl xit sul, dad bob.Ob gid （ob laib cux fangb） ed ghab hfat lul, ed dul pib, xeb lol yel, dad bob. bib gid ed dail nangb xeed, dad pib dul gangt, ed diangx jenl xit sul, dad put ghab hsangb.

68. Jangx dix beid hab bangb （dix gangb xab）

Ed：Bangx mais hnaib ghab bongx, pid dul jangx ghab hxud, ed diangx jenl xit sul, pib hxed dad lad.Ob gid ed hlat zend gheid dlub, vob ghab bangd jud hlieb, xitsul liul niul dad bob.Bib diel ed duf jof lieef vob ghab bangd jud hlieb, xit sul liul bob.

69. jangx dix ceit

Ed：Gangb hlod nail liul dad bob

70. dib jenf

Ed：Eit jenk vod （jab nangb jal）, vob bangb vud xit sul hed, dad lad.

71. Mongb diub mongb vid

Ed：Bes vongl, xeef tenf, sid kax waxi suad xeef huib ghab jongx det ob hlat gaib niux, dab zeix liux, jb mail nongd xit cul, dad xut jud hek.

72. Mongb hsongd lob hsongd bil （guab jeef）

Ed：Vob gongx liongl ghab jongx hlat zend def hlet ghab jongx zend eb

senl vud ghab jongx, vob nail bangl ghab jongx, vob khongd
hsongd mal ghab jongx, xeef tenf, det xit hcenb ghab liut jab
hfud nangl, xit sul pib jud hek.

73. fongb sif

Ed：Baif gof lieef baif gof fongb（det vol dlub）ghab jongx,
ghab jongx bob zend eb senl vud, bel diand xeef tenf hlat det
hlet ghab jongx, bongs vongl, vob khongd hsud mal,
vob nail bangl xok, jul caid xit sul pib jud hek.

74. fongb lif hot eb dad qub

Ed：Det vol dlub vob tait hxud vob bas dex ghab liut det mangx
vob ghab nex hlod ghab bens jud xit sul hot bex lux dad gub.

75. Hseik hsongd

Ed：Bongs vongl xeef tenf ghab liut xit hseib bel dlangd xit sul pib jud hek.

76. Hseik hsongd dios ed jub dad bob

Ed：Ghab jongx gheid ghab jongx det hseib, ghab jongx det vob lef,
ghab liut det neel, ghab jongx zend gheid dlub, xit sul lial niul bob.

77. wongs lob wongs bil

Ed：Vob tait hxub vob denf dex, vob bib gob vob liof vangl vob
ghab nex dak dlangd vob nangl xit sul hot eb sad.

78. Jangx pix qub（dios jangx dail nail ghangb vib yangx）

Ed：ib：ed bil wil gos yangx, ed laib lot mongl gik das.Ob dliongb liax
zat zend eb senl vud vob bex wangl jangf nas liod ed laib daf ghab daib
（zaid nieef）vob zeix liux hlieb xit sul jaib ghab lot xat dad nongx ib
hnaib ob dias bib ed vob bongx wangl dliangb liax zat ghab liut zend
heef tiob, ail dul xok xit cul jab ghab lot xad dad nongx.

79. Ghab daib jangx peex gub

Ed：Vob hxud bil ghab jongx sul ghab liut nvub mongl git gheib xit sul gox niox,
dad jab ghab lot xat hxangd fal zol ghax nongx, ib hnaib nongx ib dias,
mongx biad bib hnaib ghax vut.

80. Mongb hfuk nais（guab yeeb）

Ed：Sab kot zenb jab ghab jongx hveb nangx diongx mal ghab liut det benk
ghab jongx zend jel dad pib dud hek.Ob gid ed ghab det vob niax det
zend lel ghab gib zat ghab jongx vob diuk dlub, vit cul pib jud hek
ghax duad guib

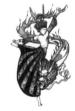

81. Feid yeeb（mongb hfuk nais pob）

Ed：Jent zat gox saod xeef vob dieb caox lob bat dad dongb xit sul nongx.

Ob gid：（aof tieeb gui，hfuk nas bat，dod xit sul dlongb nongx.bib gid：

sab genf vad，vob mais las，hfuk nas bat，xitsul dlongb.

82. Mongb qub mongl giux dlub（beef lind）

83. Mongb gub mongl gux xok（hongk lind）jus diel jab

Ed：Bib hfud vob nongx bat，bib laib ghab ghab zend liul leib，xit sul pib

eb hek，ib hnaib bib dias.Obg gid：hsat hvit vut，mongl gux dlub，

ed beef sab taof xit sul pib mongl gux xok，ed hongk ngaf taof

（dangk vib xib xit sul pib.

84. Jangx gangb nangb.wax ghab jid

Ed：Jox teet dik eb jut pid jangx ghab hxud，nul mongl jangx ghab nangb

xit sul diangx vob，ax niangb diangx vob，ed dinagx jenl xit sul dad

lad.Ob gid：ed vob bel diangd，dad liul lax，dad lad.

85. Mongb hmid

Ed：duf jof lieef hviub mongl ed jux juib xit sul dad xut jangx ib xangx

hnaib mongl waix，hnangd mongb hmid dax yangx，ed ghab hmob hseib，

lof dof eb jab，dad lol lid，zab fenn zongb ghax vut.

Ob gid：ed jil dius nins hsenb，khad ghab dliax pub，xut dot diangx lul

ed dul pid jis dot ib zas，kib yangx，lind dot diux hmid，senl yangx，

diangd pid，ait dlob zab dias ghax vut.

86. Seid yeeb（mongb diuk）

Ed：Sif weix（niangb dot ghab zat）vob nangx bat，ghab xul niaf diel ghab

liut xit hsenb vob bangx nix（hax jenb sab）ghab jongx nangx ghab leil

xit sul pib eb hek.

Ob gid：ed diuk naix（saob seid caox）ghab liut det xit hsenb vob nangx bat，

xit sul pib eb hek.

87. Jib niangb mongb wek

Ed：Gab ngix dot hongd jud lad

Ob gid：ed xib nangb sul jud lad

Bib gid：ed ghab ghab vob bongx wangx hond jud lad.

88. Xit lob xit bil

Ed：Ghab nex det dliek ed lot xuk bob hvit dat hxangd hvib vut.

89. Kib dul eb kib tot cad dud

Ed：Ghab jongx zend bel khok ongt liul lax ed lenx kab seix xit tot cad dud

Ed: ghab jongx zend bel khok ongt liul lax ed lenx kab seix, xit sul
ghox niox dax ghab heed ed ghab heed lad

Ob gid: vob bel vud dlub dad pib gangt liul mongl xit sul diangx vob dad
lad.Bib gid ed beef sab taof sul eb kib ghox niox dad sad.

90. Jangx dix ghab dlenxhfud

Ed: Ghab ghab nax eb lul genk ghab liut hsab ngas ed lot xuk mongl dad
bob ib hnaib bib dias.

91. Wonngs lol

Ed: Ghab jongx vob ninx vob hvad xit sul liul lax pib hxed bob.

92. Mongb hniub mais

Ed: Vob mait nax sab sab kox zenb gif dad gongb langf xit sul dad pib
hek ed dad lad.

93. Jangx hxongb nangl

Ed: Vob zend lel vud（did fongd zix）, duf jof lieef vob ghab nax dlad
（faix beid hongk）ghab jongx zend gheid dlub xif sul liul lax ed jud
xit sul gab, ait hxed dad lad.Ob gid gangb hlod nail lax hongd duf jof
lieef xit cul hnaib lad dlob zab dias.

94. Bus hmid

Ed: Yenb ghab gheib, xit sul jud dad lad Ob gid hsa vut ed ghab jongx
zend gheid ghab jongx gid niangs xok, vob nangx bat, fax deid hongk
（vob ghab nax dlad）xit sul liul lax ed jud gab xit sul hxed bad bob.

95. Dail mais yas jib daib ax lol wek

Ed: Ghab dlot vos dad hongd ed jud ghangb nangx ob gid xit sul hot
nongx dail ed lob bat dlongs hnaib hnai dlongb nongx.

96. Dail niangb ax niangb daib yut

Ed: Wieef wieef hongf（dios waix xux hlct xongs sal pud bangx）

97. Mongb diuk（seis yeeb）

Ed: vob nangx bat sinf caof pongf ghab xel niaf diel nangx songb ninl
（deib xib caox）nangx ghab leil vob wad die vob ghb dad gheib
（fongs wenx caox）liul mongl xit sul pib jud ed liul heb hsab ngas,
dad xongb haib hek

98. Gongb duf（ongd nongl ghab ngix）

Ed: Haof lieef（ghab jongx bex dux daf dios ghab jongx fangx）duf jof lieef
ghab jongx zend gheid dlub（dios ghab jongx xok）vob gangb ned
gangb hlod nal, xit sul liul niul ed jud xit sul gaib hxed dad bob.

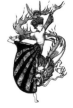

99. Weid bind mongb ghab qub

Ed：ngax tof tof （vob gangb jongb） qib eb hekOb gid ed winf naif beef
yof ed jud sul ib hnaib bib dias.bib gid nongx niaf hnangd baid ghb
gangb ed seef sab xangb hnangd mongb dax yangx ed laib lot dad gik.

100.Jangx gangb khod ghaid （zins caob） xud ghaid lol hxangd.

Ed：Bangx hlait ghaid mail lul ghaid ghok bat lul dios ed ib ghok ghab
niub ghangb id ob diel xit sul dad hot dlongb mais nongx jul ghab hliad
ek eb zas jul nongx leit xongs hnaib ghax vut.

101.Mongb dliud （xenb zaod bind）

Ed：Bangx det xub dios laib zend det xub qud dax id.ed jud xit sul pib lol
eb jab dad hek.

102.Dail naix nongx sis bix senx hlet hul ngangl mongl leit
ghab qub yangb id.

Ed：Vob ninx jenl diot ghab wangx nongd hot ghab dail ax baib muk
liangl sul diangx vob dad hot nongx dax mongl leit ghab qub gid
niangs xit ghal nal xud ghand lol leit gux ghax vut.

103.Yis jab jangd ghb bod hxand dios niangb dot ghab ghongd.

Ed：ib diangb gat det hlod dad gus gab bod hxangd ghax vut.

104.Daib yut jangx gangb ghab ghox

Ed：Dail lind bangf ghab xel ghox dad lol pid jangx ghab hniud ed ghab
kniud dad lad.ax dot ghax ed dail dlad laib lot lol yik ob bib dias ghax vut.

105.Mongb hfuk nas jongt （jek xid gaib yeeb）

Ed：ib, kod bil （jex sangx bod） dad dit ngas, xaix jangx ehab
pangb mongl, ib dias hek ob seix ib hnaib hek bib dias ed eb beef taof
yal lot.hek leit bib dlob laib zongb tef ax hnangd vut, ghax mongl ed,
vo jex lind, xaox jenb qeef caox jul caid dad xit sul pib eb hek.ed tok
ghab dad pib, hek ib xaongx hnaib ghax vut.leit ib xangx hnaib seix
hnangd ax diangl vut nend dad mongl ed vob gangb dlek sul dad
pib.ghax vu yangx.

Ob：ed det zend lel （dios ghab zend hsat vut.eb ghab liut det benk,
ed denb xenb caox, puf gongb yib, vob nongx bat
（dios dail vob lal dliub dios dail xok） jul caid xit sul pib
eb hek not nongx beef taof xt sul.

106.Mongb diud （send yeeb）

Ed：Sif weix dios dail vob niangb diot ghab zat niangb jus liul ghab nex pit dab niangb ghab pangb xok sul vob nangx bat pib eb hek.hxid dail

naix mongb gaob xeef yad yanx， dad ed yeex juf hab xad kud caox，

xift sul pib hek.dad hnangd xud jut mongb ed huax juib suab xit sl pib

hek.dad hnangd hxud hxangd yangx， ed ghab jongx nangxghab leil

xie sul pib eb hek.dad hnangd xud jut ax diangl lol lol xus hot， ghax

ed vob gangb hlod nail xit sul pib hek.dad hnangd nongx gad ax ghangb

lot ghax ed ghab ghab det zend bel khok pib eb hek.dad ed jab jed ib

qenb tenf xaob ob diel jab nongd dad gik.

107.Mongb ghb ghongd （dios hot vof xid beex taof xend yeeb）

Ed：Beef longf senb dad laib lot gik ob juf fab zongb ghax vut yangx.

0b gid：ed ghab bod ghax niul dad gik seix vut， Hnangd hot hnangd lid

　　　　ghab ghongd dax yangx ed beef zaox jib ed ghab jongx dad gik.

108.Gheib das zangs dios zal ghab.

Ed：Zend lel vud sad lad zat xit sul pib eb ed ghab hsad xi sul laib

　　　eb jab ghox niox dad gheib nongx.

109.Xent ghb hsangb lob bil dios dat hxangd

Ed：Vob nangx bat ghab ot gheid nangx ghab linf ed lot xuk.Ob laib

　　　ed hxat jat mongl xuk dad bb， hnangd ongd nongl dax xangx，

　　　ed dext bangx nangl dios laib bangx bangf ghab bod ed hxat jat mongl，

　　　ob diel sal ed lot gik dad bob.

110.Ghab naix jangx dok duk

Ed：Duf jof lieef eb dad hed eb lad

111.Jil dongt bil mongl jangx hfud gangb dul

Ed：Ghab nex zend dongf dongx liul niul dad bob.

112.Yis ghib geef laod （gongb xut ngas）

Ed：Det gangb xut xof fangf xit sul hot eb lad.

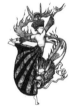

113.Diangd zaf hangt git （geef sif）

Ed：Ghab hsad ed lul xit khad vut dad pib dul， ngit xix ed jab jed hved

　　　dot eb send， dad lad ghax vut.

114.Daib yut nongx gad ax ghangb lot haib diangd zaf hangt git

Ed：Vob bongx teb ghab vud lul， hved sul eb senl hek，

　　　ed lot gik lol eb niux， ngangl mongl seix vut.

115.Dail naix xud ghab lol hxangd

Ed：Dail det jenb ghab songb （gol hot taf wab sud） dail det dleb，

　　　ob diel nongd sal ed ghab liut， xit sul pib eb hek.

116.Jomgx dix

Ed.Ghab jongx zend bel khok ongt，sul ghab jongx vob fab，xit sul liul bob.

117.Mongl ghab diub

Ed：Vob hvaid，sul ib ob liangl qid yuf xit sul liul dad mok jof jox
ghab diub，ob bib dias ghax vut.

118.Mongb qub

Ed：Vo guax liel sul vob meit nax pib eb hek.

119.Daib yut ngo1 hvuk

Ed：vob bangf vud（tieeb maf）dad jab dot laib xat gad hxangd yangx，
ed lot xuk lax dad yas nongx ngangl mongl.

120.Mongb qub buk

Ed：Dail det zend yud ghab bangf ghab jongx，pib eb hek.

121.Mongb hmid gangb

Ed：Sad diux hmid mongb gid niangs hsab ngas，ed zend penb liul jangx vit，
dad lind laib ghab ghongs hmid mongb.

122.Jangx dix，ghax bil hxangd bus id

Ed：Bux dlux ghab，ghongs ed ghab bod，liul niul dad bob

123.Bus hnid

Ed：nal xul sangs，liul lax dad bob ghab lot.

124.Jangx duk

Ed：Ghab liut det bens sul bais zend vax vib xit sul liul lax lal dad bob.

125.Mongb qub mongl gux

Ed：Ghab liut det zend dlenx，zend penb，vob hmid mal，xit sul pib eb hek.
Ob gil ed niaf leif bongt jangx ghab god，dad jit dul xix xob，dad nongx
seix vut.Hangd hangt xud ghad lol hxangd yangx，ed wus jut sul pib eb hek.

126.Dliangd bil，gheit dlangs，dios laib dus pot jit hxangd.

Ed：ib diel dios sob vud，ob diel dies，mux zub tenf，liul lax dad bob.

127.langd hsongd

Ed：Ghab nex det dud zonngd（det xit hsenb）sul gangb diob sul ghab
ghab hfib，gab jongx hongb，saib jad eb jab zeix liux，ghab nex det diel，
ib mail nongd，xit sul liul lax dad bob.

128.Fongb sif guab jeef

Ed：Jab ghaid nangl（dail vob nongd，hlat ob bib jef niangb）jab
dliangb but，ob diel nongd dios ed ghab jongx，ed eb kib dad hved，
hnaib hek bib dias.

129.Guab ngaif xeef ngaif

Ed：1.kab daob 2.ed yangt dib dad sos dlax，ed jab ghab zat，（dios laib
ghab nex hlieb ob deid id，waix xux hlat xongs sal niangb ghab nex）
ed ghab jongx dad liul lax，dad bob dot laib ghab hsangb dlax khod id.

Ob gid：dail vob seix niangb dot ghb zat，ax bub bit，nenx laib ghab nex
liek ta ghab naix nangl id，ed ghab jongx dad jangx ghab hxud，
dad bb dad eb kib xit sul hek.

130.Jangx bens fab bens daif

Ed：Vob nangx bat vud，vob qut mal vud，yif zub hangb，ghab liut det bens，
jul caid xit sul ed beef taof dad sul liul lax，dad bob.

131.Jangx dix lax dix mongs，bob ax vut jul id

Ed：Vob gangb ned，vob bangx nax，vob lob gas vob det def，
xit sul liul bob.（ib diel ed zab seix）

Ob gid：ed zend dlenx xit sul dad liul bob.

132.Dail naix pob lob pob bil gongk diub gongk jid liek ib ghok det id

Ed：Vob hvad eb，ghab liut det dud zud，jab tait hxangd，xit sul pib eb hek.

133.Mongb send yeeb

Ed：Vob nangx bat xangt，ghab liut det dud zud bongs vongl naix，xeef tenf，
gaib ngix dot fangx，dios jil gib niangb dongd khad sos waix，liangb lol
hxangd id，hved lol eb jab dad xit sul ib mail jab nongd，dad pib ed hek.

134.Bus hmid

Ed：Vob sens lais niangb ib diel ax bub bit，dios niangb dot sangx waix，
niangx dot ghab but diongl ghab gif，liek taid ib dail ghax cub id，
ob diel nongd xit sul liul bob.

135.Mongb wens bis

Ed：Ghab liut det zend heef taof，det jab jenb bangf ghab bod zend，
ghab jongx zend bel khok vob nix banggf ghab zend，xit sul pib eb hek.

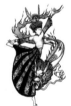

苗药医方篇

·223·

136.Yis naox mof yeeb

Ed：niaf die vud，（hlat jex juf nongf liangs niangb）vob bil bat，
vob nix zat，dad sul beef taof pi eb hek.

137.Mongb jenk，jangx hxongb nangl

Ed：Duk jof lieef jab hfud nangl，vob ghab hfait，vob lob ghei，
vob faof beid，zen ghongs mongs dlub ghab jongx，xit sul liul dad bob.

138.Jangx dix mongk dix gangb xab

Ed：xib bat vob jex eb xit sl liul bob

139.Yis xaox weef

Ed：Hlait hsond had（hlait qongd）ghab dliax hab nax.xit sul pid jangx
　　　ghab hxu，dad xut dot laib tok eb，ib hnaib hek ob bib dias.

140.Mongb qub jud

Ed：Sif dad gongb langf hved eb dad hek

141.jangx ghab hsangb lol eb lol bus.

Ed：Dail yenb ghab liul，dios saib pik dix yeef ed jud xit sul liul lax，
　　　pib dul hxed，dad bob.

142.Mongb jangx gangb ned

Ed：Dail gangb gux ghab zat，dios dail niangb ghab dad，
　　　ait tad liek diangb diuk id，liul dad bob.

143.Yis det qangb hmaib bel，dlut ax lol yel.

Ed：Seix dios ed dail gangb gux ghab zat nongd dail，
　　　dad lol bob ghax xud lol yangx.

144.Dail ghab mais mongb wuf

Ed：Vob dliangb gongl，vob hvad eb，ed jud xit sul liul dad bob.

145.it lob xit bil，sangs hsongd ait gid liangl yangxid

Ed：Vob langl vib，ghab nex det zend wof ninx，xit sul liul bob，hsat hvit vut.

146.Jab hxak hsongd

Ed：bongs vongl hlieb ghab jongx det gheid ghab ghab hfib，
　　　xit sul pib eb hek，liul dad bob.

147.Yis jab

Ed：ghab jongx det zed ngol hvuk（dios baif zangx jenb）jil angt dangs，
　　　xit sul pib eb hek.

148.Wongs lob

Ed：Jab zeix liux，dad pib hek，liul dad bob.

149.Pob wox pob dit

Ed：Ghab jongx vob liol vangd，dad pib eb kib hek dad ded vob fangf
　　　sul vob liol vangd xit sul liul lax，dad lol bob laib bus dongd niaf.

150.Jangx dix

Ed：Ghab jongx zend gheid bat，ghab bat，ghab jongx zend
　　　ghongf mongs dlub，gab jongx det bel tongd，xit sul liul bo.

151.Bus hmid

Ed：Dail yeeb saib pik dix yeef，ed ghaid yeeb sul ghab dab fangx，
　　　jul caid xit sul liul bob.

152.dail naix hnangd laib lot yis jab cait yangx.

Ed：Ghab dad fanx，xit sul eb kib dad hek，angd cait lol ghax vut yangx.

153.Mongb qub zail ghaid lol hxangd

Ed：Vob zend liul diel beid，dios dail hxangt，dad lol pib eb hek.

154.Ghab mais mongb wongf

Ed：ib laib jel zend neif，dad pib dul kib hxed yangx，dad lol neik hangb dot
jil wongf.Ob gid ed ib laib zaid gangb xaib ninx，dios gangb xaib ninx
fangx bangf zaid，dad pid jangx ghab hxud xi sul jud pib dul hxed dad
laid jil wongf.

155.Daib yut mongb qub

Ed：Kob bil vob dangt dliul dlub（dios dail niangb dliub）longf dax caox，
ed dad gik niul.

156.daib yut mongb qub

Ed：kod bil，vob dangt dliul dlub，（dies dail niangb dliub）longf dax
caox，eddad gik niul.

157.Kib dul dus pot dax yangx

Ed：Mongl ghongs dail gangb nangb jongb，ed beef taof xit sul liul lax，
xut eb kib dad lad.

158.Dail naix ait gheb jul ves，nongx gad ax ghangb lot

Ed：niaf kib sul jud ghox niox nongx，ghangb lot niaf jangx ob bib hnaib.

159.Dail naix liangf dangx yis saib

Ed：Niaf kib sul jud nongx ghax vut.

160.Dail naix hangb gid dol

Ed：Niaf kib sul jud ghox niox nongx，hangb gid dangl ax xus eb，
ax xut xus gad，ax bal ves.

161.Hnangd jil wongf qid mongb dax yangx id

Ed：Vob mait max dad hot eb kib sad，cait ghax vut.

162.Daib yut diub mongl dal jut ghab qut

Ed：ib laib zaid wenl bat，tod eb jut mongl yangx，ax said eb yel，
dad jit dul nongx ghax vut.

163.Daib yut（dios niees ghaid）not hnaib xud ghaid ax lol

Ed：Qenk ib ghok fenf zaod jangx ghab leil dad leil dot laib khangd ghaid
mongl niangs，hved hob ob bib dias，ghaid ghax xud lol yangx.

164.Bux lux ghab qub zail ghaid

Ed：Ob laib git gheib dib dot laib wil，eb jud hul，eb eb congt hul， zait dax mongl xit sul geeb dad nongx ghax vut.

Ob gid ed i laib tok，ed jud dad pib bux lux，xangt ob laib git dax mongl，

hot ib zas，dad hek ghax vut.

165.Jab nangl

Ed：Dail vob jab hfud nangl ghab zend，dad hvud mongl，

ed ghab hsad ghox niox liul xit sul，dad ait ghax das yangx.

166.Mongb wongf

Ed：ib laib dliud bat，ghab jongx det xub，xit sul pib eb hek.

167.Jangt ghangb ghai dad jes ax lol

Ed：Ghab jongx ghab nex dak dlangd，dad pib eb hek.

168.Nongx yis ghangd juk, xuk niuk eb jut

ed：Lait hsongd hab ghab vud lul niangb ghab bod，dad hot eb hek.

169.Mongl qub buk

Ed：Ghab liut det mangx lul，dad pib eb hek

170.Yis nangb gik

Ed：Ghab ot faib ghait，vob bangx diel xit sul liul bob.

171.Jangx dix, dios qid qid jangx dax id

Ed：1.ghab nes ghox zeil.2.yenf jenb 3.def bed xuk bob ib diel bob ib dias.

172.jangx dix mongk

Ed：Vob leib bil（maix tinf xangb）ed ghab jongx liul bob.

173.Dail bat jangx gangb jongb

Ed：Ghab ghab det dlef，hot sul gongd nongx.

174.Mongb qub mongl gux

Ed：Vob bangf vod（tieeb maif）dad gik niul ngangl.

175.Daib yut jangx gangb naix gangb mais

Ed：Yeeb ghab liul，dd pib dul gangt，mok jof jangx ghab dangb mongl，

ed diangx jenl xit sul ghox niox，dad lad

176.Mongb diub mongb jid

Ed：Sid kaix wax，bongs vongl xit sul xut jud hek.

177.Dliangd bil saob sif

Ed：Det ghab nex jenl vud ghab jongx，eb ib jangb jud sul dlob liangl

ghab nangx vob dad xut，ib hnaib hek ob dias，ib dias hek i ngongb

ghab daib.

178.Mongb jenk, dios hfad lid jenk

Ed：Det ghab nex jenl vud，ed ghab det ghab nex liul bob，ob gid，

yis nangb gik, seix ed ghab det ghab nex did liul bo ob pit, dliat ghab lolt.
Bib gid, mongb diub dad jes, seix ed det ghab nex jenl vud bangf
ghab jongx xut jud hek.

179.Mongb ghut gheit lob ghut gheit bil, dios hfad hseid

Ed：Vob bangb（bieeb）vud, ghab nex jenl vud ib diel ed ib liangl,
dad sul jud pib, ib hnaib pib ib diad, ib hnaib hek bib dias,
ib dias ob ngongb.

180.Langd lob langd lib

Ed：Det vol lid ghab liut, ed jud xt sul liul lax, pib hxed, jil lob qet deix,
dad bob, ib hnaib waif ib dias jab.Ob gid dios dat cent lob dat cent bil,
ed det vol lid ghab nex, dad pib dul hxed, ghab nex mais daif leif,
dad mes dot diod dat cent id.Bib gid jangt ghangb ghaid, ed ghab jongx
det vol lid ib liangl, dad pib eb hek, ib hnaib waif ib dias.

181.Xit ghab hseib lob bil dad jes lax leix

Ed.Dail dliab dliek bil bangf ghab jongx, dios ed ghab liut, dad hot eb kib
sai hsab ngas, dad ed ghab jangx gab hxud, dad put dot laib ghab hseib id.
Ob gid, hniub mais hxid ax bongf.ed dail dliab dliek bil ib liangl leit
ob liang hot eb kib said, dad ed ib liangl xut jud hek.Bib gid mongb
qub mongl gux hxangt ed dail dliab dliek bil dad pib eb hek,
i dias pib ib liangl jab, ib dias hek ib hnaib.

182.Fongb sif guab jeef

Ed：Dail det lix lios bil ghab jongx, dail det ghab songb ghab jongx,
xit sul xut jud, dad pib hxed haib hek, hek jab gi deix, nongx gad
dangl ghangb.Ob gid, jangx gangb ned bil ed det lix lios bil det
ghab songb, ob diel ghab nex xuk dad bob.

183.Xit ghab hseib lob bil lol hxangd

Ed：Ghab hmob jab gheik bob, dios laib naix ed hek yeeb id.ob gid,
liangf dangx hsob piab senl lol ghaid nais hxib, eb dail jab gheik
sangx waix dad pib eb hek（dios dail hek yeeb ed dib dul mongx dail）.
Bib gid daib yut jangx gangb nangb jongb Seix ed dail jab gheik sangx
waix dail, ed ghab jongx, id dias ed ib seix sul eb pib, hek ib hnaib,
ib hnaib hek ob dias, dios ib hniut leit bib hniut hek ait nend.hek lol
gangb jongb niox jef dliat.

184.Mongb senl hsongd lob hsongd bil

Ed：Hlait jit det ghab nex niangb bib gib（saib gof fongb）det lix lios bil

苗
药
医
方
篇

ghab jongx，xit sul pib eb hek.

185.Mongb hniub mais

Ed：Bangx zend yud ghaid， ed ib liangl sul eb senl pib bux lux， dad hek，
daib eb dad lad.0b gid guk hxud lob hxud bil， dios gut gheit.ed det
zend yud ghai ghab det ghab nex dad pib eb bux bux， ed ob liangl
jud zait xit sul said.

186.Dlad gik，ax hvit vut

Ed：Dail det yux bil ghab liut， qenk ghab liut lul pit gux， eb ghab liut
vangt pit niangs， ed ghab hsad nef xit sul ho gad hlik nongx.

187.Jangx dix lax dix mongk，lol eb lol bus

Ed：Jab mangl lieex， ed jud xit sul liul dad bob.

188.Nongx gad baid gangb baid dliud

Ed：Dail det zend jangl bil bangf ghab zend， dad pi dul gangt gangt，
dad xax mongl mongl， ed dad hek， ed eb kib yal lot.Ob gid jangx
denb eb ed dail det zend jangl bil ghab zend liul dad bob.Bib gid
zail ghaid lol eb dad dliangx dliangx.ed zend jangl bil， pib gangt
gangt dad liul mongl， ed eb kib xit sul hek.

189.Jangx ongd nul angt dangt

Ed：Vob wus eb， ed ghab jongx dad hved jad.196.Jib niangb daib pik
ghab hlat lol hxangd ax zangx yenx

Ed：Nangx langl ghab ghab， dios laib ghab bod zend， ed ib liangl dad
xut sul jud， ib hnaib hek bib dias， i dias hek zab seix.Ob gid daib
yut yis ghab ax hvit bongx.ed ghab ghab nangx langd ghab bod，
ed bib laib， xit sul pib eb hek ghax hfangt dax.

190.Jangx gangb vis hfud

Ed：Ghab nex det jaib jenb， vib hab， ib diel ed ib liangl leit ob liangl，
ed ib ngongb eb kib， xit sul xut ob laib zongb tef， ed ghab dliub
ghei ghab dak gas dad dab lab.ib hnaib lad ob dias.Ob gid qix hox
qix duk.ed ghab nex det jab jenb pib eb dad sad.

191.Ngol hvuk，not hniut ax vut

Ed：Dail vob zend liul diel beid ghab jongx zent zend， ed juf ghab laib
ghab zend， dad sul dangff gangb wenb， xit sul jaib dot laib xait gid，
ed dad nongx.

192.Mong weid bid

Ed：Bod hsongd bat bod hsongd gheib pib gangt ghab jonx zend liul diel beid， xit sul liul mongl，ed gad jongt dad xit sul liul jangx jed，ed bil bet jangx,

ghab laib，hlieb liek ghab bod git nes yut yut id，ed dad nongx ngangl

ghab laib，ed jud hlad ngangl mongl.

193.Jib mais yangl daib yut ax hvib diangd ves

Ed：Ghab jongx zend liul diel beid，ib dias ed zab seix,

dad sul ngax gheib ngax bat dlongb nongx.

194：Gos dliangb bil

Ed：Vob gongb dib，ed jox bais ib ghut，ed dad liek dail naix gos dlianb

bil id bangf ib jil dongt bil jus ghab deid lol leit ghab ghongd bil,

ib ghok，sul laib ngax gol hot（五花肉）nend ib jangb，dad

xit sul dlongb，ib dias nongx ib det dit，ib hnaib nongx ob dias.

Ob gid dail mais ait ghab hlat，ghab jid ax denf hxangd.Seix ed

vob gib dib ghab jongx ob liangl，sul dingx bat hot jangx eb hek.

195.Ngas ghongd eb

Ed：Dail det zend lel vud bangf ghab zend，ed zab seix leix ib liangl,

dad pib eb hek.

196.Jangx dix hfud，dios diel jangx tad laib vob bangf id

Ed：Ghab bais zend vax vib，liul niul dad bob，ax bob ghab lot,

hxid laib jab ngas eb yangx，dingd wenf jab bob.

197.Mongb ghab ghongd gid niangs

Ed：Dail ghab ghab bais zend vax vib，qend zeit zend dax，hlieb i dangl id,

ed dad zab hnaib ngas yangx，dad lol xut eb kib hek.

198.Lax lax hnangd mongb diub

Ed：Bongs vongl ed zab seix，ghab liut det xit hseib ib langl,

xit sul pib eb kib，xit sul jud hek.

199.Mongb dliangb eb sel

Ed：Dail bongs vongl ghab jongx，ai ngas，xax mongl mongl，dios naix

lul mongl，ed ib seix，dios daib yut mongb，ed zab hfeib，nongx dot

laib lot，ed eb kib yal，hxot ax bil mongb id，ghax hek.

200.Xus dlangl xus ves

Ed：ghab jongx detghab mal lul，ed zab liangl leit diut liangl，sul ngax

bat ngax gheib dlongb nongx，ib hnaib dlongb ib dias.Ob gid mongb

pub jud.ed det ghaid mal lul ghab jongx bangf ghb liut，ed zad liangl

pib eb sul jud hek，ib hnaib hek bib dias，ib dias hek ib ngongb.

201.Yis dlad zongb nex gik

Ed：Vob bangb vud ghab jongx, ed zab liangl, det neel dlaib（dios）dail
ed ait diongx yenb id）zab seix, xit sul pib eb kib hek.

202.Mongb ghab qub niaf

Ed：Vob bangb vud, dad pib eb hek.

203.Laib dix hfad lid xof lial xok lib

Ed：Ghab jongx zend ghongk mongs, ed zab liangl sul eb ghangb hsad pib hek.
Ob gid dliangd bil mongb pob xut diod.ed ghab jongx hlait zend
ghongk mongs liul dad bob.

204.Ait hsad, bax eb lol hxangd

Ed：Ghab nex det bel diangd, dad liul bob ghab hsangb.

205.Hek jent ngol hvuk dax

Seix ed ghab nex det bel diangd, ed zad seix pib eb hek, ib hnaib pib i tok.

206.Pob diub pob jid

Ed：Vob bangx fangx（seix yangf liux）ed ib liangl pib eb hek, ib hnaib
pib ib dias, ib hnaib hek bib dias.Ob gid dliangd bil mongb pob dax
ed vob bangx fangx liul lax dad bob, ed zab seix bangf ghab jongx
dad pib jud hek.

207.Langd hsongd

Ed：Ghab gib（dios laib hlak dot bat bit）dad liul bob.

208.Yis sat mak lol hxangd yangx

Ed：Vob ghab dad gheib, liul ghab nex bangf pit dab zeit niangb ghab
zend xok id, ed dad pet.

209.Jangx gangb xut khangd ghaid gid niangs

Ed：Jab zeix liux, ed bib liangl sul jud ghangb nenx hot eb hek,
ib hnaib hot ib dias.

210.Ongd nul jenk

Ed：ib jangb eb senl, ib jangb jud, ghab jongx vob zeix liux ib liangl,
xit sul pib hek.

211.Pob naix pob mais

Ed：Vob gangb dlek, ed ib liangl, ed kid（dios laib jenl）ed bib dlenk,
xit sul pib eb hek.Ob gid mongb hniub mais eb vob gangb dlef ghab
nex, dad mak dot jil hniub mais bangf pit waix pit dab.

212.Mongb nenk gheif ghaid ghok

Ed ghab ghab bel diangd, dad pib eb hek.

213.Jid daib ngis liaf

Ed： Ghab jongx vob gangb dlek， dad pib dul gangt gangb， ed bil mok
jongx ghab pangb ghox niox gad hlik nongx.

214.Dail dlad mongb

Ed： Dail det zend jangl bil bangf ghab zend ed niul dad sul ghab hsad
hot gad hlik nongx.

215.Mongb hfut nas pob

Ed： Dail det dleb dlub ghab jongx， det zend vud ghab jongx， xit sul pib eb hek.

216.Mongb weid bid

Ed： Saib deid geib ghab jongx， jenb tenf xangb ghab jongx， ob diel dad
hvub mongl mongl， ed eb kib dad hlad nangl ghab pangb jab laib lot
mongl niangs.

217.Mongb diuk

Ed： Ghab xel gad diel， det vob leix ghab jongx， vob gul mais ghab ot
ghab nex， dail hlieb dail yut sal ed， xit sul pib eb dad hek.

218.Nangb gik

Ed： Vob qut mal， saib deid geib， xit sul liul bob.

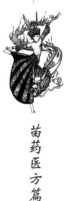

苗药医方篇

·231·

常用苗药及其功效

1. **Vob kaob naob 窝考闹**：基源为瓶尔小草科一支箭。全草入药，性温，味苦、甘。有消热解毒、活血淤、消肿止痛的功能。用量15~30克。

2. **Jab hfud naongl 佳付南**：基源为毛茛科植物耗子头。根部入药，性火热，味辛。能温中祛寒、除湿止痛。用量0.5~1.5克。

3. **Jab gangb daid liod 佳冈代廖**：基源为毛茛科植物穿心莲。根部入药，性温，味苦、辛。能行气止痛。用量2~15克。

4. **Jab bus vongl 佳布翁**：基源为百合科植物赶山鞭。根部入药，性微寒，味甘、辛。有润肺止咳、活血通淋的功能。用量10~30克。

5. **Vob ral lius bad 窝然留罢**：基源为菊科植物一枝黄花。全草入药，性平，味微苦、辛。有消热解毒、消肿止痛、抗菌消炎的功能。用量10~30克。

6. **Vob bob dix 窝波底**：基源为菊科植物一点红。全草入药，性凉，味微苦。有消热解毒、凉血消肿、利尿消炎的功能。用量15~30克

7. **Vob hob dib 窝和的**：基源为小檗科植物八角莲。根部入药，性温，微苦、辛。有消肿止痛、散瘀解毒的功能。用量10~30克。

8. **Bul bib diangh 蒲边东**：基源为小檗科植物三颗针。全株入药，性寒，味苦。有消热解毒、散瘀止痛、抗菌消炎的功能。用量10~30克。

9. **Bul dud dak 蒲都达**：基源为拔契科植物土茯苓。块根入药，性平，味甘、淡。有解毒除湿、通利关节、消肿散结的功能。用量10~30克。

10. **Bas se ul 罢欧无**：基源为桔梗科植物土党参。根入药，性平，味甘。有补虚润肺、透气健脾的功能。用量10~30克。

11. **Gangb alek zat 冈收占**：基源为鳖蠊科昆虫土鳖虫。全虫入药，性寒，味咸。有破瘀血、续筋骨的功能。用量3~9克。

12. **Det bud 豆布**：基源为豆科植物黄豆或黑豆。有补肾养心、解毒祛风、活血利水的功能。用量10~30克。

13. **Zend git ghenb 正莱根**：基源为鼠李科植物大枣。果实入药，性平，味甘。有止血消炎、收敛止泻、祛痰镇咳的功能。用量5~15克。

14. **Vob bul hxeh 窝蒲秋**：基源为菊科植物大蓟。根入药，性凉，味甘、

苦。有清凉止血、散瘀消肿的功能。用量10~30克。

15. Vob ghab sangb ghaf **窝嘎松嘎**：基源为伞形科植物茴香的成熟果实。果实入药，性温，味辛。有理气和胃、散寒止痛的功能。用量3~10克。

16. Vob bul hxub bad **窝蒲秋罢**：基源为菊科植物小蓟。根入药，性凉，味甘、苦。有凉血止血、祛瘀消肿的功能。用量5~30克。

17. Nax aib **乃矣**：基源为薯蓣科植物山药。根入药，性平，味甘。有补脾养胃、生津益肺、补肾涩精的功能。用量15~30克。

18. Zend aib ghaob **正豆高**：基源为山茱萸科植物山茱萸。果肉入药，性微温，味酸、涩。有补益肝肾、涩精固脱的功能。用量10~15克。

19. Zend vax vox **正哑我**：基源为蔷薇科植物山楂。全草入药，性寒，味甘、酸。有消食健脾、行气散瘀的功能。用量10~30克。

20. Vob wik nax **窝于乃**：基源为菊科植物千里光。全草入药，性寒，味苦。有清热解毒、止痒、明目的功能。用量15~30克。

21. Vob ghab sangb ghaf **窝干松嘎**：基源为伞形科植物川芎。根入药，性温，味辛。有祛风止痛、行气活血的功能。

22. Vob ral lios **窝然留**：基源为菊科植物鱼鳅串。全草入药，性凉，味苦、微辛。有凉血解毒、理气消食、清热利湿的功能。用量10~30克。

23. Vob hmid mal **窝秘麻**：基源为马齿苋科植物马齿苋。全草入药，性寒，味酸。有消热解毒、祛湿利尿、消炎凉血的功能。用量30~60克。

24. Vob bix senx mangl **窝比赊忙**：井元伟旋花科植物马蹄金。全草入药，性凉，味苦、辛。有清热利湿、解毒消肿、消炎散淤的功能。用量30~60克。

25. Vob lob ghenb **窝罗根**：基源为马鞭草科植物马鞭草。全草入药，性凉，味微苦。有活血散瘀、消热解毒的功能。用量15~30克。

26. Ghab baid tiab **嘎败它**：基源为百合科植物天门冬。根入药，性寒，味甘、苦。有滋阴润燥的功能。用量10~15克。

27. Jab nangb vud **佳南欧**：基源为天南星科植物天南星。块根入药，性温，味苦、辛。有燥湿化痰、散结消肿、祛风止痉的功能。用量3~15克。

28. Vob senx ral **窝省然**：家园为伞形科植物天胡荽。全草入药，性凉，味甘、苦、微辛。有清热利湿、祛痰止咳、解毒凉血的功能。用量20~30克。

29. Vob bangf vud **窝榜欧**：基源为兰科植物天麻。块根入药，性平，味甘。有息风镇痉、平肝止痛、降血压的功能。用量10~30克。

30. Vob bux taob **窝补淘**：基源为毛茛科植物天葵。根入药，性寒，味甘、苦。有消热解毒、利尿消肿、散结化痰的功能。用量10~30克。

31. Det bangx nangl **豆榜农**：基源为锦葵科植物木芙蓉。花、叶入药，

苗药医方篇

性凉，味微辛。有消肺凉血、排脓消肿、清热解毒的功能。用量10~30克。

32. Rangx diangx 壤道：基源为木贼科植物木贼。全草入药，性平，味甘、苦。有散风热、退目翳、解毒消炎的功能。用量10~30克。

33. Det bul diangd 豆布当：基源为五加科植物五加。根入药，性温，味苦、辛。有祛风除湿、强筋壮骨的功能。用量10~30克。

34. Zend gud ghend 正故根：祭岩为木兰科植物五味子。果实入药，性温，味甘、酸。有补肾宁心、透气生津、收敛固涩的功能，用量5~10克。

35. Vob ghab rax bat 窝嘎染罢：基源为车前草科植物车前草。全草入药或种子入药，性寒，味甘。有清热利尿、解毒凉血的功能。用量10~30克。

36. Vob ral bangl 窝然邦：基源为苋科植物牛膝。根入药，性平，味苦、酸。有逐瘀通经、引血下行、补肾强筋的功能。用量5~15克。

37. Vob haib ghab mox 窝鼾嘎玛：基源为凤尾草科植物井栏边草。全草入药，性凉，味微苦。有清热利湿、解毒凉血的功能。用量10~30克。

38. Bangx bul niuagx 榜布仰：基源为蔷薇科植物月季花。花和根入药，性平，味苦、涩。有消肿散结、活血调经、散瘀止痛的功能。用量10~30克。

39. Det hmangb hsangd 豆轰送：基源为鳞始蕨科植物乌韭。全草入药，性寒，味微苦。有清热解毒、利湿的功能。用量30~60克。

40. Zend vob gas 正窝嘎：基源为桑科植物大麻。果实入药，性平，味甘。有润肠通便的功能。用量10~15克。

41. Vob nix liod 窝你料：基源为水龙骨科植物石韦。叶入药，性微寒，味甘、苦。有清热止血、利尿通淋的功能。用量10~60克。

42. Vib hxeb 衣秋：基源为硫酸盐类矿物石膏，全石入药，性大寒，味甘、辛。有清热泻火、除烦止渴之效，煅用有敛疮生肌、止血生肌的功能。用量15~60克。

43. Vob hat 窝哈：基源为菊科植物艾。枝叶入药，性温，味苦、辛。有温经止血、散寒止痛、理气安胎的功能。用量10~30克。

44. Jab lob ghenb 佳罗根：基源为百合科植物玉竹。根入药，性微寒，味甘。有生津止渴、养阴润燥的功能。用量10~30克。

45. Ghab hob gad diul 嘎禾盖丢：基源为禾本科植物玉米须。须丝入药，性平，味甘。有利于消肿、清血热、降血压的功能。用量15~60克。

46. Hab det nal 哈豆南：基源为小檗科植物十大功劳。根、茎、叶入药。性寒，味苦。有清热燥湿、泻火解毒的功能。用量10~30克。

47. jab ghab jangx naix 佳嘎奖乃：基源为龙胆科植物龙胆。根入药，性寒，味苦。有泻肝胆火、清热燥湿的功能。用量5~15克。

48. Jab hsob 佳梭：基源为石蒜科植物仙茅。根入药，性热，味辛。有祛寒湿、补肾阳、强筋骨的功能。用量5~10克。

49. Jab ghab jil gheab 佳嘎吉根：基源为蔷薇科植物仙鹤草。全草入药，性平，味苦、涩。有收敛止血、解毒止痢的功能。用量15~60克。

50. Wus Jut 乌旧：基源为兰科植物白及。根入药。性微寒，味甘、苦、涩。有收敛止血、消肿生肌的功能。用量15~60克。

51. Zead Vhob ghob vud 正窝锅欧：基源为茄科植物排风藤。全草入药，性微寒，味甘、苦。有清热利湿、解毒消肿、抗癌的功能。用量10~30克。

52. Rangx ghab lul 嚷嘎刘：基源为禾本科植物白茅。根入药，性寒，味甘。有清热利尿、凉血止血的功能。用量15~60克。

53. Det ghab hfat 逗嘎犯：基源为大戟科植物白背叶。根、叶入药，性平，味微涩、微苦。有清热利湿、止血止痛、收涩固脱的功能。用量30~60克。

54. Vob ral lius bad 窝然留罢：基源为远志科植物瓜子含。全草入药，性平，味苦、辛。有解毒止痛、活血消肿、去痰止咳的功能。用量15~30克。

55. Zend fab xed 正番秀：基源为葫芦科植物瓜藤。全瓜、根入药，性寒、味甘。有消热生津、消肿排脓、润肺宽胸、滑肠通便的功能。用量10~30克。

56. Vob mid dlaid yut 窝秘散又：基源为桔梗科植物半边莲。全草入药，性平、味辛。有清热解毒、利尿消肿的功能。用量15~60克。

57. Kod las 课拉：基源为天南星科植物半夏。根入药，性温，味咸。有消痞散结、燥湿化痰、防逆止呕的功能。用量6~10克。

58. Gangh jangb 冈龚：基源为钜蚓科动物地龙。全体入药，性寒，味咸。有清热定惊、利尿通络、平喘的功能。

59. Jia bangx fanyx 佳榜访：基源为藤黄科植物地耳草。全草入药，性平，味甘、微苦。有清热解毒、消肿散瘀、去疳积的功能。用量10~15克。

60. Vob hfud lul 窝付陆：基源为菊科植物兔耳草。全草入药，性寒，味苦、辛。有消热解毒、利尿消肿、泻火凉血的功能。用量15~30克。

61. Zend hxangd nos 正相闹：基源为野牡丹科植物地菍。全草入药，性平，味甘、涩。有活血补血、固涩造湿的功能。用量15~60克。

62. Bod dlud ghenb 薄秀根：基源为百合科植物白百合。根入药，性寒，味甘。有清心安神、养阴润肺的功能。用量15~60克。

63. Ghad hvut wil 嘎吼于：基源为染草经燃烧后附于锅底的烟灰。烟灰入药，性温，味辛。有消肿消积、止血止泻的功能。用量6~60克。

64. Bas bul hxeb 罢蒲秋：基源为蓼科植物杠板归。茎叶入药、性凉，味酸。有清热解毒、利尿消肿、止痒的功能。用量15~30克。

65. **Vob lob gas 窝罗干**：基源为伞形科植物当归。根入药，性温，味甘、辛。有活血补血、润肠通便、调经止痛的功能。用量5~10克。

66. **Det ghab liut genb 豆干留根**：基源为樟科植物肉桂。树皮入药，性温，味甘、辛。有活血通经、散寒止痛、补火助阳、引火归原的功能。用量5~10克。

67. **Zend sob vud 正梭欧**：基源为芸香科植物竹叶花椒。根、叶、果实入药，性温，味辛。有行气止痛、健胃驱寒的功能。用量15~30克。

68. **Jab ot des xok 佳阿多学**：基源为紫金牛科植物朱砂根。根入药，性平，味苦、辛、涩。有活血散瘀、消炎止痛、祛风除湿的功能。用量10~30克。

69. **Vob ghab jil hveb 窝干及禾**：基源为阴地蕨科植物一朵云。全草入药，性微寒，味甘、微苦。有清热解毒、平肝散结的功能。用量6~15克。

70. **Jab ngol hvuk 佳俄喉**：基源为百合科植物麦冬。块根入药，性微寒，味甘、微苦。有养阴生津、润肺清心、止咳的功能。用量10~30克。

71. **Jab gangh dald ninx 佳冈代你**：基源为菊科植物苍耳草。全草入药，性寒，味苦、辛。有祛风散热、解毒杀虫、通鼻窍的功能。用量3~30克。

72. **Vob yuiy xib 窝园西**：基源为伞形科植物芫荽。全草入药，性温，味辛。有发汗透疹、消食下气、健胃、消炎的功能。用量10~15克。

73. **Ghab naox nos 嘎脑闹**：基源为荨麻科植物苎麻。根入药，性寒，味甘、苦。有清热解毒、利尿消肿、安胎的功能。用量15~30克。

74. **Det jit hsaib 豆记腮**：基源为杜仲科植物杜仲。树枝入药，性温，味甘，有补肝肾、强筋骨、安胎的功能。用量10~30克。

75. **Vob bix senx dlangl 窝比赊松**：基源为唇形科植物连线草。全草入药，性微寒，味辛、微苦。有清热解毒、散瘀消肿、利湿通淋的功能。用量15~30克。

76. **Det hvak vangl 豆哈阳**：基源为蓼科植物何首乌。块根、藤入药，性温，味甘、苦、涩。有养心安神、祛风通络、解毒消肿、润肠通便、补肝肾、强筋骨、益精血、乌须发的功能。用量6~15克。

77. **Ghab hsob ral 嘎梭然**：基源为石松科植物舒筋草。全草入药，性温，味苦、辛。有消炎止痛、祛风除湿、舒筋活络的功能。用量10~30克。

78. **Rangx aleb khob 壤收科**：基源为谷精草植物谷精草。带花茎的头状花序入药，性平，味甘、辛。有疏风散热、明目退翳的功能。用量6~15克。

79. **Dliangb dex ghenb 相斗根**：基源为雉科动物家鸡的砂囊内壁。鸡内金入药，性平，味甘。有健脾消食、涩精止遗的功能。用量3~10克。

80. **Has hangt ghad 罢轰嘎**：基源为茜草科植物鸡矢藤。全草入药，性平，味甘、涩。有解毒止痛、除湿、消食的功能。用量15~60克。

81. Bangx hvib ghenb 榜西根：基源为苋科植物鸡冠花。花序入药，性凉，味甘、涩。有收涩止血、止带、止痢的功能。用量10~30克。

82. Jib gok dlaib 机割山：基源为多孔菌科植物灵芝。子实体入药，性温，味淡、微苦。有宁心益肺、滋补强壮、助消化、解毒的功能。用量3~15克。

83. Vob mangl：基源为忍冬科植物接骨草。全草入药，性温，味辛。有活血祛痰、利尿消肿、祛风湿、壮筋骨的功能。用量10~30克。

84. Jab ghab jangx hob 佳嘎奖禾：基源为马兜铃科植物青木香。根入药，性寒，味苦、辛。有解毒消肿、平肝止痛的功能。用量3~10克。

85. Jenl ib 及衣：基源为冬青科植物苦丁茶。根入药，性凉，味苦。有除烦渴、清头目、散风热的功能。用量5~10克。

86. Det baik Dlab 豆白山：基源为苦木科植物苦木。树皮入药，性寒，味苦。有抗菌消炎、祛湿解毒、杀虫的功能。用量5~10克。

87. Jab gangx sab 佳港山：基源为豆科植物苦参。根入药，性寒，味苦。有清热燥湿、杀虫止痒、利尿的功能。用量5~10克。

88. Det xenb dlik 豆兴袭：基源为楝科植物苦楝。树皮、种子入药。性寒，味苦。有杀虫驱虫、燥湿止痒的功能。用量5~10克。

89. Det ghend 豆更：基源为松科植物马尾松。松节、花粉、叶入药。性温，味苦、涩。有祛风除湿、活血消肿、杀虫止痒、解毒止呕、去腐生新的功能。用量10~60克。

90. Det zend alox jel 豆正守久：基源为蔷薇科植物琵琶。叶、花入药。性微寒，味苦。有消肺止咳、降逆止呕的功能。用量10~30克。

91. Vob gangb diob 窝冈刀：基源为虎耳草科植物虎耳草。全草入药，性寒，味苦、辛。有凉血止血、消炎解毒的功能。用量10~30克。

92. Vob gangx liangl 窝港良：基源为蓼科植物虎林。根入药，性凉，味酸。有清热利尿、活血定痛、止咳化痰、通便的功能。用量10~30克。

93. Det hxangb 豆相：基源为柏科植物侧柏。叶、种子入药。性寒，味苦、涩。有养心安神、润肠止汗的功能。用量10~30克。

94. Bod jex sangx 波久尚：基源为防己科植物地苦胆。块根入药，性寒，味苦。有清热解毒、利咽止痛的功能。用量2~10克。

95. Vob bix senx 窝比赊：基源为报春花科植物金钱草。全草入药，性微寒，味甘、咸。有清热利湿、消肿通淋的功能。用量15~60克。

96. Bangx jab qangb 榜加枪：基源为忍冬科植物金银花。花，藤茎入药，性寒，味甘。有清热解毒、疏风通络、凉散风热的功能。用量10~30克。

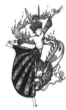

苗药医方篇

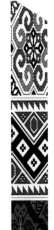

97. Zend bul tok 正不托：基源为蔷薇科植物金樱子。果实、根入药，性平，味甘、酸、涩。有固精缩尿、涩肠止泻的功能。用量10~60克。

98. Jab dlieb liax 佳休懒：基源为蚌壳蕨科植物金毛狗。根入药茎，性温，味甘、苦。具有补肝肾、强腰脊的功能。用量10~30克。

99. Vob diek 窝丢：基源为三白草科植物鱼腥草。全草入药，性寒，味辛。有清热解毒、利尿通淋、消痛排脓的功能。用量15~30克。

100. Jab lod hsongd 佳罗送：基源为唇形科植物泽兰。全草入药，性微温，味苦、辛。有活血散瘀、行水消肿的功能。用量10~15克。

101. Ghab xad jad 嘎夏架：基源为鳞毛蕨科植物贯众。根茎入药，性微寒，味苦。有清热解毒、消炎止血、预防时疫的功能。用量10~30克。

102. Det zend lel 豆正萎：基源为茜草科植物黄栀子。果实入药，性寒，味苦。有清热利尿、泻火除烦、凉血解毒的功能。用量6~10克。

103. Jinl hsangd ghangd 及送杠：基源为金粟兰科植物九节茶。全草入药，性微温，味苦、辛。有活血散结、祛风通络、抗菌消炎的功能。用量10~30克。

104. Det jit baix 豆记罢：基源为木兰科植物厚朴。树枝入药，性温，味苦、辛。有燥湿消痰、下气除满、健脾的功能。用量10~15克。

105. Vob ngix ghab liof 窝思干辽：基源为桔梗科植物泡参。根入药，性微寒，味甘。有养阴清肺、益胃生津、益气化痰的功能。用量10~15克。

106. Vob niax 窝哪：基源为爵床科马蓝。根、叶入药，性寒，味苦、咸。有清热解毒、凉血定惊、消肿的功能。用量10~30克。

107. Vob nix ghab lal 窝你嘎拦：基源为石蒜科植物韭菜。种子、根、叶入药。性温，味辛。有温补肝肾、壮阳固精、散瘀解毒的功能。用量10~30克。

108. Dliob liax zat 秋哑占：基源为水龙骨科植物骨碎补。根茎入药，性温，味苦。有活血祛痰、补肾强壮、续伤止痛的功能。用量10~15克。

109. Hxit nis xed 细尼秀：基源为毛茛科植物威灵仙。根茎入药，性温，味辛、咸。有散瘀消肿、祛风除湿、通络止痛的功能。用量10~30克。

110. Vob aliangb dliek 窝相朽：基源为菊科植物鬼针草。全草入药，性平，味苦。有清热解毒、散瘀消肿、祛风除湿的功能。用量10~30克。

111. Bangx gut bil 榜故必：基源为凤仙花科植物凤仙花。种子（急性子）、茎枝（透骨草）入药，性温，味甘、味苦。有祛风除湿、活血止痛的功能。用量3~10克。

112. Jab jex sangx 佳久尚：基源为天南星科植物独角莲。根入药，性微寒，味苦。有清热解毒、消肿止痛、凉肝定惊的功能。用量3~10克。

113.Bul gut yof 蒲故约：基源为茜草科植物钩藤。根、带钩的茎枝入药，性凉，味甘。有清热平肝、息风定惊的功能。用量3~10克。

114.Vob jex bil 窝久必：基源为伞形科植物前胡。根入药，性微寒，味苦、辛。有散风去热、降气化痰的功能。用量10~12克。

115.Kad diul bil fangx 凯丢访：基源为姜科植物姜黄。根茎、块根入药，性寒，味苦、辛。有行气化痰、利胆退黄、清心解郁的功能。用量10~30克。

116.Vob gangb dib 窝冈低：基源为葫芦科植物绞股蓝。全草入药，性寒，味甘、微苦。有清热解毒、止咳祛痰、降脂减肥的功能。用量15~30克。

117.Kad diul rox 凯丢绕：基源为姜科植物莪术。根茎入药，性寒，味苦，辛。有行气化瘀、利胆退黄、清心解郁的功能。用量3~10克。

118.Vob bangf 窝榜：基源为十字花科植物莱菔子。种子、枯萝子、萝卜叶、萝子汁入药，性平，味甘、辛。有消食除胀、降气化痰、宽中理气的功能。用量种子5~10克，根30~60克，叶10~15克，汁10~30克。

119.Zend dlaix 正撒：基源为酢浆草科植物阳桃。种子、花、枝叶入药，性平，味甘苦。有活血祛痰、润肠通便、祛风除湿、消热杀虫、活血止痛、利水消肿的功能。用量5~10克。

120.Bangx hsangt dob 板送多：基源为桔梗科植物桔梗。根入药，性平，味苦、辛。有宣肺、祛痰、利咽、排脓、散寒的功能。用量10~15克。

121.Det zend paib 豆正爬：基源为漆树科植物盐肤木。五信子、根、皮、叶入药，性寒，味酸、涩。有敛肺降火、涩肠止泻、收涩敛疮的功能。用量10~15克。

122.Vob dlod dus 我梭丢：基源为唇形科夏枯草。果穗、全草入药，性寒，味苦、辛。有清火明目、散结消肿的功能。用量10~15克。

123.Bas eb wul 罢欧无：基源为桔梗科植物党参。根入药，性平，味甘。有补中益气、健脾益胃、生津的功能。用量10~30克。

124.Vob ghet hlod 窝购梭：基源为鸭跖草科植物鸭跖草。全草入药，性寒，味甘、淡。有清热解毒、利尿消肿的功能。用量10~30克。

125.Jab ghak dak alangd 佳冈达尚：基源为鸢尾草科植物射干。根、茎入药，性寒，味苦。有清热解毒、利咽散结、消痰的功能。用量10~25克。

126.Jab ghab nuox gix 佳嘎脑给：基源为萝摩科植物徐长卿。带根全草入药，性温，味辛。有祛风除湿、活血解毒、止痛止痒的功能。用量6~15克。

127.Vob ral bangl xek 窝然邦学：基源为蓼科红牛藤。全草入药，性凉，味甘、淡。有清热解毒、利尿通经、消肿止痛的功能。用量10~30克。

128.Vob bix senx las 窝比赊拉：基源为伞形科植物积雪草。全草入药，性寒，味苦、辛。有清热利湿、散瘀止痛、解毒消肿的功能。用量15~60克。

苗药医方篇

129.Jab tad hxud 佳泰山秀：基源为海金沙科植物海金沙。袍子粉、全草入药，性寒，味甘、咸。有清热利湿、抗菌消炎、通淋止痛的功能。用量10~60克。

130.Box gas 簸嘎：基源为浮萍科植物紫背浮萍。全草入药，性寒，味辛。有宣散风热、利尿透疹的功能。用量3~10克。

131.Vob hvat alangl 窝哈秋：基源为唇形科植物益母草。全草、种子入药，性微寒，味苦、辛。有活血调经、清肝明目的功能。用量10~30克。

132.Det vob gangb 豆窝冈：基源为桑科植物桑。叶、根皮、果椹入药，性寒，味甘、酸。有疏散风热、清肝明目、清肺润燥、利水消肿、止咳平喘、补血滋阴的功能。用量叶5~10克，枝10~15克，根皮6~15克，果椹10~15克。

133.Jab yangt 佳样：基源为聚寄生科植物广寄生。带叶茎枝入药，性平，味苦、甘。有祛风湿、补肝肾、强筋骨、降血压、安胎、下乳的功能。用量10~15克。

134.Jab hsaik hsangd 佳撒尚：基源为菊科植物菊三七。根茎入药，性平，味微苦。有活血止血、消炎解毒、续筋接骨的功能。用量15~30克。

135.Has gaxgb jangb 罢冈龚：基源为旋花科植物无娘藤。种子、藤茎入药，性温，味苦。有滋补肝肾、固精缩尿、明目安胎、止泻的功能。用量6~12克。

136.Jab bex woagl 佳簸汪：基源为天南星科植物菖蒲。根茎入药，性温，味苦，辛。有祛风通窍、健脾化湿的功能。用量10~15克。

137.Jab mal yangx 佳麻养：基源为毛茛科植物黄连。根茎入药，性寒，味苦。有清热解毒、泻火燥湿的功能。用量3~10克。

138.Det baik 豆白：基源为芸香科植物黄檗。树枝入药，性寒，味苦。有解毒疗疮、清热燥湿、泻火除蒸的功能。用量6~10克。

139.Zend git hseb 正革梭：基源为薯蓣科植物黄药子。块根入药，性平，味苦。有解毒消瘿、降火凉血的功能。

140.Ghab jangx nios 嘎奖俄略：基源为百合科植物黄精。根茎入药，性平，味甘。有补气养阴、健脾润肺、益肾的功能。用量15~30克。

141.Vob wus xed 窝无秀：基源为天南星科植物广狼毒。根茎入药，性寒，味麻。有清热解毒、消肿散结、拔脓生肌的功能。用量3~10克。

142.Det hsenk rud 豆绳欧：基源为漆树科植物漆树。根、叶、果入药，性温，味辛。有散瘀消肿、润肺止咳、消疳驱虫、止血的功能。用量6~15克。

143.Xenb nangb 星南：基源为眼镜蛇科动物金环蛇的胆。胆汁入药，性寒，味甘、苦。有清热解毒的功能。用量1次0.7克。

144.Zend liul nangb 正留南：基源为蔷薇科植物蛇莓。全草入药，性寒，味甘、苦。有清热解毒、活血消肿的功能。用量15~30克。

145.Ghab dud nangb 嘎斗南：基源为游蛇科动物脱下干燥表皮膜。蛇蜕入药，性平，味甘、咸。有解毒退翳、定惊、祛风的功能。用量1.5~3g，每次0.3~0.6克。

146.Vob des pot 我儿破：基源为毛莨科植物猫爪草。肉质根入药，性温，味甘、辛。有清热解毒、散结消肿的功能。用量15~30克。

147.Jab ghab naox kab 佳嘎脑开：基源为天南星科植物犁头尖。块根入药，性温，味辛。有解毒消肿、散结止痛、止血的功能。用量6克。

148.Vob ghab naox kab 窝嘎脑开：基源为堇菜科植物犁头草。全草入药，性凉，味甘、微苦。有清热祛湿、凉血解毒的功能。用量10~15克。

149.Bangx was det 榜脘豆：基源为兰科植物盘龙参。全草入药，性平，味甘、淡。有滋阴清热、益气生津、润肺止咳的功能。用量10~30克。

150.Rangx ghab naox gix 壤嘎脑给：基源为禾本科植物淡竹叶。全草入药，性寒，味甘、淡。有清热利湿、生津止渴、除烦的功能。用量10~30克。

151.Jab ngol hxib 佳俄希：基源为小檗科植物淫羊藿。地上全草入药，性温，味甘、辛。有补肾壮阳、强筋壮骨、祛风除湿的功能。用量10~30克。

152.Vob alangb aliok 窝相学：基源为菊科植物鬼针草。全草入药，性寒，味苦。有清热解毒、活血散瘀、消肿止痛的功能。用量15~30克。

153.Vob get niul 窝瞅牛：基源为川续断科植物续断。根入药，性微温，味苦、辛。有补肾强筋、通利关节、安胎的功能。用量10~30克。

154.Ghab jangx hfib 嘎奖飞：基源为蝶形花科植物野葛根。根、花入药，性凉，味甘、辛。有解肌清热、升阳止泻、止渴生津、解毒透疹的功能。用量10~15克。

155.Zeng ghend 正更：基源为葡萄科植物葡萄。果实、根、藤茎入药，性平，味甘、酸。有补气血、强筋骨、利小便、补风湿的功能。用量10~30克。

156.Jab tok 佳托：基源为野牡丹科植物朝天罐。根、叶入药，性微寒，味酸、涩。有收敛止泻、解毒活血的功能。用量15~60克。

157.Vob hxub gab 窝秋干：基源为酢浆草科植物酸浆草。全草入药，性寒，味酸。有消肿散瘀、凉血解毒、消热利湿的功能。用量15~60克。

158.Gad hangd xok 嘎项学：基源为唇形科植物紫苏。子、叶入药，性温，味辛。有降气消痰、平喘润肺、解表散寒的功能。用量5~10克。

159.Jenl ghad dab 及嘎丹：基源为紫金牛科植物矮地茶。全草入药，性平，味辛、微苦。有止咳化痰、活血散瘀、利湿止痛的功能。用量15~30克。

160.Vob jab genk 窝佳更：基源为菊科植物鼠曲草。全草入药，性平，味微甘。有祛风除湿、健脾利湿、宣肺止咳的功能。用量15~60克。

161.Zend git ghob 正草锅：基源为鼠李科植物酸枣。种子、树皮入药，性平，味甘、酸。有生津敛汗、补肝宁心、消炎止痛、利尿安神的功能。用量种子10~15克，树皮15~30克。

162.Gangb sent yel 冈胜由：基源为蝉科昆虫黑蚱羽化后的蜕壳，即蝉蜕。皮壳入药，性寒，味甘。有散风除热、解痉、透疹、利咽、退翳的功能。用量3~10克。

163.Vob liof ghad 窝辽嘎：基源为蓼科植物辣蓼。全草入药，性温，味辛。有除湿化滞、利气止泻、杀虫止痒的功能。用量10~30克。

164.Gangb at 冈阿：基源为蚕蛾科昆虫僵蚕。僵蚕的干燥体、蚕沙入药，性平，味辛、咸。有补肾壮阳、祛风除湿、活血定痛的功能。用量僵蚕5~10克，蚕沙10~15克，蚕蛾2~6克。

165.Vob nix las 窝你拉：基源为石蒜科植物薤白。鳞茎入药，性温，味辛、苦。有行气导滞、理气宽胸、通阳散结、祛痰的功能。用量15~30克。

166.Zend ded 正斗：基源为禾本科植物薏苡。种子、根入药，性凉，味甘、苦。有清热排脓、健脾渗湿、除痹止泻的功能。用量种子10~30克，根10~15克。

167.Dee vil ghenb 豆移根：基源为茜草科植物六月雪。全株入药，性凉，味淡、辛。有消热利湿、疏通解毒的功能。用量10~20克。

168.Vob jex eb 窝久欧：基源为伞形科植物水芹草。全草入药，性平，味甘。有消热利湿、平肝安神的功能。用量10~20克。

169.Rangx mil 壤密：基源为灯芯草科植物灯芯草。茎髓、全草入药，性凉，味甘、淡。有清心火、利小便的功能。用量10~20克。

170.Jab gangh niux 佳冈扭：基源为蓼科植物地马蜂。根、叶、果入药，性平，味苦、涩。活血散瘀、止痛止血、收敛止痢的功能。用量15~30克。

171.Zend jek yis 正脚衣：基源为胡颓子科植物胡颓子。根、叶、果入药，性平，味酸、苦。有祛风除湿、止咳平喘的功能。用量15~30克。

172.Det ghad lid 豆嘎丽：基源为藤黄科植物金丝桃。全株入药，性凉，味苦、辛。有清热解毒、散瘀消肿的功能。用量20~30克。

173.Vob dleb zat 窝收占：基源为苦苣苔科植物岩白菜。全草入药，性平，味甘。有解毒止痛、消炎止咳的功能。用量15~20克。

174.Det ghob zat 豆歌占：基源为苦苣苔科植物岩红豆。全草入药，性凉，味苦。有活血消肿、祛湿化痰的功能。用量20~30克。

175.Jab niul khob 佳略科：基源为蔷薇科植物南布正。全草入药，性平，味苦，辛。有清热解毒、除湿消肿、降血止晕的功能。用量20~30克。

176.Det vob mang 豆窝忙：基源为忍冬科植物接骨木。全株入药，性平，味甘、苦。有活血散瘀、消炎止痛、续筋接骨的功能。用量20~30克。

177.Jab jed ib 佳旧衣：基源为葫芦科植物蛇莲。块根入药，性寒，味苦。有清热解毒、散瘀止痛的功能。用量15~20克。

178.Jab bux teb 佳不偷：基源为萝藦科植物隔山消。块根入药，性平，味甘、微苦。有解毒消肿、健脾消积的功能。用量15~30克。

179.Vob gangb vas 窝冈牙：基源为败酱草科植物蜘蛛香。块根入药，性温，味辛、微苦。有散结消肿、理气止痛的功能。用量10~30克。

180.Klat heb rex 盆蒿绕：基源为防己科植物大风藤，根茎入药，性寒，味苦、辛。有祛风止痛、利水消肿的功能。

181.Jab fangf 佳防：基源为百合科植物万年青。根、叶入药，性寒，味甘、苦。有清热解毒、利水消肿、消炎散结的功能。用量3~5克。

182.Vob des pot 窝党破：基源为毛茛科植物毛茛。全草入药，性温，味辛、微苦。有散瘀消肿、引赤发泡的功能。用量10~20克。

183.Blat qangd 岔强：基源为木通科植物五花血藤。根、藤茎入药，性平，味苦、涩。有祛风除湿、活血通经、消炎止痛的功能。用量20~30克。

184.Hlat lef lax 岔蒌懒：基源为五味子科植物大血藤。根、藤茎入药，性温，味辛、苦。有舒经活络、祛风活血、消肿止痛的功能。用量15~30克。

185.Bas bul sob 罢蒲梭：基源为芸香科植物见血飞。根、叶入药，性温，味辛、微苦。有活血散瘀、消肿止痛、止血的功能。用量10~15克。

186.Det diul 豆丢：基源为山茱萸科植物水冬瓜。根、皮入药，性温，味苦、辛。有活血祛瘀、续筋接骨、祛风除湿的功能。用量20~30克。

187.Vob gangh dlaok 窝冈苕：基源为眼子菜科植物烂板草。全草入药，性凉，味微苦。有清热解毒、利水消肿、软坚散结的功能。用量10~30克。

188.Veb gaf xok 窝嘎学：基源为荨麻科植物红禾麻。全草入药，性凉，味苦、辛。有祛风除湿、解毒止痛、止痒解痉的功能。用量20~30克。

189.Hlat xaex kob 岔小科：基源为卫茅科植物南蛇藤。根、藤、果入药，性凉，味辛。有舒筋活络、清热调经、消炎止痒的功能。用量20~30克。

190.Det zend niod 豆正略：基源为杜鹃花科植物透骨香。全草入药，性温，味辛。有祛风除湿、活血止痛、消肿止痒的功能。用量15~30克。

191.Jenl tiut has 及透罢：基源为鼠李科植物铁包金。根、藤、茎入药，性平，味苦、涩。有祛风除湿、解毒化瘀、镇咳止血的功能。用量20~30克。

192.Det wik zat 豆于占：基源为蜡梅科植物岩马桑。根、花入药，性温，味辛。有祛风解表、活血止痛、宣肺止喘的功能。用量15~30克。

193.Bangx alangb but 榜相布：基源为瑞香科植物梦花。根、叶、花入药，性平，味甘、辛。有祛风活络、滋养肝肾、消肿止痛的功能。用量15~30克。

194.Vob yux vud 窝有欧：基源为十字花科植物野油菜。全草入药，性凉，味苦、辛。有消热解毒、消肿止痒、镇咳除湿的功能。用量15~30克。

195.Vob jex lid 窝久丽：基源为伞形科植物骚羊古。全草入药，性温，味辛、微苦。有解毒消肿、行气散结、消肿止痛的功能。用量15~20克。

196.Det ghad mal 豆嘎麻：基源为大戟科植物算盘子。根、叶、果入药，性平，味苦、涩。有清热利湿、解毒止痛、消炎止痢的功能。用量10~15克。

197.Vob wik naof 窝于闹：基源为荨麻科植物糯米团。全草入药，性平，味淡。有清热利湿、解毒消肿、续筋接骨的功能。用量10~30克。

198.Vob bod hxangd 窝波相：基源为秋海棠科植物一口血。块根入药，性寒，味酸、苦。有活血调经、消炎止痛、止血的功能。

199.Zeng git pat 正革怕：基源为木通科植物八月瓜。果实、藤茎入药，性温，味甘。有活血通脉、清热利尿、固脱止痛的功能。用量10~30克。

200.Bas ghab naox ok 罢嘎脑阿：基源为五加科植物常春藤。全株入药，性温，味苦、辛。有祛风除湿、活血消肿、消炎固脱的功能。用量15~30克。

201.Has rangx hxib 罢壤希：基源为茜草科植物小血藤。根、茎入药，性寒，味苦。有活血凉血、祛瘀调经、解毒消炎的功能。用量20~30克。

202.Vob liol vangd 窝辽翁：基源为商陆科植物见肿消。根入药，性温，味苦。有利水消肿、解毒散结、补虚止汗的功能。用量10~15克。

203.Zend ghenk mangs 正根蒙：基源为猕猴桃科植物猕猴桃。根入药，性寒，味苦、涩。有消热解毒、活血消肿、消炎抗癌的功能。用量15~30克。

204.Bangx bad ghenb 榜办根：基源为豆科植物阳雀花。根入药，性平，味甘、辛。有活血理气、滋补强壮、抗癌消肿的功能。用量20~50克。

205.Bangx liax lil 榜两立：基源为杜鹃花科植物杜鹃花。根、叶入药，性平，味甘。有祛风止痛、活血调经、止血消炎的功能。用量15~30克。

206.Jab zangx liux 佳涨柳：基于为蓼科植物花蝴蝶。根、叶入药，性平，味苦、涩。有活血祛痰、解毒消肿、消炎止泻的功能。用量20~30克。

207.Vob det hsangt 窝斗尚：基源为报春花科植物追风伞。全草入药，性温，味苦、辛。有祛风除湿、疗伤接骨、活血散瘀的功能。用量10~30克。

208.Zend lul jangs 正留将：基源为蔷薇科植物三月泡。根、叶入药。性平，味苦、涩。有解毒消肿、化瘀止血、消炎止泻的功能。用量15~30克。

209.Vob dliangb gul 窝相谷：基源为马鞭草科植物臭牡丹。根、花入药。性平，味苦、辛。有祛风除湿、补虚固脱、解毒散瘀的功能。用量20~50克。

210.Vob lial gheb 窝良勾：基源为罂粟科植物博落回。全株入药，性寒，味苦。有散瘀消肿、解毒杀虫、消炎止痛的功能。适量外用。

211.Vob ghab jil hob 窝嘎及禾：基源为阴地蕨科植物一朵云。全草入药，性凉，味甘、微苦。有清热解毒、止咳化痰的功能。用量15~20克。

212.Vob ghab nao sob 窝嘎脑梭：基源为爵床科植物十万错。全草入药，性凉，味辛、微苦。有清热解毒、祛风定惊、消炎调经的功能。用量10~30克。

213.Vob zangx zail 窝涨展：基源为石竹科植物大俄儿肠。根入药，性温，味甘。有祛风除湿、定惊解痉、消积调经的功能。用量10~30克。

214.Zend eb wul 正欧无：基源为桑科植物无花果。果、叶入药，性平，味甘。有散瘀消肿、抗癌散结、止泻止咳的功能。用量10~20克。

215.Bas zend vax vib 罢正哑衣：基源为桑科植物地瓜藤。全株入药，性寒，味甘、苦。有清热利湿、消炎止泻、活血通络的功能。用量10~30克。

216.Jab gangh daid liod 佳冈代蓼：基源为毛茛科植物穿心莲。根入药，性温，味苦、辛。有活血散淤、行气止痛的功能。用量2~10克。

217.Vob diuk hxeb 窝丢秋：基源为蓼科植物野荞麦。根、茎叶入药，性寒，味酸、苦、涩。有消热解毒、收敛止汗、下气消积的功能。用量10~15克。

218.Vob zid wis 窝志于：基源为毛茛科植物野棉花。全草入药，性温，味苦、辛。有解毒消肿、散淤消炎的功能。用量5~8克。

219.Det lid bat 豆利巴：基源为鼠李科植物鹿角刺。根、果实入药，性凉，味苦、涩。有解毒消肿、清热除胀的功能。用量10~30克。

220.Jab bus vangl 佳布翁：基源为百合科植物九龙盘。根茎入药，性微寒，味甘、苦。有活血通淋、祛风除湿的功能。用量15~30克。

221.Vob kab dul 窝开都：基源为石杉科植物千层塔。全草入药，性平，味苦、辛。有解毒消肿、活血化瘀的功能。用量3~10克。

222.Jab gangb dul 佳冈都：基源为唇形科植物地笋。全草入药，性微温，味苦、辛。有活血散瘀、行水消肿的功能。用量10~20克。

223.Box ghad dab 簸嘎丹：基源为地钱科植物地浮萍。叶入药，性凉，味淡。有解毒收敛、清热利湿的功能。用量20~30克。

224.Det jib 豆机：基源为杉科植物杉树。根、皮、油脂入药，性微温，味辛。有祛风除湿、降压减肥、止血化石的功能。用量15~30克。

225.Det liax lios 都哑辽：基源为杨柳科植物杨柳。须根、枝条、叶入药，性寒，味苦。有祛风除湿、解毒消肿的功能。用量10~30克。

226.Gangb kek zat 冈抠占：基源为秋海棠科植物岩蜈蚣。根茎入药，性温，味酸、涩。有舒经活血、散瘀消肿的功能。用量15~30克。

227.Vob eb wal ninx 窝欧脘你：基源为罂粟科植物断肠草。全草入药，性凉，味苦、涩。有清热解毒、杀虫止痒的功能。用量10~20克。

228.Hlat ral lius 岔然留：基源为卫矛科植物雷公藤。根入药，性凉，味辛。有初始解毒、消肿止痛的功能。用适量泡酒外用。

229.Det vob yangl 豆窝阳：基源为楝科植物香椿。树枝、果实入药，性微寒，味苦、涩、辛。有清热燥湿、涩肠止带的功能。用量10~20克。

230.Vob taid hxangd 窝太相：基源为罂粟科植物血水草。性寒，味苦。有清热解毒、活血散瘀、化痰止咳的功能。用量10~20克。

231.Vob hab 窝哈：基源为蓼科植物土大黄。根入药，性寒，味苦、涩。有清热解毒、泻下通便、凉血止血的功能。用量10~15克。

232.Vob hat rof 窝哈然：基源为唇形科植物荆芥。地上全草入药，性温，味辛。有祛风解表、消痉止痛、止血的功能。用量5~10克。

233.Jab gangb naod 佳冈闹：基源为唇形科植物香薷。全草入药，性温，味辛。有行水消肿、化湿调中、发汗解暑的功能。用量5~15克。

234.Bangx hsangd ras 榜尚然：基源为木兰科植物辛夷。花蕾入药，性温，味辛。有发表散寒、宣通鼻窍的功能。用量5~15克。

235.Vob khok eb 窝壳欧：基源为唇形科植物薄荷。地上全草入药，性凉，味辛。有疏风散热、透疹止痒、消利头目、利咽喉的功能。用量5~10克。

236.Vob hvad dlangl 窝哈松：基源为菊科植物野菊。花入药，性寒，味甘、辛、苦。有解毒消肿、疏风散热、消肝明目、降血压的功能。用量5~10克。

237.Zend fab xed 正翻秀：基源为葫芦科植物瓜蒌。瓜、果、根入药，性微寒，味甘、微苦。有消肿排脓、清热润燥、清热生津的功能。用量10~15克。

238.Vob gangh 强开窝刚强：基源为大戟科植物地锦草。全草入药，性平，味苦，辛。有清热解毒、利湿、凉血止血、消疳积的功能。用量15~30克。

239.Wus jut eb 乌旧欧：基源为独蒜兰科植物山慈姑。假鳞茎入药，性寒，味甘、微辛。有清热解毒、消肿散结的功能。用量3~6克。

240.Unb geb ngox 光勾我：基源为萝藦科植物白薇。根茎入药，性寒，味苦、咸。有清热凉血、利尿通淋、解毒疗疮的功能。用量5~15克。

241.Det zeng jangl 豆正姜：基源为梓科植物山苍树。果实、根、叶入药，性温，味辛。有温肾散寒、解毒消肿、行气止痛的功能。用量3~10克。

242.Vob jex ninx 窝久你：基源为伞形科植物独活。根入药，性微温，味辛、苦。有解毒散热、祛风除湿、止痛的功能。用量10~20克。

243.Det hsob 豆搓：基源为棕榈科植物棕榈。叶柄下延部分入药，性平，味苦，涩。有收敛止血、止泻止痢的功能。用量5~15克。

244.Dlot vos 索俄：基源为脊椎动物鳞鲤科穿山甲。鳞片入药，性寒，味咸。有活血通络、排脓消肿、下乳的功能。用量3~10克。

245.Ghad linf liongx 嘎淋两：基源为鼯鼠科动物复齿鼯鼠。粪便入药，性温，味苦、甘。有活血止痛、解毒消肿、化瘀止血的功能。用量3~10克。

246.Gangb nil 冈尼：基源为水蟥科动物蚂蟥。干燥全体入药，性平，味苦、咸。有逐瘀通经、破血降脂的功能。用量10~15克。

247.Det das ghenb 豆达根：基源为豆科植物合欢。树皮入药，性平，味甘。有活血消肿、解郁安神的功能。用量10~15克。

248.Gangb dul dab 冈都丹：基源为麦角菌科麦菌冬虫夏草。复合体入药，性平，味甘。有补肾壮阳、益精、止血定喘、益肺的功能。用量5~10克。

249.Det dlangx 豆爽：基源为梧桐科植物梧桐。花、叶入药，性平，味甘。有祛风除湿、清热解毒、健脾消滞的功能。用量25~50克。

250.Det hxob 豆肖：基源为樟科植物枫荷梨。树皮、根、叶入药，性微温，味甘、淡。有祛风除湿、活血散瘀的功能。用量25~50克。

251.Det maogx yex 豆猛幼：基源为梧桐科植物半枫荷。根、树皮入药，性微温，味甘、淡。有祛风除湿、活血通络的功能。用量25~50克。

252.Det mangx eb 豆猛欧：基源为八角枫科植物八角枫。根、树皮、叶入药，性微温，味辛。有祛风除湿、散瘀止痛的功能。用量15~30克。

253.Vob taid hxangd 窝太相：基源为茜草科植物八仙草。全草入药，性凉，味苦、辛。有清热解毒、活血消肿的功能。用量15~30克。

254.Vob nix hat 窝你巴：基源为百合科植物百尾笋。根入药，性平，味甘、淡。有润肺化痰、活血益气的功能。用量20~30克。

255.Vob ghad hxud 窝嘎秀：基源为菊科植物羊耳菊。根、叶入药，性温，味辛、微苦。有散寒解表、祛风止痛的功能。用量20~30克。

256.Jab fangx liangx 佳访亮：基源为防己科植物山乌龟。块根入药，性寒，味苦。有消热解毒、散瘀消肿、祛风止痛的功能。用量3~10克。

257.Xad jad mangl 夏架猛：基源为卷柏科植物地柏。全草入药，性凉，味甘、涩。有清热解毒、收敛止血、祛风除湿的功能。用量10~15克。

258.Gad mangl vud 盖忙欧：基源为百合科植物一窝蛆。全草入药，性平，味甘。有润肺止咳、消积驱虫的功能。用量15~30克。

259.Vob but 窝布：基源为菊科植物姨妈菜。全草入药，性温，味甘、辛。有活血散瘀、补虚止咳的功能。用量10~30克。

260.Vob kad lix 窝课里：基源为泽泻科植物水慈姑。全草入药，性微寒，味甘、苦、辛。有活血通淋、解毒散结的功能。用量10~20克。

261.Dee lil 豆力：基源为杨梅科植物杨梅。根、果实入药，性温，味甘、酸。有生津消食、涩肠止血的功能。用量10~30克。

262.Det hab nal 豆哈南：基源为小檗科植物南天竹。根、叶、果实入药，性平，味甘、酸。有清热解毒、止咳平喘的功能。用量根10~15克，果2~6克。

263.Zend ghad baif 正嘎白：基源为木通科植物猫儿屎。根、果实入药，性平，味甘、辛。有祛风除湿、化痰止咳的功能。用量10~10克。

264.Ghax eb 赶欧：基源为石蒜科植物老鸦蒜。鳞茎入药，性温，味甘、辛。有解毒散结、化痰催吐的功能。用量2~10克。

265.Vob jab ghenk mangl 窝佳更忙：基源为菊科植物天青地白。全草入药，性凉，味甘、淡。有解毒利湿、祛风解表的功能。用量10~15克。

266.Vob hvie alat 窝享散：基源为景天科植物狗牙瓣。全草入药，性凉，味酸、涩。有清热解毒、凉血散瘀的功能。用量20~50克。

267.Jab dus pot 佳都破：基源为茅膏菜科植物地下明珠。块根、地上全草入药，性平，味甘、辛。有祛风止痛、解毒活血的功能。用量10~15克。

268.Det vob bul 豆窝蒲：基源为茄科植物狗地茅。根、叶、果实入药，性寒，味甘。有清热泻火、养肝润肺的功能。用量10~30克。

269.Zend ghad ras 正嘎然：基源为漆树科植物南酸枣。树皮、果实入药，性凉，味酸、涩。有解毒杀虫、除湿收敛的功能。用量5~10克。

270.Vob gad mangl 窝盖忙：基源为酢浆草科植物地麦草。全草入药，性寒，味酸。有清热利湿、散瘀消肿的功能。用量10~15克。

271.Rangx gangb ral 让枪然：基源为玄参科植物腹水草。全草入药，性寒，味苦。有清热解毒、利水消肿的功能。用量15~20克。

272.Vobgang nil 富冈尼：基源为菊科植物旱莲草。全草入药，性凉，味甘、酸。有补益肝肾、凉血止血的功能。用量10~20克。

273.Vob nix vabgl zat 窝尼阳占：基源为百合科植物黄花菜。根、花蕾入药，性平，味甘。有清热利湿、凉血解毒的功能。用量10~20克。

274.Det jax yex 豆假动：基源为山茱萸科植物叶上果。根、叶入药，性平，味苦、辛。有祛风除湿、活血消肿的功能。用量10~15克。

275.Gangh ed yel 冈欧由：基源为半翅目蝽科昆虫九香虫。全体入药，性温，味咸。有理气止痛、温肾助阳的功能。用量3~10克。

276.Gangb hlod ral 冈梭然：基源为马陆科动物雷公虫。全体入药，性温，味辛。有积解毒、祛风止痒的功能。用量5~15克。

277.Langl dais 良代：基源为小鲵科动物山溪鲵。全体入药，性温，味辛、咸。有行气止痛、生肌接骨的功能。用量90~150克。

278.Nangb ral hvid 南然哼：基源为飞蜥科动物雷公蛇。全体入药，性平，味辛、咸。有祛风除湿、消积止痛的功能。用量1~2条浸酒服。

279.Gaib ninx 该您：基源为牛科动物水牛角。角入药，性寒，味苦、酸、涩。有清热解毒、凉血、定惊的功能。用量15~30克。

280.Bxab eb 虾欧：基源为鼬科动物水獭。肝脏入药，性温，味甘。有补肝肾、止咳止喘的功能。用量3~6克。

281.Xib liod 希蓼：基源为牛科动物牛胆。胆结石入药，性凉，味甘。有清心、开窍、凉肝、息风、解毒、豁痰的功能。用量0.15~0.35克。

282.Nangl hxit 南细：基源为游蛇科动物乌梢蛇。全体入药，性平，味甘。有祛风除湿、通络止痉的功能。用量6~12克。

283.Gangb diob 冈雕：基源为方蟹科动物螃蟹。全体入药，性寒，味咸。有清热、散血、止渴的功能。用量5~15克。

284.Bad gib 薄根：基源为田螺壳动物田螺。外壳、肉入药，性寒，味甘、咸。有清热、散血、续筋接骨的功能。用量15~20克。

285.Nangb ral hvid rox 南然哼诺：基源为飞蜥科动物四脚蛇。全体入药，性寒，味咸。有解毒消瘿、软坚散结的功能。用量1~2g。

286.Ghad ghox zenl 嘎果振：基源为文鸟科动物麻雀。粪便入药，性温，味苦。有消积除疳、明目的功能。用量3~15克。

287.Gangb wuk ghek 冈乌勿：基源为蚁蛉科昆虫地牯牛。全体入药，性凉，味咸。有解热镇痉、拔毒消肿、平肝息风的功能。用量0.3~0.6克。

288.Gangb qangb jud 冈枪旧：基源为蝗科昆虫尖头蚱蜢。全体入药，性凉，味辛。有解毒消肿、镇惊定搐、止咳平喘的功能。用量5~10只。

289.Gheng dex rox 杠豆诺：基源为蛙科动物青蛙。全体、胆入药，性寒，味甘、苦。有利水消肿、清热解毒、补虚的功能。用量用法全体一只，胆汁外用。

290.Nangb hsee 南受欧：基源为眼镜蛇科动物银环蛇。全体入药，性温，味甘、咸。有祛风通络、定惊止痉的功能。用量1~1.5克。

291.Gux liux sent 古柳胜：基源为蝙蝠科动物蝙蝠。粪便（夜明砂）入药，性温，味甘、辛。有活血消积、清热明目的功能。用量3~9克。

292.Ghad gangb ad 嘎冈阿：基源为蚕蛾科昆虫蚕蛾。粪便（蚕砂）入药，性温，味辛、甘。有祛风除湿、止痛的功能。用量9~24克。

293.Ral lius bil 然留毕：基源为蛇蜥科动物脆蛇。全体入药，性温，味甘、咸。有祛风除湿、舒筋活络的功能。用量9~15克。

294.Ral lius 然留：基源为腮科动物黄鳝。全体、血入药，性温，味甘。有补益气血的功能。用量用法120~240克，血外用。

295.Nax bat dab 安办丹：基源为猪科动物野猪。胆汁入药，性寒，味苦。有清热镇惊、解毒生肌的功能。用量1~3克。

296.Gungb gux 冈古：基源为蚱蜢科昆虫中华稻蝗。全体入药，性平，味辛。有止咳平喘、消积的功能。用量6~12克。

297.Xib nangb 西南：基源为游蛇科动物乌梢蛇。蛇胆入药，性凉，味甘、微苦。有消热解毒、凉肝明目、祛风除湿、化痰镇痉的功能。用量1~2个。

298.Ghad lok 嘎罗：基源为兔科动物东北兔、华南兔。粪便（望月砂）入药，性寒，味辛。有解毒杀虫、去翳明目的功能。用量5~10克。

299.Gangb ghad nial dlul 冈嘎年俗：基源为芫菁科昆虫斑蝥。全体入药，性热，味辛。有攻毒蚀疮、引刺发泡、破血消癥的功能。用量0.03~0.06克。

300.Gangb dliangd ghad 冈嘎犯：基源为腮金龟科昆虫蛴螬。幼虫全体入药，性微寒，味咸。有破瘀散结、解毒止痛的功能。用量2~5克。

301.Lenb jeb 肋针：基源为猴科动物猕猴、短尾猴。猴骨、猴结入药，性平，味酸。有祛风除湿、强筋壮骨、镇惊的功能。用量5~15克。

302.Gang dliangd ghad 冈相嘎：基源为金龟子科螳螂。全体入药，性寒，味咸。有破淤、消毒、消肿、定惊通便的功能。用量1.5~3克。

303.Gangb bux taob 冈补滔：基源为平甲虫科鼠妇虫。虫体入药，性温，味酸、咸。有解毒、利尿、消癥瘕、止痛的功能。用量0.5~1克。

304.Gangb zend khab 冈正凯：基源为球马陆科动物滚山珠。性温，味咸。有舒筋活血、接骨止痛的功能。用量1.5~3克。

305.Gangb vas 冈丫：基源为园蛛科动物蜘蛛。全体入药，性微寒，味甘、微苦。有解毒、消肿的功能。用量0.3~1克。

306.Gangx vas xes 港蒲休：基源为豪猪科动物豪猪刺。棘刺入药，性平，味苦。有解毒消肿、行气止痛的功能。用量6~10克。

307.Dlik dlad 龚散：基源为熊科动物狗熊、黑熊。熊骨、熊胆、熊脂、熊掌入药，性温，味辛、咸、苦。有祛风除湿、清热解毒、保肝利胆、补虚损、润肌肤、补气血的功能。用量15~60克。

308.Gangb qangk 冈强：基源为蟋蟀科昆虫蟋蟀。全体入药，性温，味辛、咸。有利尿、破血的功能。用量2~6只。

309.Gangb alaok 冈苕：基源为蜚蠊科昆虫蟑螂。虫体入药，性寒，味咸。有散淤消癥、解毒利尿的功能。用量3~5只。

310.Zad gangh nux 占冈扭：基源为胡蜂科昆虫大黄蜂。蜂巢（露蜂房）入药，性平，味甘。有祛风止痛、攻毒消肿、杀虫止痒的功能。用量5~10克。

311.Bul yex dleb 蒲发收：基源为蔷薇科植物倒触伞。根入药，性凉，味甘、苦、涩。有活血化瘀、祛风利湿的功能。用量10~20克。

312.Jab gangb jok 佳冈局：基源为大戟科植物看园老。种子（续随子）入药，性温，味辛。有解毒杀虫、逐水散结的功能。用量1.5~2克。

313.Jab mangb 佳南：基源为天南星科植物魔芋。块根入药，性寒，味辛、苦。有解毒散结、化瘀止痛的功能。用量20~30克。

314.Vob diuk aleb 窝丢收：基源为三百草科植物白折耳。全草入药，性微寒，味苦。有消热解毒、补肺利水的功能。用量10~30克。

315.Yas haib 然哈：基源为姜科植物阳荷。根、茎入药，性温，味辛。有消肿活血、解毒、化痰的功能。用量5~20克。

316.Bangx yangb 榜央占：基源为兰科植物岩兰花。根入药，性微寒，味辛。有活血解毒、润肺止咳的功能。用量15~20克。

317.Fab ib 翻衣：基源为葫芦科植物苦瓜。果实、叶入药，性寒，味苦，有消肿杀虫、清热解毒的功能。用量10~15克。

318.Fab hsab 翻参：基源为葫芦科植物丝瓜。全株入药，性凉，味甘。有清热解毒、消肿通络的功能。用量10~15克。

319.Vob nix ghax 窝你杆：基源为百合科植物大蒜。鳞、茎入药，性温，味辛。有行滞气、暖脾胃、解毒杀虫的功能。用量5~10克。

320.Rangx hsod lix 让错里：基源为莎草科植物水蜈蚣。全草入药，性平，味微辛。有祛风利湿、止咳化痰、截疟的功能。用量15~20克。

321.Vob hsangd ras 窝尚然：基源为菊科植物鹅不食草。全草入药，性温，味辛。有祛风化痰、止咳、散瘀消疳、通鼻窍的功能。用量6~10克。

322.Rangx ghad dad dlad 让嘎大散：基源为禾本科植物狗尾草。全草入药，性平，味甘。有清热消疳、杀虫止痒的功能。用量10~30克。

323.Zend jax 正架：基源为茄科植物茄。茄子、根入药，性凉，味甘。有清热利湿、祛风止咳、散血消肿的功能。用量10~90克。

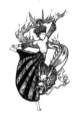

苗药医方篇

苗医药人物篇

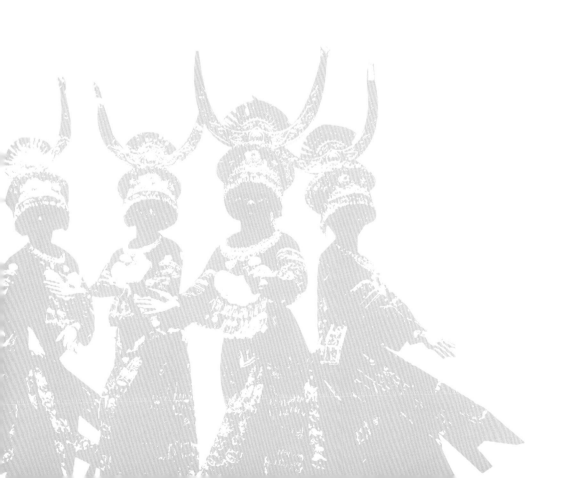

雷公山下苗医圣手

——国家级非遗代表性传承人王增世

王增世，土生土长的苗族汉子，以其精湛的苗族医术享有苗医圣手之誉，现60余岁，家住贵州省黔东南州雷山县望丰乡公统村，是家族第八代苗医药传人，2017年被评为国家级非物质文化遗产（苗医药·骨蛇疗法）传承人。王增世是木楼里走出的一位享誉苗医界的人物，以其传统苗医之术治病救人，赢得好口碑。他一生淡泊明志，济世活人。

苗族歌谣里流传着"千年苗医，万年苗药"的说法。据先秦史籍记载，"苗"是神农的传人之一。西汉古籍有"古之医者曰苗父"的记载。贵州更有"夜郎无闲草，黔地多灵药"之说。苗族在长期的迁徙生活中，形成了独特的苗医学，所用药材多为就地取材，具有简、便、廉、效等特点，对治疗一些疑难杂症尤为有效。苗医药的起源很早，其早期的医药活动近似"巫医合一"。随着苗族文化水平的提高，"巫医一家"的状况已逐步消逝。苗医的理论主要是"两病两纲"，即将一切疾病归纳为冷病和热病并辅以"冷病热治、热病冷治"两大治则。诊断方法为望、号、问、触，在《神农本草经》《本草纲目》中也有关于苗医药的记载。传说苗族的许多神药（有灵验者）是尤公（蚩尤）传下来的。尤公有八十八道神通，九十九副药方，后逐渐形成了具有两纲（冷、热）、五经（冷、热、半边、慢、快），三十六症、七十二疾等的辨病理论体系，形成了别具民族特色的苗族医药。

王增世出生于练武世家，擅长治疗各类骨伤的接骨术等技艺。王增世自小跟着父亲学医，七八岁时就上山采药，到了二十岁左右开始为乡里群众看病。四十多年来，当地的乡亲们看病都来找他。一些苗族老人看他为人善良、又肯悉心钻研，便将治病的单方、验方传授于他。行医多年，他对各类病症总结出一套自己的用药方法。王增世看病不写药方，什么病捡什么药配多少量心中有数，配置的草药大多来自雷公山国家级自然保护区。王增世采摘的草药都是大山里的各种野生植物，在别人看来，不过是一些野草，在他的眼里却是给人治

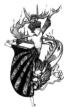

病的良药，特别是一些藤蔓类的药草是舒筋活血、散痛定神的"宝"。"比如岩花生，长得像兰草，生长在悬崖峭壁上，治疗跌打损伤、风湿病痛、肺结核等十几种病都离不开它，这类药材买不到，只能自己去山上采。"苗族没有文字，苗医传承只能依靠口耳相传。在王增世家的苗医药传习所里，他带过的徒弟已有二十多个，现在在身边学习的有七个。这些徒弟中，外县外乡的都有，打破了传统苗医"传内不传外"的规矩。他收徒弟的标准是一定要有医德和踏实刻苦钻研的决心，必须要会说苗话，治什么病用什么药，也只能用苗语来教。他说"苗药文化丰富，人总要老去的，这些经验都要传给后人。"

在雷公山上，蕴藏着上千种苗药，当地有句俗话，"千年苗医，万年苗药"。王增世生于斯，长于斯，对于苗药药材的生境、外形、功效、禁忌，都了然于心。王增世从小就表现出对苗医药的浓厚兴趣。王增世8岁时跟着父亲进山采药，成了父亲的"小学徒"，12岁学习配药，悉心学习苗药和苗医。王增世的学徒生涯整整持续了9年。1978年，王增世开始出诊，为病人治疗，独立行医42载，诊治过的骨伤病患者800余人。王增世的骨科思想中，明确将骨科疾病分为"骨伤"和"骨病"两类，提出"筋骨之疾，其因有内外之别"，指出内在无形的是"病"，外在显形的是"伤"，诊断和治疗宜"内""外"兼理。王增世在出诊时还擅长以内外兼用药物为主治疗骨伤骨病以及各类疑难杂症，认为"局部用药，直达病所，效速而无伤阴败胃之弊"。王增世苗医药疗法的遣方用药全在一个"活"字。而"活"字当依具体伤病而论。在用药方面，他严格遵循祖传方药，对家传特殊药物坚持自己采集和炮制。王增世在家传秘方的基础上，提出了药物运用的"温""补""和"三法，药效平和，疗效显著，大大降低了内服药物对人体的毒副作用。他最擅长的便是治疗骨科，接骨时主要根据医院拍摄的X光片进行骨头复位，治疗方法采用外敷内服法。平时，他除了治病，还会学习前人流传的医术，不断增长经验，提高医术。

一个黔南福泉的脑癌患者，大型医院下达晚期通知书，不再接收救治，患者不甘心，辗转到他这里治疗。他配了药，让患者先吃一服药，没想到在第五天病人就下床了。

2013年12月，江苏一位患有严重类风湿的60多岁的患者找到王增世。王增世不仅免费给他治病，还给他提供免费食宿，一治就是一个多月。临走前，患者想表达感谢之情，王增世对他说："你从江苏那么远到贵州来找我看病，是对我的信任，这就已经足够了，不要谢我，以后有机会就来看看我。"

还有一次，王增世应病人家属要求上门医治，给病人治疗后，病人家属掏出皱巴巴的几十元钱作医药费，被王增世婉言谢绝了。病人家属见状不肯让王增世离开，王增世只好走进患者家厨房，抓了一把米放进自己的口中嚼了嚼，说："这些米就是你的医药费，我已经收到了。"王增世的这一举动让病人家属泪如泉涌。

国家级苗医"非遗"传承人王增世，作为家族第八代苗医传承人，恪守"治病救人"的祖训，在30多年的行医生涯中救治了1000多名患者。比其行医名声更加"显赫"的是他家门口挂着一块"雷山县国家级非物质文化遗产苗医传习所"匾额，更令人叹服的是两间屋子挂满了1000多面锦旗。王增世，他按照祖先留下来的规矩，看病不能收钱，患者康复后，可以凭自己的心意支付药费。王增世说："这是祖训，更是良心。"2014年，王增世入选"感动黔东南十大人物"评选活动候选人，央视《道德与法》栏目采访了国家级"非遗"传承人王增世，重点报道宣传王增世免费为村民看病的先进事迹。

2014年7月13日21点39分，在CCTV-12社会与法频道《道德观察》栏目播出雷山县望丰乡公统村国家级苗医"非遗"传承人王增世专题片《山里人》后，在全国引起强烈反响，受到了全国各地的关注。

在贵州电视台和综合新闻网、贵州都市网、多彩贵州网、黔东南信息网等各类网络媒体纷纷报道王增世传承苗医和医治病人的事迹后，"苗医"王增世一时成为"神医"。他的回生苗医堂被雷山县非物质文化遗产保护中心授牌为雷山县国家级非物质文化遗产名录苗医药·骨伤蛇伤疗法传承基地。

王增世，一位专门以传统苗医药治疗骨折、脑血栓以及其他疑难杂症的救治高手，2009年获"州级非物质文化遗产项目代表性传承人"，2013年获"省级非物质文化遗产项目代表性传承人"。2016年4月22日，雷山县国家级"非遗"项目苗医药传承人王增世，受聘为贵阳护理职业学院荣誉教授，标志着该院打造苗医药人才孵化基地工程正式启动。2017年12月28日，王增世入选第五批国家级非物质文化遗产代表性项目代表性传承人推荐名单。今天，已传承八代的王氏传统苗医药疗骨法，在苗医药的发展传承史中屡建奇功，自成流派，将其家族骨科技艺以及疑难杂症救治技艺推向了巅峰。

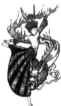

苗医药人物篇

识药苗医高手

——西江千户苗寨蒋元生

　　一个饱含历史洗礼的山寨，一个长留民族传统文化的地方，背靠高高的雷公山，常饮白水河之清泉，保存千年民族历史文化的苗寨——西江千户苗寨，位于贵州省黔东南苗族侗族自治州雷山东北部的雷公山麓，是中国乃至全世界最大的苗族聚居村寨。在这里，独特的自然条件和民族历史文化，孕育了传统文化和技艺，恰如满天星辰。苗医蒋元生就是这方土地上一个耀眼的星星。

　　说到苗医，说到雷山千户苗寨著名的识药高手蒋元生，就要说说历史悠久的苗族医药。西汉刘向著的《说苑辨物》记载："吾闻古之医者曰苗父，苗父之为医也，行医于乡里。"被称为苗药的大泽（泽兰）、菖蒲在春秋战国的文献，如《楚辞》等中经常出现。《神农本草经》苗语记音药物达三分之一左右。《本草纲目》第一册有15种，第二册有27种苗族药物。黔东南苗医把病分为冷病、热病两大类，同时还根据疾病的不同表现和快慢凶吉划分为冷经、热经、快经、慢经、半边经。这无疑是苗医对疾病病因病理深入的认识。苗医认为"无毒不生病"，毒是多种疾病的总原因，败毒、赶毒、表毒、攻毒作为治毒之四大法则列于诸法之首。这就是苗医临床学"毒为先"的学术观。"无乱不成疾"，是对苗医病机学的概括。"乱"，指人体某些组织结构遭到破坏而出现的紊乱现象。苗医治病不但要重视治总病因之"毒"，而且要重视治总病机之"乱"，只要先治"乱"，其"毒"往往不治而消。因此苗医治病的17大法中，治"乱"之法比例最大。这就是苗医临床学"治乱为本"的方法论。在诊断疾病方面，苗医诊断和中医有相似相同之处，但又有自己特色。苗医在四诊中，望诊十分重要，特色十分显明，苗医认为人体患病与不良的自然环境、气候有很密切的关系，他们认为日、月、寒、暑、风、霜、雨、露、雾都可酿制风毒、气毒、水毒、寒毒、火毒等毒气侵犯人体而致病；另有饮食不调、意外伤害、劳累过度、房事不节、情志所伤、先天禀赋异常等也是导致各种疾病发生的重要原因。苗医所称的"两纲"即"冷病热治、热病冷治"，是他们治病的两大法则，具体治法则分内治法和外治法，其外治法尤为丰富，体现了浓郁的民族特色和治疗特点。

说到雷山千户苗寨的著名的识药高手、苗医疗法大师蒋元生，就要了解雷公山。雷公山丰富的资源造就了这位苗医。雷公山自然保护区位于贵州省黔东南中部，地跨雷山、台江、剑河、榕江四县，是长江水系与珠江水系的分水岭，雷公山自然保护区由于其特殊的地理位置，优越的自然生态环境，蕴藏着极其丰富的生物资源，是我国中亚热带一个极为珍贵的物种基因库。这里原生森林成片，生长着近2000种动、植物。其中药用植物625种，有野生天麻等珍稀名贵中药材15种。保护区种子植物有137科349属92种（1亚种、38变种），其中裸子植物有6科13属20种、被子植物有121科336属572种。蕨类植物有41科89属249种，苔药植物有46科76属112种（包括变种）。种子植物中木本植物有69科166属283种，占种子植物种数的47.8%。国家保护植物：一级有秃杉，二级有鹅掌楸、钟车木、十齿花、香果树、福建柏、马昆树、水青冈。三级有翠相、凹叶厚朴、厚朴、白辛树、长苞铁杉、稿花杉、闽伸、金钱槭、红花木莲、半枫荷、银鹊树等。其他优良用材树种如杉木、秃杉、光皮柞等，药用植物厚朴、黄连、竹节二七、天麻等。

蒋元生，贵州民族医师，雷山西江第九代传承人，西江顺康苗医堂著名医师，九节茶药制作工艺州级非遗传承人，苗医药省级非遗传承人，从小跟随家人习医认药，对苗医药文化有着深入的研究，得到当地百姓的信任、尊重。他有助手和工作人员8人，并有治疗分所设在黄平、天柱、雷山西江、凯里市龙场等地，传人分别是杨国庆、胡秋桃、谢文宇等，主要工作地在雷山县西江千户苗寨的老苗医蒋元生疑难病研究所。

在雷山县西江千户苗寨，将元生家祖祖辈辈是的苗王，也是苗族的大神医。蒋元生从小跟随父亲上山尝百草，采摘药材，为病人治病。他认识的草药有1000余种。他家的家传秘方能治很多种疾病，他的独门药针疗法非常有效。挑针，是苗医里常用的一种治疗方法。根据贵阳中医学院苗族医药研究学者杜江等人的研究，这种方法使用消了毒的普通缝衣针根据病情在一定的部位挑破皮肤，并将皮下脂肪层的一股白丝（皮下纤维）挑断以此来祛除"病根"。苗医理论认为："毒之内存必显于外，毒之所乱必有其根。"

传统的苗医疗法根据病情不同有硫黄针和糖药针两种。硫黄针疗法，取缝衣针1枚，将针尾插入筷子头内，仅留出1.5毫米左右的针尖扎紧备用。在一粗瓷碗内燃烧硫黄，待熔化后用针尖蘸硫黄点刺患处，视患处大小点刺一至数针不等。糖药针（又名弩药针）疗法，以川乌、草乌、南星、一枝蒿、半夏、半截烂、断肠草等30多种鲜药榨汁，将药汁置放于阴凉通风处晾晒浓缩成膏状，然后收藏于瓷瓶内备用。用时以竹签挑出黄豆大小的药膏，用500毫升酒或冷开水稀释，并加入适量的虎尿、马蜂尿（蜂毒），然后用上述针具蘸药水刺患处，视患处大小点刺一至数针。此两法皆主治风湿麻木、疼痛、偏瘫等。

多年来，蒋元生利用传统苗族苗医疗法为很多西医治疗不愈的病者解除痛苦和治愈疾病。有的患者在他的治疗下病愈，并成了他的徒弟。如严国清患有严重的前列腺疾病，西医治疗不能治愈，经蒋元生治疗后痊愈，现在成了他的徒弟和得力助手。蒋元生参加过州民族研究院传统苗医技术交流会，还到丹寨、雷山进行过传统苗医技术交流。2016年，在西江，他有幸得到原国家主席胡锦涛的接见，使他认识到传统苗族苗医在国家医疗行业的地位以及党和国家领导人对苗医药的重视。

在蒋元生的苗医治疗历程中有许多生动的故事。18岁那年，父亲把蒋元生叫到大厅神台前跪下，上香、烧纸、叩头，父亲说："我今天把家里祖祖辈辈传下来的一个专治车嘛病的秘方传授给你，如果患有车嘛病，你就用我们家的家传秘方给他医治，病人只要吃了我们家配的药就可以治好。"父亲遂以口传的形式把家传秘方传给了蒋元生。实际上车嘛病就是糖尿病。糖尿病本是一个世界性的难题，没有哪家医院说治得好。没有那个专家说治得好，但是，这些年蒋元生用他家家传秘方治愈过无数的糖尿病病人，在贵州引起很大的轰动。

有个制药厂对蒋元生用家传秘方治疗过的糖尿病患者进行暗中调查和走访。通过一年半的时间，对5000多位糖尿病人的走访调查，发现其治疗有效率达到90%以上。制药长董事长在董事会上作出决定：无论花多少钱也要买断蒋元生的知识产权。他们还请贵州省的有关领导出面，要老苗医蒋元生把他家专治糖尿病的家传秘方卖给制药厂，但蒋元生没有卖这家传秘方。

曾经有一位怀胎6月的孕妇，一日早上醒来如同中邪，披头散发、面目狰狞、嘴里不断发出吼叫声，还猛然向丈夫扑去、殴打丈夫。丈夫拼命挣扎大声呼救。幸好路过的两个邻居发现，才帮助其丈夫成功逃脱。随后三个男人齐心协力才将孕妇按回床上。不一会，孕妇口吐白沫、眼睛一翻、晕死过去。她怎么会无缘无故闹这种病？只怕是中邪了、鬼上身吧？于是有一人提出请巫师来驱邪降妖。巫师请到家中，拉开阵势开坛做法，使出浑身解数也不管用。孕妇醒来仍旧疯癫，巫师便灰溜溜地走了。丈夫十分郁闷，想到往日的恩爱和妻子肚子里的孩子，望着妻子憔悴的面容，忍不住泪如雨下，不知所措。有一天，一个邻居家里来了一位穿苗族服装的客人，邻居就把这件稀奇事讲给客人听。客人听了以后很同情，说："你带我去看望这位孕妇。"邻居带着客人来到孕妇家中，向其丈夫做了简单的介绍。客人翻开孕妇的眼皮看了一下，又号了孕妇的脉，让丈夫仔细查看一下妻子的下体和内裤，看是否有黑血流出。丈夫检查发现一切都被客人说中，马上对客人恭敬有加，接着询问治病良方。客人从随身携带的包里拿出几粒丹丸，叫孕妇一天只吃一粒，连吃七天，七天之后再去找他。丈夫如获至宝、一一照办。七日之后，那孕妇果然好转，不再疯癫。丈夫带着妻子登门道谢，到了那位苗族客人家中，发现有很多人在排队等候治病。这才得知这个苗族客人叫蒋元生，是家里第九代医术传承人。丈夫询问其妻发病原因，老苗医蒋元生说："你妻肚子里的胎儿不幸死亡，可以说是一个死胎，她的疯癫病是由死胎引起的，现在疯癫治好了，但还要把死胎打下来。"男子又找老苗医求得一剂方剂、一服酒药，回去按照老苗医的交代，一服药煎水喝，一服药用白酒浸泡。三天后孕妇的死胎打下来了，又用药酒沐浴，又过了三天便能下地干活。此事后来轰动一时，传为奇闻。

贵州省安顺市西秀区蔡官镇张家庄年仅十九岁的张红兰，因周期性精神病发作，从二楼跳下，经安顺市302医院CT检测，椎体暴露性骨折并截瘫。安顺市多家医院表示：脊椎骨折可以恢复，但神经断裂不可能治好。这是一个世界性的难题。也就是说，这个孩子将永远瘫痪在床。在无路可走的情况下，张家联系上了老苗医蒋元生。老苗医蒋元生通过检查发现，女孩双腿没有任何知觉了，但确定还是可以康复。老苗医蒋元生跟张家说："大树被风吹倒，虽连根拔起，但不是像刀切一样，拦腰截断，总有相连的部分。要救活这棵树，只要在根部培育土，那些未断尽的根会生长起来。我家有个祖传的秘方，用助土培木法可治愈神经断裂患者。"张家按照蒋苗医的要求给女孩治疗。半个月后，患者双脚能在床上自己活动，一个月后，患者就可以下床行走。两个月后，患者能为家里做家务事了，而且周期性精神病再也没有发作过。

在福建君悦宾馆，来自全国癌症研究领域的六位顶级专家及一位来自贵州的老苗医——蒋元生就一位特殊的肝癌患者的治疗方案进行讨论。这位患者的肝癌已至晚期，每两个小时护士都要从其腹部抽取腹水，长期的放疗化疗使他身体极度虚弱，不能进食、不能饮水、不能下地行走。六位专家是医院从全国各地请来的，蒋元生是福建省委一位贵州籍领导从贵州请去的。专家们畅所欲言、各抒己见，最后的意见是马上手术切除，并推荐了几种从美国进口的最好的药物，并要求伤口愈合后马上进行放疗和化疗。蒋元生当场表示，不手术切除也不用放疗化疗。专家们认为他这是无稽之谈。蒋元生随即说："患者病情特别严重，身体极度虚弱，没有那个体力来承受手术，很可能连手术台都下不了就会死亡。患者的癌细胞已扩散到人体的三分之二，正常细胞只剩三分之一，如果采用放疗、化疗，杀癌细胞的同时也会杀死正常细胞。三分之一的正常细胞很可能会被全部杀死，最后的结果是要么在做手术的时候死亡，要么在放疗化疗的时候死亡，那为什么还要手术呢？患者只需每日服用几粒我家的家传秘方药，再加一次外敷就行了。我保证七天之内有很大程度的好转。"经过当地领导集体研究决定：给蒋元生七天的时间，如果七天之内不见效果，马上停止，再按六位专家的方案执行。结果，患者在服用蒋元生药物后的第三天下

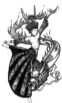

苗医药人物篇

·261·

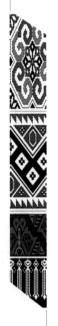

午就要吃饭，第七天就要下床活动，六个月后痊愈并重返工作岗位。

老苗医蒋元生用他家独有的内病外治法，攻克很多疑难杂症。这些不吃药、不打针、不住院的治病方法，见证了中国苗医苗药立竿见影、独特而神奇的功效。他能有这样的苗医技术，取得如此的荣誉，得益于他识千余草药，行医多年，积累经验的收获。蒋元生无愧为苗药高手、行医行善、为民服务、苗医传承之人。

传统苗医创业人

——雷山县福源民族医院主诊医师文玉忠

山间梯田云雾缭绕，房前屋后荷塘遍布，吊脚楼依山而建，石板路干净曲折，走进贵州省雷山县龙塘村，就像走进了画里。美丽的山乡孕育出实干而真诚的人物——文玉忠，这位苗族后人就是从这里走出，将祖传文氏苗医推入人心，一心将苗族传统苗医发扬光大，求学创业之人。

雷公山为国家级自然保护区，被苗族视为"母亲山"，位于贵州省东南部，绵亘两三百里，是苗岭山地的主峰。它是许多古老生物的"避难场所"，是我国中亚热带一个极为珍贵的物种基因库，是贵州省中药材主产区。这里优越的自然条件成就了一批苗医传人。在雷山县城西门回乡创业街道，雷山福源民族医院立于街头，步入医院，就能看见干净卫生而亮堂的病房、办公室、药房。

文玉忠，男，苗族，1972年出生，民族中医师，雷山县福源民族医院主诊医师，贵州省省级非物质文化遗产——苗医药代表性传承人，贵州黔东南州民族医药学分会副秘书长，贵州雷山县苗医药学会会长，中国民族医药学会成员，贵州黔东南大健康产业发展协会成员。他是黔东南文氏苗医第九代继承人，自幼跟随叔父学习祖传苗药知识，立志要成为苗医，继承祖传苗族医药，使人们免受疾病的折磨。

1987年的春天，15岁的文玉忠便开始遍访民间苗医，先后拜师求艺10年有余。在与苗医们的交流中，文医师总结诸家治疗疾病之经验，不断探索研究，医术渐长。功夫不负苦心人，多年的学习和积累，让他在苗族传统医学上走出了一条苗医创业之路。1995年，他取得中草医行医许可证，开始独立挂牌行医。经过几年的努力和摸索，2012年他创立雷山县福源诊所。为了发展苗族医药事业，2017年，他投入260多万元创立了雷山县福源民族医院。经过多年发展，医院现有病房66间，安排就业36人。如今，以文玉忠医师为核心的雷山县福源民族医院，继承先祖遗留医艺，秘制了诸多有名苗族方药，有20余项中医独家治疗法。采用中西结合，在治疗直肠炎、结肠炎、阑尾炎、胃炎、胃溃疡、胃下垂、肠结核、克罗恩病、十二指肠溃疡、肝胆疾病、妇科病、不孕不育症及各种疑难杂症方面有独到的疗效。

苗医苗药经历数千年的发展，形成了自己的独特疗法。文玉忠医师正是以苗医的独特疗法并采用雷公山天然之药材入药，治病之效果非同凡响。文玉忠继承了古老苗医诚恳之秉性又精通中医的辨证论治，采用中医与苗医药结合，在临床上有意想不到的疗效。文玉忠医师认为："凡医者须有慈悲之心，德术俱优是医者之根本。若医术不精，则耽误病人，害人不浅；若空有医术而无医德，更妄为医者。治病救人是人命关天之大事也，必思想纯净，知我内省。为病人诊治时必目不旁视，专心致志，深入思考，而后才对症施药。万不能为一己私利，猎取名誉，而置患者于险境也。"他的代表药方有：理气舒肠方、升麻提胃方、至宝和胃汤、通腑阑尾方、茯苓佩兰汤、三草散核方、效灵清肠方、肝囊消积方、文氏回春汤、化息清宫方、滋阴消囊方等。

苗族医药在这里有利于生存和发展的优越的自然条件和广泛的群众基础上。文玉忠在发掘、整理、总结苗族医药的基础上，在继承与创新中取得新的进展。文玉忠加强对苗族医药文化的宣传，普及苗医药知识，培养保护意识，努力在全社会形成共识，营造保护苗族医药文化遗产的良好氛围，促进苗族医药的保护、管理工作，使苗族医药得以合理利用、传承，从而为人民健康服务。2008年6月，国务院将雷山"苗族医药·骨伤蛇伤疗法"列为第二批国家级非物质文化遗产名录。2012年，他被评为国家第二批非物质文化遗产——州级苗医药代表性传承人。2016年，他被评为国家第四批非物质文化遗产——省级苗医药代表性传承人。2009年，他在第三届侗药学术研究会上发表了论文《苗药内服与外用治疗急性阑尾炎26例临床疗效观察》。2010年，他参加编写《雷山县苗族医药》一书里"常用苗药"所有章节。2013年—2014年，他参加全国苗药普查，参与撰写《苗族医药》。2017年，他的医院被雷山县非物质文化中心评为国家级非物质文化遗产代表性苗医药·骨伤蛇伤疗法主要传习所。

自1995年取得中草医行医许可证起，文玉忠便独立挂牌行医。2012年，他创立雷山县福源诊所。2017年，他创立雷山县福源民族医院。他身怀医技、乐善好施，此谓之医术精、医德高，得到了广大患者和家属的赞许，在当地颇受人们敬重，誉满苗疆。他为了苗族传统医药及医疗事业创业的精神值得赞扬！

行走四方治愈骨折的民间苗医——何明道

　　永乐镇位于雷山县东南部，海拔630米，东接榕江县，南与达地乡相邻，西与丹寨县排调镇和雷山县桃江乡接壤，北与方祥乡、大塘乡毗邻，东西窄，南北长。集镇距雷山县城55公里，炉榕公路由北至南穿城而过，是贵阳、凯里通往榕江、黎平、从江等县的重要通道。柳乌村地处永乐镇的西南部，距镇人民政府8公里，是一个汉族、苗族等民族杂居的村寨。这里古树掩寨，小桥流水，梯田层层，长岭相连，环境优美，历史上曾经出现许多风云人物和传奇故事。

　　时间如水，往事如烟。在雷山县永乐镇柳乌大寨下的小河上，一座石头建造的古石拱桥隐藏在草木中，桥头有一小牌坊，上面文字已经模糊，但是此桥的结构与造型，每片石块、每条石方的制作工艺告诉今天的人们，它是清朝乾隆年间的建筑物。就是这座小石桥，如今还保留了一个关于民间苗医传奇的故事。根据当地的传说，当年的永乐街上，有家大户人家，由于家人在劳作中从高楼跌下，摔成重伤，多处骨折，生命垂危，听说永乐镇柳乌大寨有一何氏草医治骨折手到病愈，赶忙请人到柳乌大寨找来何氏草医。经他医治，七天可下地行走，一个月便痊愈。也有人传说此人被人砍伤头颈，命将绝了，而经何氏草医医治后痊愈。这户人家为了感谢何氏草医，派人将几挑银子送到何氏草医家中，何氏草医用此银子在寨下的小河上建起了这座石拱桥，方便行走，造福一方，赢得美名声誉，传世至今。何氏草医的医术在雷山、丹寨、榕江一带享誉一方。

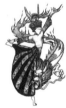

　　现今60多岁的何明道就是这何氏草医的传人，他的传统骨折治疗法独树一方。如今，何氏草医经过几代人的传承，又经过不断的临床实践，积累了丰富的经验，将多家草医技术融为一体，特别是结合西医的先进技术，独创了自己的医疗方法，在药方配制、因病施药方面有了独创的技术和治疗方法，在县内外、州内外、省内外医治好了许多病人。

　　何明道对于尺骨干骨折病人治疗主要分保守治疗和手术治疗两种。一般对于没有明显移位骨折或者是横断骨折，骨折移位不超过尺骨横断面三分之一的，采用小夹板外固定或者石膏托外固定一个半月的保守治疗，一般一个半月以后就可以撤出外固定逐渐做前臂旋转以及肌肉力量锻炼。如果尺骨干骨折有明显移位，特别是重叠移位、成角移位或骨折端呈粉碎性，就需要手术治疗来复位骨折端，从而给骨折愈合创造条件。这种疗法能够很好地避免后期出现前臂旋转功能障碍，因为前臂部位骨折等同于关节骨折，所以有明显移位的骨折就需要行手术治疗。对于尺骨干骨折，一定要注意观察前臂肿胀程度，如果前臂出现明显的肿胀，并且有桡动脉搏动消失或者减弱的情况，说明有骨筋膜室综合征。必须及时就医，以免前臂肌肉长时间受压缺血引起缺血性肌痉挛导致手部畸形，影响日后的活动。再就是注意环小指部位的感觉，骨折很容易导致尺神经损伤，一旦出现尺神经损伤就会引起环小指感觉运动障碍。

股骨干骨折通常是外伤或者暴力所致，患者需要卧床休息，非手术治疗股骨干骨折是用石膏或者小夹板固定骨折患处，由于股骨干骨折属于不稳定型的骨折，必须避免出现骨折不对位的情况。

2005年的一天，榕江县的一位病人因为在野外爬树采蜂蜜，不小心从高树上摔下，断了3根肋骨。经过走访，患者家属用车把病人送到永乐街上，经何明道医治，7日治愈。家人送上锦旗表示感谢。2008年，外省一位女病人患骨坏死症，经过多处治疗不能治愈，通过朋友的介绍，在何明道的治疗下，1个月后治愈，对何明道的医术赞扬不已。2017年，榕江县塔石乡一位摔断腰骨的患者在何明道的治疗下7日痊愈，并且没有留下后遗症。2018年，当地柳乌村的一位村民骑车翻车，造成头部破损，到州医院进行治疗，经过检查，要进行换骨，需要10余万元治疗费用。因经济困难，该村民只好来到永乐街上请何明道治疗，经过2天的医治，人可以正常行走，7天治愈。当地群众深感何明道医术高明。还有一位在广东打工的年轻人从三楼跳下，双脚粉碎性骨折，在医院治疗，费用太高，经家人送到雷山县城何明道家中治疗，吃住在何明道家中，1个月治愈，患者正常劳动，只花了3000元，患者感激不尽。由于何明道治疗技术高明，如今，广东、北京、内蒙古、陕西等地的患者闻其名而远道来求治，在何明道的治疗下，短期便能治愈，患者赞叹不已。

2016年5月，何明道在永乐街上挂牌行医，现是黔东南州级苗族医疗非遗传承人，几年来为当地群众和外来求医的患者排忧解难，深得人们的称赞。近年来，他参加了多次州、县苗族医疗技术交流会议，并到附近县市参加学习培训，不断提高自己的医疗医术本领。

雷公山下的乡间蛇医——李飞龙

　　乔歪村，一个雷公山深处的苗寨，海拔在1100米以上。这里森林茂密，资源丰富，中药材满山。乔歪苗寨有位行走乡间的蛇医能手，他专治毒蛇咬伤，从医三十多年，先后治愈了上百名被蛇虫咬伤的患者，如今在雷山县永乐镇街上开铺行医，每日为人们治病，深得当地群众的称赞。他就是原籍湖南的李飞龙，现年50余岁，在雷山、榕江一带行医治病救人享誉一方，特别在蛇医治疗上有独到的医术，救治了许多被蛇咬伤的村民。

　　小时候，李飞龙是个勤劳好学的孩子，善于动脑筋，勤于观察，拜师学艺，好交四方朋友。在家中，他从小就跟母亲学祖传的草医技艺。他只要听到谁有治疗技术就上门求学，遇到草医高手就拜师学习，采药、加工、配治上勤动手、善总结，广收民间蛇医与乡野老人的草药土方进行研究，为了找到稀有草药，不惜翻山越岭。他17岁就在广西一带行医。而立之年，他的医术享誉家乡，由于医术好，前来看病的人多，让他有了丰厚的收入。1993年，经朋友介绍，李飞龙带着家人来到了雷山县乔歪苗寨，与朋友一起在山上开矿，由于经验不足，亏损了10多万元，家庭面临困难，生活出现危机，他又操起了自己的旧业，继续行走乡间治病救人。

　　毒蛇，这个让人一听就毛骨悚然的东西，有的人会因为被毒蛇所伤而截肢保命，有的人会因为蛇毒残留而痛苦一生，有的人甚至会数小时内毙命。不同的毒蛇有不同的毒性，不同的毒性对人的伤害又各不相同。20多年来，经过李飞龙治疗的蛇伤者，没有一例不治身亡，没有一例因为蛇毒缠身而截肢。这些都源于他对家传蛇毒治疗技艺的继承和发扬，也源于他多年的行医经验。他总结出自己的一套理论，根据毒理作用，把蛇毒概括为神经毒、血液循环毒和混合毒。神经毒的伤口不会红肿，周边呈紫色。混合毒，如眼镜蛇咬伤，伤口边缘均匀红肿。在治疗中，要及时做到一防二救三治疗，一扎二洗三排毒，这实际上也是传统蛇伤疗法的精髓。他的治疗主要是在完成排毒后，敷上他研制的草药。他结合伤者的情况配方敷治，按照传统治疗方法，拿脉、问情、掌握伤情，配好药，有的3天治愈，有的1周治愈。如今，经他治愈的患者有100余人。在雷山、三都、榕江、剑河一带，他负有盛名。

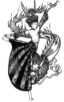

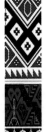

2015年，雷山县永乐镇棉花坪有一人被银环蛇咬伤，蛇毒攻心，七窍出血，家属及时找到住雷山县永乐镇街上的李飞龙。他赶到患者家就撬开伤者的嘴喂药。患者服药后1小时醒过来，第2天便可以下地行走，4天治愈。2016年，在雷山县永乐镇街上，潘光德在修建房屋搬运材料时被一条烙铁头毒蛇咬伤，经李飞龙治疗，3天治愈。永乐镇排告村高调有人被青竹标毒蛇咬伤，派人来请李飞龙去治疗。他赶到时看到伤者全身发抖，不能说话。经他治疗，伤者第2天便可以正常劳动。

除了蛇伤医疗，他在骨折、骨质增生、脑梗、痛风、糖尿病方面也有独到的治疗方法。雷山县的潘光德因车祸折断三根肋骨，到州医院治不好，经李飞龙下药治疗，一周治愈。三都县的一位病人骨质增生严重，曾经到北京、上海等地住院治疗，没有效果，经过朋友介绍，派人上门请李飞龙前去治疗，三服药就治好。浙江金华的糖尿病患者韦义贵、河南省的腰椎间盘突出患者李镜光都慕名而来治疗。

鉴于他多年来在苗医治疗方面取得的成绩，2019年2月，李飞龙获县级苗医药·骨伤蛇伤疗法非遗传承人证书；同年4月，他荣获县非遗代表评选优秀传承人称号。如今，他将扩大和改造自己的治病环境，方便各方病人前来治疗，以达到治病救人的目的。

大山深处的蛇医高手——杨光银

在贵州省雷山县，有一个地处大山深处的美丽苗寨——格头苗寨。这里地处雷公山腹地，四周群山怀抱，满眼青翠。苗寨依山而建，鳞次栉比，屋檐飞翘，寨在山中，景在寨中。这里拥有目前中国最大面积的秃杉林。秃杉，是格头的保护神，格头也被誉为秃杉之乡。这方水土、这方文化培养出了一位蛇医高手，他就是行医20余年，治愈1000余人，享誉四方的苗族草医——杨光银。

杨光银，1970年出生，是地地道道的山里人，小学毕业后，他就开始跟祖母和父亲学苗医。他勤劳好学，善于观察和思考，通过学习和不断的总结，他掌握了苗医的许多治疗方法。1993年，他独立行医，县内外走村寨、入乡村，治疗了许多病人，使他声誉大增。他还广收民间蛇医与乡野老人的草药土方进行研究。他总结出蛇虫咬伤共分三种情况：风毒、火毒和混合毒。银环蛇咬伤容易患上风毒，五步蛇咬伤则易患火毒，而眼镜蛇咬伤往往是混合毒。据经验，春初（蛇觅食期）与秋末（冬眠期），被蛇咬的人比较多，大多都是在田里劳作的人。经过几十年经验积累，他只要观察咬伤部位的肿胀程度、伤者的神态，结合伤者的中毒时间、当时的季节等，就能有针对性地用药和施治。在知识上永不满足的人，在治疗蛇毒蛇伤方面，还有许多未知领域需要自己去探索，白天，他在农田干活，晚上就在灯下研读医学著作，把探索的重点放在如何治疗蛇毒和蛇伤方面。经过不断学习和实践，他摸清了毒蛇种类和毒性特征，掌握了金环蛇、银环蛇、蝮蛇为神经毒，五步蛇、蝰蛇为血液毒，眼镜蛇、眼镜王蛇为混合毒，烙铁头、笋壳斑蛇毒既含血液毒，又有神经毒，了解蝮蛇、眼镜蛇、五步蛇、竹叶青、银环蛇等不同毒蛇的毒性和治疗方法。

2007年，他开始带学徒，如今已经有12位徒弟独立行医。如雷山县永乐乔桑的王小龙、榕江县平阳乡的安爱国、方祥乡平祥村的杨建中，他们在当地治疗了许多患者，可谓行医治病，造福一方。杨光银在治疗蛇毒蛇伤上独到的治疗方法救治了许多伤者。2008年，雷山县永乐镇桥湾村的王歧中被五步蛇咬伤，病情严重，七窍出血，杨光银赶去医治。24小时后，王歧中可以行走，七天便可正常劳动。2014年，杨光银在永乐桥湾治愈了被五步蛇咬伤的村民王歧章。2015年6月，杨光银治愈了雷山县丹江镇被五步蛇咬伤的73岁的村民娘相

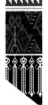

农。他还到台江、剑河、榕江等地救治了许多蛇伤病者。他治疗蛇毒蛇伤的技术名传四方。在骨折方面，他也有独到的治疗方法。1998年，方祥乡格头村杨欧雄从5米高的桥上跌落，大腿骨折，经过他的治疗，三个月正常行走。2016年，雷山县丹江镇朗当村王中贵上山劳动，跌下岩山，三根筋骨断裂，杨光银用药治疗，20天治愈。2018年，他用两个月的时间治愈了身患肺炎，在各级医院多方治疗不愈的雷山县丹江镇的陈伟。

如今，为了方便伤者就医，杨光银在雷山县城租房接待前来就医的伤者。走进他的房间，满墙都是伤者送的锦旗。由于在治疗蛇毒蛇伤上的技术独到，2015年，他获县级《苗医药·骨伤蛇伤疗法》非遗传承人证书，并参加黔东南州苗侗医药交流会议，进行了技术交流。2016年，他到凯里参加全州苗侗医药考试培训，获培训合格证书。2016年，获县非遗代表评选优秀传承人称号。2017年，他被评为黔东南州民族医药先进个人，并荣获县非遗文化十佳传承人荣誉称号。

苗医骨腐朽疗法代表性传承人——王治云

王治云，男，苗族，高中文化，中共党员，苗医专家（苗家骨朽第六代传承人），传统医学专家委员会委员，疑难病研究专家，中国民族医药学会苗族医药学分会理事，黔东南州民族医药学分会副会长，丹寨县苗族医药协会会长、党支部书记，北京中医药大学客座教授，黔东南州民族医执业医师。2019年6月2日入选贵州省人民政府第五批省级非遗项目名录。

1962年10月，王治云出生于贵州省丹寨县龙泉镇泉山村一个苗医世家。他1975年春节开始从事民族医药工作，1980年高中毕业后开展临床治疗。为了提高诊断技术，他遍访名医，经多位名师指点且得到湖南著名大师唐大夫真传，综合民族医药经典，古今圣著医经，习博取精，经20多年的临床实践研制出"苗药骨仙汤"，治疗骨结核、股骨头缺血性坏死、骨髓炎、肺结核有显著疗效。他的主要论著有《中华民医文库》《千年传承与创新》《中国医药创新与发展》《盛世之光》《中国医者先锋》《中国领导艺术文库》《时代潮流引领者》《世界杰出华人先锋榜》《中流砥柱》。

诊疗案例一：王先生，37岁，腰椎结核，2007年8月经丹寨县人民医院医治无显效。当时，患者疼痛难忍，不能翻身，大小便不能自理。经人介绍，采用王治云"苗药骨仙汤"施治。服药后30分钟，患者感觉翻身轻松，疼痛减轻，1个小时后能上厕所。坚持用药38天后康复。随访无复发。

诊疗案例二：王女士，1998年冬季不幸患上腰椎结核，椎旁形成约18cm×19cm的脓肿包块，疼痛难忍，不能翻身，大小便不能自理,经多家大医院医治无效。患者"三高"，不能手术局部清除。经人介绍，接受王治云苗药治疗，服药后40分钟，患者感觉翻身轻松，疼痛减轻，1个小时后自己可以下床解便（床边马桶）。用药40天康复，随访无复发。

诊疗案例三：浙江温州徐女士，28岁，不幸患上双侧股骨头缺血性坏死，经多家大医院医治无显效。瘫倒卧床近三年，疼痛难忍，大小便不能自理。经人介绍到雷山向王治云求医，用药70天后去拐行走而出院。

苗医药（九节茶药制作工艺）
代表性传承人——张名天

张名天，学名张树发，人称张天医，1951年6月生于凯里市大风洞乡官庄村船口组，长于黄平县惠安镇，童年在何家寨初小读书，后合并到重安小学，时逢全国停课，于是开始从师学医。他靠家传秘方闲游民间，从医过程中，虚心学习，认真收集各民族的医技良方，总结临床经验汇编成《张天医方集》一册。

20世纪70年代，张天医就在凯里市东门村行医。张医师清醒地认识到从医路途险阻，但他一直坚持着人生志向，并作诗曰：

> 天生我材必有用，脚踏实地把事做。
> 人吃五谷改不了，任你口号鸣九州。
> 国家居民和干部，有时心头也美慕。
> 睡觉也想作场梦，没有文化难做成。
> 苗药老师一句话，传统文化也优秀。
> 专心见习操作好，医好就是硬功夫。
> 走遍天下有饭吃，守住秘方勿泄露。

"自然有人上门求"这种观念一直锁在张名天的胸怀躲藏着，直到张医师遇上民族医药界老师龙运光开导，才打开心结大胆进入社会交流，写出自己的第一篇学术论文《浅谈苗药佳两窝的传承和应用》。该论文在民族医药和全国名老中医专病学术研讨会上获奖。

主要获得荣誉：
1. 苗医药（九节茶药制作工艺）代表性传承人
2. 黄平苗语（佳两窝）苗医药商标注册人
3. 获得黔东南苗族侗族自治州民族医师资格证书
4. 获得医疗机构执业许可证

5. 获得中国民间中医药开发协会荣誉证

6. 获得黔东南苗族侗族自治州民族医药学分会荣誉证书

7. 获得老年科技民族医药先进工作证书

8. 获得黔东南苗族侗族自治州食品药品安全建设发展促进会证书

9. 获得黔东南苗族侗族自治州民族医师执业证书

10. 凯里市苗学会会员

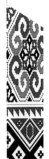

后　记

　　筹备已久的雷山县苗医药发展研讨会于2019年在雷山召开，最初的想法是会议必须留下一点东西来供苗医之间学习和交流。所以，在会议召开之前，我们就把任务安排了下去，以文赴会。在大家的支持下，我们把交来的文章汇集整理，编辑了这本小册子，仅供与会学者和医师作为会议和会后交流。

　　以文赴会，这是学界的通例，过去我们召开一些会议，会上说了许多好的经验方法，因为不作记录，或记录了也不全面，会后又不交给大家，所以会议结束后，就不知所云了，这样的会议就没有多大意义。我们这次会议改变以往做法，让我们的民间医师、传承人先动点脑筋，把自己的治病经验和想法形成简短的文章，交来汇编。这种做法，一是提高民间医师的文字表达能力和学术水平，便于将来对外交流；二是便于医师之间交流医术医技，提高医疗水平。民间医师必须互相学习，向现代科技学习，保守和故步自封没有前途。

　　本册子的文章有来自苗医药学术界的如张厚良、李国章、李明文等大家，也有来自民间的杨光福、李飞龙、江鑫等苗医，内容涉及苗医药传统理论、苗药的营养分析、苗医药产业、苗医药非遗传承等，最多的还是医师的临床医案经验总结。文中所举的例子都是实例，都是署名医师的成功案例，所提供的处方真实而珍贵，可供他人参考。当然，病人病情千变万化，治病的方法也无固定套路。我们认为这本册子具有一定的学术价值和实践运用价值。

　　鉴于苗族医药的理论还处于实践和总结之中，目前尚不够成熟，文中的观点是作者的观点，我们予以尊重，不作修改，文中的病例是医师的实践，我们仅做文字的修改和顺序的调整，也改动不大。本册子在理论与实践的衔接上是有差距的，文中的医疗案例有的是中医理论指导，有的是苗医理论指导，但多数为医师自己的摸索结果。苗医药要形成自己的理论体系与治病方法确实还有一段很长的路要走。

　　为使这本小册子减少错误和更具有科学性，我们特请贵州中医大学杜江教授，贵州中医大学龙运光教授，黔东南苗族侗族自治州科技局原局长、苗医药理论专家张厚良先生对文章做了修改并作了序，在此表示深切感谢。

由于雷山苗医药行业缺少写作的人才，编者被"赶鸭子上架"，又因编者没有学医，仅凭工作的接触和感性认识一点苗医药知识来编辑本册子。在编辑的过程中边讨教边学习，因此本册子肯定存在不少错误和问题，恳请读者不吝赐教，务必指正。

编 者

2019年4月

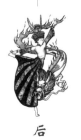

后

记